F. Terrier
Professeur à la Faculté de médecine de Paris

M. Auvray
Chirurgien des hôpitaux de Paris

Chirurgie du Foie

et

des Voies biliaires

★

Traumatismes du foie et des voies biliaires.
Foie mobile. — Tumeurs du foie et des canaux biliaires.

AVEC 50 FIGURES DANS LE TEXTE

Paris, FÉLIX ALCAN, éditeur, 1901.

CHIRURGIE DU FOIE

ET

DES VOIES BILIAIRES

CHIRURGIE DU FOIE

ET

DES VOIES BILIAIRES

PAR

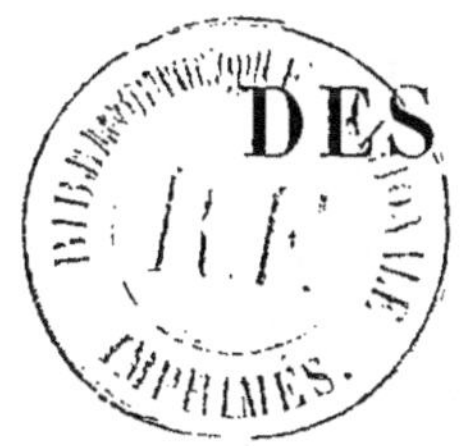

F. TERRIER	**M. AUVRAY**
Professeur à la Faculté de médecine de Paris.	Chirurgien des hôpitaux de Paris.

★

Traumatismes du foie et des voies biliaires.

Foie mobile. — Tumeurs du foie et des canaux biliaires.

AVEC 50 FIGURES DANS LE TEXTE

PARIS

FÉLIX ALCAN, ÉDITEUR

ANCIENNE LIBRAIRIE GERMER BAILLIÈRE ET Cⁱᵉ

108, BOULEVARD SAINT-GERMAIN, 108

—

1901

CHIRURGIE DU FOIE

ET DES VOIES BILIAIRES

CHAPITRE PREMIER

LES TRAUMATISMES DU FOIE

Nous envisagerons dans ce chapitre les traumatismes du foie, sujet qui présente au point de vue des interventions d'urgence le plus grand intérêt, et qui jusqu'ici, a été presque complètement laissé de côté, surtout en ce qui concerne le traitement opératoire, c'est-à-dire la partie vraiment intéressante pour le chirurgien.

Bien que la plupart des auteurs aient compris dans une même étude les traumatismes du foie et des voies biliaires, nous pensons qu'il est utile, pour la clarté du sujet, de séparer l'étude des traumatismes de la glande de celle des voies biliaires ; les deux affections s'accompagnent en effet de lésions anatomiques et de symptômes cliniques différents et l'intervention ne saurait être comparée dans les deux cas tant au point de vue des indications que du manuel opératoire et des résultats.

Nous n'envisagerons pas ici le côté médico-légal de la question, car malgré son importance, il n'a pour le chirurgien qu'un intérêt secondaire.

Aperçu historique.

Hippocrate avait observé les blessures du foie et les considérait comme funestes. Galien, Celse partageaient la même opinion ; cependant Celse conseille d'inciser une partie du foie, si elle est pendante hors de la plaie.

Paracelse regarde les plaies du foie comme mortelles et montre le premier que les complications sont presque toujours la cause de la mort.

Terrier et Auvray.   I. — 1

Fabrice d'Aquapendente conseille de ne pas abandonner le malade. « Le sang qui a fait irruption dans la cavité abdominale se dissout de lui-même si le malade doit guérir, ou bien il se forme un abcès à l'aine, et le sang est évacué avec le pus » (Ch. 28, *Opera chirurgica*). A. Paré dit « qu'une partie et portion du lobe du foie peut être ôtée sans mort ». Et bientôt, on va montrer que les anciens avaient exagéré le danger des blessures du foie.

Bonet, Gemma, Ravaton, Théden, Méhée rapportent des cas de guérison. Ledran (1745) conseille d'agrandir l'ouverture de la peau, pour donner libre issue tant à la suppuration qu'à ce qui peut sortir des parties blessées.

Petit, Garengeot, Bell, Heister étudient le mode de formation des épanchements dans l'abdomen et les moyens d'y remédier.

Bell insiste surtout sur ce point, que la gravité des plaies du foie dépend de l'épanchement de bile ou de sang dans l'abdomen. « Quant au foie lui-même, ajoute-t-il, il ne paraît pas jouir d'une grande sensibilité, car ses blessures superficielles se guérissent souvent avec autant de facilités et ne produisent pas de symptômes plus alarmants, que des plaies de même étendue de toute autre partie du corps ».

A la fin du siècle dernier, les lésions observées dans le foie à la suite des traumatismes portant sur la tête, préoccupèrent vivement les chirurgiens de l'ancienne Académie Royale de Chirurgie, parmi lesquels J.-L. Petit, Desault, Bertrandi, Pouteau, David et Richerand. On chercha à expliquer la pathogénie de ces accidents : on invoqua alors la sympathie qui existait entre le foie et le cerveau. D'autres comme Bertrandi, Pouteau, Desault, émirent des raisons anatomiques sans valeur.

· Richerand trouva l'influence des conditions anatomiques dans la position du foie, son mode de fixité, sa masse, sa structure friable, et le prouva dans des expériences cadavériques.

Dans ses *Mémoires* (t. IV, p. 272), Larrey père, plus pessimiste que ses devanciers et ses successeurs, considère la dilacération du foie comme toujours mortelle, si elle communique avec la cavité abdominale. Cependant Dupuytren, qui avait observé un nombre assez considérable de blessures du foie, admet dans sa *Clinique chirurgicale* (t. VI, p. 475), qu'avec un traitement énergique, on peut espérer sauver les malades, même quand la plaie est profonde.

Delpech (*Chirurgie clinique de Montpellier*, t. I, p. 392, 1816) craint peu l'hémorragie dans les plaies d'armes à feu.

Guthrie ne redoute pas tant la plaie de l'organe que ses complications et en particulier celle du péritoine : il combat les inflammations secondaires par les saignées répétées et les mercuriaux.

Roux (Académie de médecine, Paris, 1845) donne le premier des indications sur la conduite à tenir en présence des hémorragies, point négligé jusqu'alors. Il recommande de faire la suture des plaies du foie, accessibles par l'ouverture de la paroi abdominale, et il obtient une guérison. Ces conclusions, hardies pour l'époque, étaient cependant adoptées sans hésitation par Gerdy.

En Allemagne, en Angleterre, on considérait les blessures du foie comme susceptibles de guérir ; mais on faisait jouer à l'hémorragie primitive un très grand rôle dans l'issue de l'affection.

En 1875, Roustan, dans une thèse d'agrégation fort intéressante surtout au point de vue anatomo-pathologique et pathogénique, passant en revue les diverses phases parcourues dans l'étude des lésions traumatiques du foie, s'exprimait en ces termes : « Dans la première on considérait toute lésion du foie comme mortelle. Dans la deuxième, on élève des doutes, on ose publier quelques faits contraires, on dépouille le foie de son caractère sacré, il n'en reste pas moins redouté. Dans la troisième, on n'a pas peur du foie, on s'explique tous les accidents, on craint l'hémorragie, l'abcès ou la péritonite, le foie est détrôné ».

Vingt ans plus tard, c'est à nous qu'il appartient surtout de tenir ce langage, car à l'époque où parlait Roustan, l'antisepsie naissante n'avait pas encore permis les grandes entreprises de la chirurgie abdominale. Mais grâce aux méthodes nouvelles, le chirurgien ne tardera pas à conseiller l'intervention chirurgicale dans les traumatismes du foie, il en arrivera bien vite à réclamer l'intervention précoce, grâce à laquelle le pronostic, jadis très grave, tend à devenir de moins en moins sombre.

Dès 1888, Burckhardt (*Centralb. f. Chirurg.*, 1887, n° 5, p. 88) pose l'indication de l'intervention dans les plaies du foie par la laparotomie immédiate suivie d'hémostase par suture ou tamponnement.

En 1891, à la Société de chirurgie, F. Terrier, a propos de deux malades récemment opérés par A. Broca, défendait la même opinion : « Si la laparotomie immédiate et médiane est indiquée, dès qu'on soupçonne une plaie pénétrante de l'abdomen, à fortiori doit-on la faire quand on suppose une plaie du foie ». Il ne peut appliquer ce précepte qu'ultérieurement, à propos d'une plaie pénétrante du foie par balle de revolver (1896).

Depuis cette époque Gage, Robert Jones, Dalton et autres se sont prononcés énergiquement en faveur de la laparotomie exploratrice, et ont pu démontrer pratiquement, avec des résultats remarquables, ce qu'ils avaient d'abord défendu d'une façon toute théorique.

Des faits de guérison aujourd'hui nombreux ont été rapportés en particulier par Körte, Zeidler et surtout Dalton, qui sur huit malades opérés, a été assez heureux pour obtenir sept succès.

D'autres faits isolés ont été publiés par un grand nombre d'auteurs dont nous retrouverons les noms à propos de la statistique.

Récemment, Faure communiquait une observation à la Société de chirurgie ; Schlatter, dans un travail sur le traitement des lésions traumatiques du foie (*Beitrag. z. kl. Chirurgie*, 1895, t. XV, p. 530-561), publiait cinq cas nouveaux, Vanverts complétait l'étude des ruptures du foie et de leur traitement dans les *Archives générales de médecine*, 1897, p. 44, et Tricomi consacrait aux plaies du foie un chapitre important dans le *Policlinico* en 1899, n°s 18, 20.

Nous sommes heureux de constater l'impulsion donnée à la chirurgie des plaies du foie par notre première publication parue en 1896 ; nous réunissions à cette époque dans la *Revue de chirurgie* 56 observations ; notre seconde statistique depuis 1896 porte sur 42 cas nouveaux et nous montre l'amélioration progressive des résultats obtenus avec le perfectionnement de la technique opératoire.

Nous ne saurions passer sous silence à la fin de ce chapitre, les études intéressantes publiées par O. Terrillon en 1875, sur le travail de cicatrisation des plaies du foie ; dans cet ordre d'idées, il avait eu pour précurseurs Holm, Köster, Hermann et Ludwig Mayer. Récemment (1898), V. Cornil et P. Carnot ont repris la même étude.

Étiologie. — Pathogénie.

CAUSES PRÉDISPOSANTES. — Il existe un nombre de causes prédisposantes que nous devons signaler tout d'abord, causes qui agissent en modifiant le poids, la densité, le volume et la vascularisation du foie.

Ces causes prédisposantes sont les unes, d'ordre pathologique ; les autres, d'ordre physiologique.

Parmi les prédispositions pathologiques, il est évident que tous les états pathologiques amenant la diminution de volume du foie permettront à l'organe d'échapper plus facilement aux traumatismes ; la réciproque est vraie pour tous ceux qui au contraire auront amené l'augmentation du volume de la glande. On trouve cité partout, dans les causes prédisposantes, les modifications subies par le parenchyme hépatique, en particulier chez les tuberculeux, chez les alcooliques, dont le foie est gros, et surtout chez les paludéens.

Il y a là un fait analogue à ceux rapportés par divers auteurs qui ont signalé l'influence des lésions antérieures de la rate, des reins, par exemple, sur le résultat des traumatismes. Ces derniers agiront plus facilement sur le foie s'il devient plus pesant, plus friable et augmente de volume, et il suffira souvent d'un traumatisme léger pour amener la mort. Témoin le cas rapporté par Velpeau et signalé depuis par les auteurs, d'un jeune homme qui, convalescent d'une fièvre d'accès, à Rochefort, se frappa violemment le ventre contre un banc et mourut à l'hôpital quelques heures après.

Au nombre des prédispositions physiologiques, il faut citer d'abord les particularités anatomiques du foie, sur lesquelles Cruveilhier a eu soin d'insister avec quelque exagération, croyons-nous : « Il n'est aucun organe, a-t-il dit, qui soit plus susceptible de contusion par contre-coup que le foie, parce qu'il n'en est aucun qui réunisse à un plus haut degré les deux conditions les plus favorables à la déchirure, le poids et la fragilité. Sa position entre la colonne vertébrale et les côtes, son mode de fixation le laissent trop mobile dans les cas où il s'agit d'éviter un choc en retour, trop fixé dans ceux où il devrait se dérober aux traumatismes directs. Le foie est excessivement vasculaire, les blessures donnent souvent lieu à l'hémorragie, d'autant plus que les veines sus-hépatiques restent béantes après leur section ».

Chez l'enfant et plus encore chez le fœtus à terme, le foie, très volumineux et friable, est particulièrement exposé aux traumatismes, et de fait a été souvent lésé dans les manœuvres de l'accouchement ou volontairement dans l'infanticide. Ces faits ne nous occuperont pas dans ce travail, ils touchent en effet à des questions qui relèvent spécialement de l'obstétrique et de la médecine légale, et qui n'ont rien à voir avec le côté purement chirurgical de la question.

L'homme sera beaucoup plus souvent atteint que la femme, ce qui n'a pas lieu d'étonner, étant donnée la fréquence beaucoup plus grande des traumatismes auxquels il est exposé.

Enfin nous signalerons en passant l'influence que doivent avoir au point de vue du traumatisme du foie, l'état de plénitude ou de vacuité des viscères abdominaux, le volume et la vascularisation de l'organe suivant l'époque de la digestion et la nature de l'alimentation.

Causes déterminantes. — Les causes déterminantes des lésions traumatiques du foie comprennent :

Les plaies par armes à feu ; les plaies par instruments tranchants ; les piqûres et les contusions. Ces dernières sont de beaucoup les plus fréquentes ; viennent ensuite les plaies d'armes à feu, puis les plaies par instruments tranchants et enfin les piqûres.

Le corps vulnérant, dans les plaies du foie, aborde l'organe tantôt perpendiculairement à la surface, tantôt obliquement, soit de bas en haut en atteignant d'abord sa face concave, soit de haut en bas en pénétrant dans sa face convexe.

Dans la catégorie des *plaies par armes à feu*, rentrent les blessures produites par des balles, des grains de plomb, des éclats d'obus, etc. La plaie variera évidemment avec le volume, la vitesse des projectiles et la distance d'où ils viennent. Les projectiles pourront séjourner dans la plaie et y entraîner des corps étrangers, dont la présence deviendra une cause d'infection.

Les plaies *par instruments tranchants* le plus fréquemment observées, sont les plaies par coups de couteau ou de poignard, fréquentes dans les rixes ou les assassinats. Nous rapporterons ultérieurement, à propos de la statistique, un nombre respectable de cas dans lesquels l'intervention chirurgicale a été pratiquée ; et nous signalerons également des plaies produites par le tranchet des cordonniers ou encore par les sabres, en particulier dans les duels.

Les *piqûres* peuvent être faites par les aiguilles des appareils aspirateurs au cours des ponctions du thorax, par exemple ; mais le plus souvent les piqûres, seront dues aux blessures par fleuret, poinçon ou autre instrument analogue. Nous verrons dans les observations qui suivent le cas très intéressant rapporté par Dalziel, dans lequel la laparotomie fut pratiquée pour l'extraction d'une aiguille qui avait perforé la paroi abdominale et était venue se loger dans le foie où elle jouait le rôle de corps étranger. On doit rattacher également à la description des piqûres les faits dans lesquels l'extrémité plus ou moins aiguë d'un fragment de côte a déchiré directement l'organe hépatique.

Contusions. — Roustan, dans sa thèse d'agrégation, « a réuni sous ce titre les contusions simples, les ruptures, les broiements et les plaies contuses, car dans tous ces faits les causes sont les mêmes et les lésions peu différentes ». Il divise les agents contondants « en trois groupes suivant qu'ils procédent : 1° par choc direct ; 2° par pression ; 3° par choc indirect ou contre-coup ». Cette division nous paraît de tout point justifiable et c'est elle que nous adopterons.

1° *Choc direct.* — Les traumatismes du foie succédant à des chocs directs sont très nombreux ; dans ce cas, c'est surtout, au point où a porté le choc que les lésions sont le plus marquées.

Les causes qui les produisent sont très variables : on trouve signalés dans les observations les coups portés avec le pied, le poing, les instruments les plus divers, les chutes sur un corps saillant, sur le timon d'une voiture, etc. C'est alors le foie lui-même qui sert de point d'appui aux agents vulnérants. Mais il est heureusement protégé par les côtes et la paroi abdominale, qui souvent atténuent les effets du traumatisme. Et pour que ce traumatisme agisse sur le foie, il faut que le corps soit surpris au moment où les côtes sont relâchées, c'est-à-dire au moment où elles présentent leur maximum d'élasticité et où elles se laissent le plus facilement refouler, ou bien encore au moment où la paroi abdominale est également relâchée et où il est aisé de la déprimer. C'est dans ce cas qu'on trouvera une paroi abdominale intacte avec un foie plus ou moins déchiré.

Lorsque les muscles sont contractés, ils annulent une partie de la force, ils peuvent être atteints seuls et protéger les organes sous-jacents. Étant donnés les rapports du foie avec la paroi abdominale, c'est évidemment au niveau de son lobe gauche qu'il sera le plus exposé ou encore lorsque la force agira de bas en haut. Il est bien évident aussi que les lésions locales varieront avec la durée d'application, les dimensions et la force d'impulsion de l'agent contondant. Enfin, on pourra observer, associées aux lésions par choc direct, des lésions par contre-coup produites au point opposé, ou encore résultant du tiraillement des ligaments.

2° *Pression.* — Dans les cas où les lésions du foie sont produites par pression, le mécanisme est le suivant : le foie se trouve serré entre une puissance agissant comme corps vulnérant et un point d'appui pris en dehors du foie (le sol, un arbre, un mur, etc.). C'est de cette façon qu'on peut expliquer les lésions produites par le passage d'une roue de voiture, par la pression entre deux wagons de chemin de fer, entre une roue et un mur, entre un timon de voiture et un mur, etc.

Dans ces différents cas, le foie est comprimé entre les côtes et la colonne vertébrale. Les dégâts sont en rapport avec la largeur de la surface contondante et sa durée d'application ; ils peuvent aller jusqu'au broiement complet, si la force de l'agent contondant est considérable.

3° *Choc indirect* ou *contre-coup*. — Les exemples en sont nombreux ; on les voit succéder aux chutes d'un lieu élevé sur la tête, les genoux, les pieds, le siège ou un point quelconque du tronc. C'est ainsi que Février (*Gazette médicale,* 1888) rapporte le cas d'un soldat chez lequel le choc avait porté *sur le côté gauche* de la poitrine, et qui tomba dans un état de collapsus bientôt suivi de mort : il y avait eu hémorragie abondante consécutive à une large déchirure du foie. Dans tous ces cas, nous dit Roustan, « c'est dans le corps lui-même qu'il faut chercher la puissance et le point d'appui ». Dans les chutes d'un lieu élevé, on conçoit que « l'ébranlement qui résulte de ce choc transmette à l'organe mobile une puissance d'impulsion qui le refoule violemment contre une partie résistante et détermine la contusion. Dans d'autres faits, il y a tiraillement des ligaments fixateurs du foie, de sorte qu'on observe dans leur voisinage des déchirures plus ou moins étendues. Enfin, on observe très souvent des lésions à la face concave, explicables par le redressement de l'organe ».

Le rôle du diaphragme est considérable dans ces traumatismes par contre-coup, surtout quand la chute se fait sur une des extrémités. Que la chute ait lieu, par exemple, sur l'extrémité inférieure, et qu'au même moment le diaphragme se contracte brusquement, le foie, soumis à une poussée de bas en haut, rencontrera le plan résistant formé par le muscle, et la force d'impulsion sera doublée, triplée même ; les lésions produites seront au contraire beaucoup atténuées par le relâchement du muscle, qui fuira pour ainsi dire devant le foie.

C'est surtout dans les chutes sur le côté gauche qu'on observera les arrachements du ligament suspenseur ou les déchirures dans son voisinage gauche, car alors le foie se déplace facilement vers l'hypochondre, tandis que les contusions s'observent de préférence dans les chutes en arrière et à droite.

Heinzelmann, dans sa thèse (Munich, 1886), étudiant la fréquence relative des divers agents auxquels sont dues les ruptures du foie, arrive à cette conclusion que, sur 151 cas, on n'en trouve que 52, c'est-à-dire un tiers, provenant de choc indirect.

REMARQUE. — Indépendamment des causes précédemment signalées, quelques auteurs ont admis la possibilité des déchirures du foie par *effort musculaire.*

Taylor en rapporte une observation, dans laquelle un homme se serait déchiré le foie en faisant un violent effort musculaire pour éviter une chute de cheval. Percheron, dans sa thèse, signale deux autres observations. Chiari (*Prag. Med. Woch.*, 1884, n°ˢ 13 et 18) a vu une rupture rayonnée sur un foie carcinomateux, sans que le malade ait reçu aucun traumatisme pendant la vie et il admet que les efforts du malade faits pour se tourner dans son lit en étaient la cause.

Dans ce dernier cas, il y avait une prédisposition morbide du tissu hépatique, qui nous permet d'admettre le rôle de la contraction musculaire. Mais en ce qui concerne les autres cas, nous reconnaîtrons, avec Percheron (*Thèse*, Paris, 1888) et Mégevaud (*Revue médicale de la Suisse romande*, 1890, p. 389), que les observations de rupture du foie à la suite d'efforts musculaires manquent de précision, et qu'une telle conclusion ne doit être admise qu'avec réserve. La mobilité relative dont jouit le foie nous semble même propre à le soustraire à une compression toujours limitée provenant de la contraction des masses musculaires.

Anatomie pathologique.

PLAIES PAR ARMES A FEU. — Ces plaies varieront avec la forme, le volume, la force et la direction des projectiles.

D'abord il faut tenir grand compte de la force de pénétration du projectile, qui n'est pas toujours suffisante pour perforer la paroi abdominale ; alors le projectile (balle ou éclat d'obus) agit par contusion, déterminant des lésions du foie plus ou moins profondes sans plaie extérieure. Lorsque, au contraire, le projectile perfore la paroi abdominale et blesse le foie, on assiste aux lésions les plus variables. Un projectile volumineux, tel qu'un éclat d'obus, peut faire une large ouverture à la paroi abdominale, broyer le foie et amener la mort sur le coup. Une balle peut, après perforation de la paroi abdominale ou de la paroi thoracique et du diaphragme (F. Terrier), s'enfoncer dans le foie où elle séjournera comme un corps étranger avec des esquilles, des fragments de vêtements qu'elle aura entraînés dans son passage ; elle peut se creuser un sillon à la surface de l'organe ou bien représenter dans l'épaisseur du parenchyme hépatique un véritable trajet avec orifice d'entrée et orifice de sortie ; le trajet alors est direct et la lumière restée béante après le traumatisme. L'orifice d'entrée est en général régulier, elliptique plutôt qu'arrondi ; l'orifice de sortie, au contraire, déchiqueté, entouré d'incisures nombreuses, profondes et souvent très étendues. Dans certains cas, on a noté un véritable éclatement de la substance hépatique.

A la suite des plaies du foie produites par coup de feu chargé à plomb, on a constaté dans l'épaisseur du parenchyme hépatique l'existence d'une cavité en forme d'entonnoir remplie de tissus en bouillie, au milieu desquels on retrouvait des lambeaux d'étoffe et des grains de plomb.

L'hémorragie est considérée comme plus rare dans les plaies par armes à feu que dans les plaies par instruments tranchants. C'est qu'il s'agit là, en réalité, d'une plaie contuse, et que, dans le foie comme ailleurs, ces plaies sont plus que les autres à l'abri des hémorragies.

Souvent les plaies par armes à feu s'accompagnent de lésions des organes voisins, tant de la cavité abdominale que de la cage thoracique et du diaphragme.

Enfin, la paroi abdominale est fréquemment le siège d'une brûlure ou d'une pigmentation produite par la poudre, comme on en trouve dans les plaies par armes à feu en général.

Plaies par instruments tranchants. — Les lésions de la paroi abdominale et du foie varient avec les instruments qui les ont produites.

Les sabres causent de larges plaies, dont l'écartement peut être tel qu'une partie plus ou moins grande du parenchyme soit mise à nu. Les lames des couteaux, des poignards, etc., déterminent des sections du foie variables avec les dimensions de la lame elle-même.

Dans tous les cas, ces plaies s'accompagnent d'hémorragies abondantes et parfois de la blessure des organes voisins ; elles exposent particulièrement à l'issue de l'intestin ou des autres viscères à travers la solution de continuité de la paroi abdominale.

Enfin, non seulement le parenchyme du foie lui-même peut être atteint, mais encore l'organe peut être transpercé de part en part, et les gros vaisseaux, en particulier la veine porte, sectionnés dans le voisinage du hile : on comprend la gravité de pareilles lésions, qui peuvent entraîner en quelques instants la mort par hémorragie. Nous ne saurions mieux faire, du reste, que de citer comme exemple

le passage suivant extrait du rapport médico-légal fait par le professeur Lacassagne, sur l'assassinat du président Carnot : « Le poignard
a traversé le lobe gauche du foie, a suivi la paroi supérieure de la
veine porte pour entrer dans la branche droite, a traversé la paroi
inférieure de ce vaisseau au moment où il s'enfonce dans le lobe
droit ; l'arme a pénétré de nouveau dans le tissu du foie, d'où elle est
sortie à 3 centimètres de l'extrémité droite du sillon transverse. La
longueur du trajet intra-hépatique est de 114 millimètres. Plusieurs

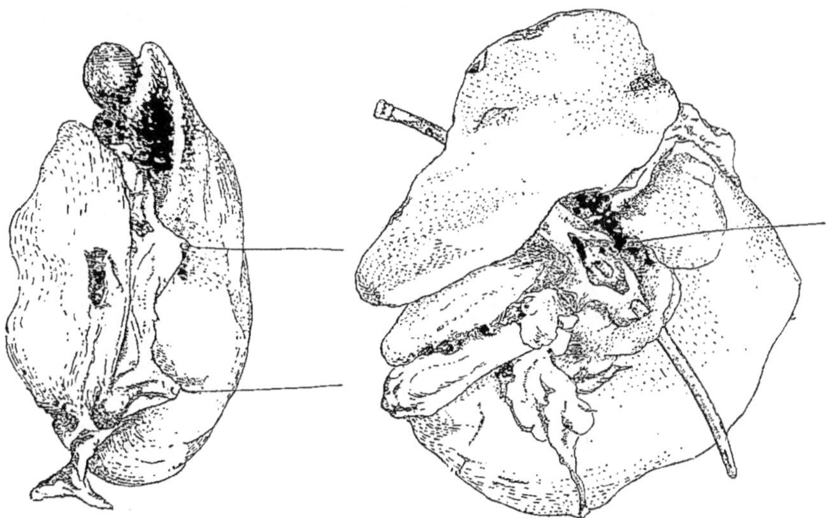

Fig. 1 et 2. — Le poignard a traversé le lobe gauche du foie (fig. 1), a suivi la
paroi supérieure de la veine porte pour entrer dans la branche droite, a traversé la paroi inférieure de ce vaisseau au moment où il s'enfonce dans le
lobe droit (fig. 2).

ramifications de la branche gauche de la veine porte ont été section-
nées franchement et presque perpendiculairement à leur direction au
niveau de leur origine ». On peut s'étonner qu'avec de telles lésions
le président ait encore survécu trois heures à ses blessures (fig. 1 et 2).

Les *piqûres* sont généralement sans gravité, à moins qu'un gros
vaisseau n'ait été lésé. Ici encore la blessure est variable avec les
dimensions de l'instrument qui l'a produite. Nous laissons bien
entendu de côté, pour y revenir plus tard à propos de l'évolution des
plaies du foie, la question de septicité que l'on retrouve pour les
piqûres, comme pour les autres modes de traumatismes que nous
venons d'étudier.

Plaies contuses. — Les lésions de la contusion varient suivant que la capsule de Glisson est intacte ou déchirée.

Dans le premier cas, on constate une série de lésions qui siègent soit à la superficie, soit dans la profondeur de l'organe. Les plus superficielles sont des ecchymoses ou des épanchements sanguins qui soulèvent la membrane d'enveloppe sous la forme d'un relief allongé. Le sang est collecté dans une déchirure du foie plus ou moins profonde, siégeant à ce niveau. Ce sont ces épanchements sanguins qui, d'après O. Terrillon, siègent le plus souvent sur la face inférieure de l'organe. Les déchirures les plus profondes ou interstitielles sont fréquentes et peuvent exister seules ; le plus souvent multiples, elles ont depuis le volume d'une tête d'épingle jusqu'à celui d'une noisette. Le tissu hépatique qui les entoure présente une coloration plus foncée que le tissu normal. Le sang contenu dans ces foyers est tantôt fluide, tantôt consistant comme de la gelée de groseille épaisse et très colorée.

Lorsque la capsule de Glisson est déchirée, ce qui est le cas le plus fréquent, les lésions du tissu hépatique se présentent sous des aspects variés ; elles peuvent être superficielles, profondes ou totales.

Les superficielles se manifestent tantôt sous la forme d'une scissure allongée, peu profonde, à direction antéro-postérieure, rarement transversale ; tantôt sous forme de fissures étoilées ; tantôt enfin, grâce à leur multiplicité, à leurs entre-croisements sous les angles les plus divers, elles rappellent la craquelure de certaines porcelaines. Dans les traumatismes plus violents, la fissure se transforme en une véritable *fente*, plus ou moins profonde, aux bords déchiquetés et remplie par un mélange de caillots et de bouillie hépatique. Cette fente peut avoir une direction variable : dans un fait cité par Langenbuch, et dans un cas rapporté par Morestin, elle était parallèle à l'insertion du ligament coronaire sur le tissu du foie. Celui-ci soumis à deux forces s'exerçant en sens contraire avait cédé au voisinage du point d'implantation du ligament, comme arraché par lui.

A un degré plus avancé, on peut observer une division plus ou moins complète du foie en deux parties. La portion de glande, détachée du reste de l'organe, peut même tomber dans la cavité abdominale, où elle se comporte comme un corps flottant. Hastier, Devergie, de la Bigue-Villeneuve, en ont cité des exemples.

Farabeuf rapporte, dans les *Bulletins de la Société anatomique* (1865), p. 654-658, un cas de rupture du foie dans toute son épaisseur suivant un plan vertical antéro-postérieur passant dans le lobe droit. La rupture eût été complète, si un gros rameau de la veine porte et les veines sus-hépatiques, au niveau de leur embouchure dans la veine cave, n'avaient résisté à la violence.

Ces déchirures du foie sans déchirures des vaisseaux, qu'il s'agisse de simples fentes ou de déchirures totales, ne sont pas rares, ce qui s'explique par ce simple fait que les parois vasculaires sont plus résistantes que le tissu hépatique. On voit alors, reliant les deux faces de la fente, un filament assez gros qui n'est autre que le vaisseau sanguin qui a supporté sans se rompre l'effort de la contusion.

Enfin dans les traumatismes d'une grande violence, le foie peut être *écrasé* et comme *réduit en bouillie ;* on a noté aussi l'arrachement du ligament suspenseur, ce qui permettait des déplacements du foie, en bas et en arrière.

O. Terrillon, dans ses études expérimentales sur le chien, a démontré que les traumatismes par *pression* amènent plus souvent des lésions à la face concave qu'à la face convexe ; mais tous les auteurs s'accordent à reconnaître que dans les contusions par *contre-coup* et par *choc direct* c'est la face convexe qui est le plus souvent atteinte.

En ce qui concerne le degré de fréquence des lésions dans telle ou telle région du foie, les résultats des diverses statistiques ne sont pas concordants : Mayer note 54 ruptures dans le lobe droit, 10 dans le lobe gauche, 21 à la partie médiane. Ces dernières siègent plus souvent à gauche du ligament suspenseur. Ogston, sur 25 ruptures, en trouve 11 sur le lobe gauche, 9 sur le lobe droit et 6 au centre. Roustan considère les lésions comme beaucoup plus fréquentes dans le lobe droit, qui, du reste, de par ses conditions anatomiques, est plus exposé aux divers modes de traumatismes.

Les lésions du foie que nous venons d'observer au cours des contusions s'accompagnent, dans la grande majorité des cas, d'autres lésions portant sur les diverses parties de l'organisme :

Bertholle (*Société anatomique*, 1856, p. 25) a vu une lésion du foie s'accompagner d'une fracture des onze premières côtes.

Béraud (*Soc. anat.*, 1860, p. 174-176) signale chez un même sujet une fracture du rocher, une rupture du foie et du rein droit.

M. Auvray et Mouchet[1] ont rapporté le cas d'un jeune garçon qui, dans une chute d'un lieu peu élevé, s'était fait une fracture du crâne, une fracture double des radius, des ruptures multiples du foie, de la rate, du rein.

(1) Auvray et Mouchet, *Bulletins de la Société anatomique*, Paris, 1895, p. 599.

Inutile de multiplier les exemples ; les bulletins de la *Société anatomique* de Paris renferment un grand nombre de faits de même
nature.

Nous tenons à rapporter cependant une intéressante observation
qui a été publiée par Lambotte et Herman, dans les *Annales de la
Société de Médecine d'Anvers* (1895). Il s'agit d'une plaie par arme à
feu de l'abdomen avec perforation du foie, de l'estomac et de l'*aorte* ;
la mort ne survint pas immédiatement et la laparotomie fut pratiquée avec le diagnostic de plaie du foie. Pendant l'opération la
plaie de l'aorte fut méconnue ; on la constata seulement à l'autopsie
*en même temps que la migration du projectile jusque dans l'iliaque
primitive qui était dilatée.*

Les lésions du foie ont pour conséquence l'épanchement de bile
et de sang dans la cavité abdominale. La bile provient alors de l'ouverture des voies biliaires intra-hépatiques, à moins qu'il n'existe
en même temps une blessure des voies biliaires extra-hépatiques.
Nous étudierons ultérieurement les épanchements de bile, dont
l'histoire se rattache plus directement à celle des traumatismes des
voies biliaires.

L'épanchement de sang est au contraire le symptôme dominant
des plaies du foie proprement dites. La quantité de sang épanché est
très variable ; dans certains cas, elle atteint des proportions énormes :
c'est ainsi que Dagron rapportait à la *Société anatomique* (1888,
p. 688), une observation où quatre litres de sang s'étaient collectés
dans la cavité abdominale.

Le sang se coagule plus ou moins facilement suivant sa richesse
en fibrine, suivant qu'il provient des artères ou des veines. Les
liquides épanchés ont toujours tendance à se porter vers les parties
déclives de la cavité abdomininale et dans les plaies du foie, ils se
collectent principalement dans la fosse iliaque droite. La raison
donnée par Malgaigne est facile à saisir : le mésentère et l'intestin
grêle forment une sorte de cloison verticale médiane qui sépare la
cavité abdominale en deux moitiés latérales. Les épanchements qui
se font à droite sont bridés par le mésentère et le cæcum, et s'arrêtent
à la fosse iliaque droite : ceux qui se font à gauche descendent
jusque dans le petit bassin. Dans l'observation de F. Terrier, nous
avons pu constater l'exactitude de cette règle.

Le sang est généralement bien supporté par le péritoine, qui réagit
légèrement en se congestionnant pour absorber l'épanchement.

A côté des lésions d'ordre purement traumatique, il en est d'autres sur lesquelles nous passerons assez rapidement et qui sont la manifestation d'accidents septiques dus au transport d'agents infectieux dans le tissu du foie et dans le péritoine. Le foie s'enflamme au voisinage de sa plaie, il se forme une hépatite localisée qui aboutit à la formation d'un *abcès*.

Cet abcès généralement unique est de volume variable ; le pus est d'un brun plus ou moins foncé, et lorsque le malade ne succombe pas rapidement aux accidents d'infection, ce pus tend à migrer dans les régions voisines, dans la cavité péritonéale, au niveau de la paroi abdominale, dans la cavité pleurale et péricardique, ou encore dans les bronches après perforation du diaphragme, dans le tube digestif (estomac ou intestin), dans les voies biliaires, enfin dans les gros vaisseaux du voisinage (veine cave, veine porte, veines sus-hépatiques, etc.).

Ces abcès, d'après les auteurs, seraient susceptibles de subir la transformation calcaire.

La *péritonite* consécutive aux blessures du foie est généralisée ou circonscrite. Dans les cas d'abcès du foie auxquels nous venons de faire allusion, il y a toujours de la péritonite, circonscrite autour du foyer de l'abcès.

Cette péritonite circonscrite en dehors des faits où il y a abcès, peut être sus ou sous-hépathique. Dans le premier cas, elle siège tantôt à gauche, tantôt à droite du ligament suspenseur au-dessus des lobes correspondants. Ces foyers de péritonite circonscrite sont formés par une coque de fausses membranes qui tapissent les organes voisins et au centre de laquelle se trouve collecté un liquide séro-purulent. L'inflammation, en se propageant du côté des séreuses voisines a pu déterminer des pleurésies ou des péricardites séro-purulentes.

Symptomatologie.

Il nous paraît inutile, comme l'ont fait certains auteurs, de séparer l'étude clinique des contusions et déchirures du foie de celle des plaies de cet organe ; dans l'un et l'autre cas, les symptômes d'ordre médical sont les mêmes, les symptômes objectifs seuls varient.

Ces derniers, en effet, peuvent, même dans les cas de contusions très violentes de la paroi abdominale, *faire totalement défaut*. Les observations sont nombreuses où on ne retrouve aucune trace du traumatisme sur la surface cutanée, ou bien ce ne sont que des ecchymoses très légères qui indiquent la violence extérieure.

Dans les cas de plaie du foie, la plaie qui intéresse soit la paroi abdominale, soit la paroi costale se présente sous des aspects très différents ; nous n'avons point à revenir ici sur les caractères spéciaux des solutions de continuité produites par des balles, des instruments piquants ou tranchants, caractères sur lesquels nous avons suffisamment insisté à propos de l'anatomie pathologique. Retenons seulement que, dans certains cas, la paroi abdominale est assez largement ouverte pour que l'on puisse constater, à travers la solution de continuité, l'état des organes sous-jacents : par ces larges plaies, l'intestin, l'épiploon, le foie lui-même peuvent faire hernie à l'extérieur. D'autres fois, la plaie abdominale est de petites dimensions, elle ne permet pas d'explorer les régions profondes ; on peut alors hésiter sur l'existence de la pénétration dans la cavité abdominale. C'est par l'étude des commémoratifs et par la recherche des signes que nous allons étudier et qui sont l'apanage des blessures du foie, qu'on pourra supposer l'existence d'une lésion de cet organe ; mais le diagnostic présente parfois de réelles difficultés.

Les lésions du foie peuvent tuer immédiatement par une espèce de *commotion abdominale* bien connue dans ses résultats, très obscure dans sa pathogénie : c'est ce que les Anglais appellent le choc (shock). On admet généralement que, dans ces cas, l'ébranlement communiqué aux nerfs splanchniques, au plexus solaire, joue le principal rôle dans le mécanisme de la mort et que celle-ci a lieu par arrêt réflexe du cœur et de la respiration. Il y a, dit-on, quelque chose d'analogue à ce qui se passe dans l'expérience de Goltz, qui détermine une syncope en portant un coup brusque sur l'abdomen d'une grenouille ?

Savory a pensé que la mort par le choc n'était rien de plus que la mort par un épuisement temporaire du fluide nerveux, résultant d'une dépense violente, soudaine et excessive qui en a été faite, ce qui du reste n'explique rien.

Quoi qu'il en soit, la commotion abdominale a des degrés. On compte peu de cas de commotion au plus haut degré, amenant la mort immédiatement. La commotion plus faible est beaucoup plus fréquente et se manifeste par les symptômes suivants : prostration, débilité générale, face pâle et grippée, état syncopal, ralentissement du pouls, hypothermie, vomissements, météorisme sans lésion péritonéale accusée. Cet état de collapsus peut être fugace ou se prolonger pendant plusieurs jours, d'autant plus que souvent l'hémorragie vient l'aggraver et l'entretenir.

L'*hémorragie* est le symptôme que nous devons placer au premier
rang dans l'étude clinique des traumatismes du foie. Très fréquente
et parfois très abondante, elle peut être interne ou externe, et s'accompagne des symptômes de l'anémie aiguë : pâleur de la face, yeux
vitreux et cernés, pupilles contractées immobiles, extrémités froides,
sueur visqueuse, pouls petit, soif ardente, vertiges, éblouissements,
bourdonnements d'oreille, anxiété, convulsions, délire, vomissements, oppression, syncopes.

Indépendamment de ces symptômes généraux, l'hémorrhagie
se traduit encore à l'examen de la cavité abdominale par une zone
de matité étendue, dont la percussion révèle l'existence, généralement dans le flanc droit et la fosse iliaque droite, où le sang s'est
collecté de préférence; collection qui dans certains cas est mani-
festement fluctuante. Mais la recherche de ces signes physiques est
rendue parfois délicate par l'augmentation de volume et la tension
du ventre, dues à la parésie intestinale et au météorisme.

L'hémorragie est variable avec la cause même de la blessure du
foie. C'est ainsi que les piqûres exposent peu à l'hémorragie, tandis
que les plaies par arme à feu, surtout par instrument tranchant,
et les ruptures s'accompagnent généralement de ce redoutable
symptôme. Et encore parmi ces dernières les plaies contuses du
foie, que Roustan appelle avec raison les lésions locales au
point frappé, donnent rarement lieu à un écoulement considérable
de sang.

« L'hémorragie, dit encore Roustan, est d'autant plus à craindre
que la lésion est plus profonde et plus rapprochée soit du hile du
foie, soit de l'abouchement des veines sus-hépatiques dans la veine
cave ».

Le sang épanché est surtout du sang veineux ; cependant les
branches de l'artère hépatique peuvent être atteintes et donner
ssue à du sang artériel. Au sang peut se mélanger de la bile
provenant de la rupture des canaux biliaires intra-hépatiques.

L'hémorragie est facilitée par certaines prédispositions physiologiques et pathologiques, telles que la congestion physiologique de
la digestion et toutes les congestions pathologiques du foie.

Bien que la *douleur* puisse faire défaut, il faut la considérer
comme fréquente au cours des traumatismes du foie. C'est le plus
souvent une douleur sourde, profonde et continue, siégeant dans la
région du foie et irradiant vers l'ombilic, l'appendice xiphoïde ou
l'épaule droite, comme dans la colique hépatique, ou mieux l'*hépa-*

talgie de Beau. Pour Boyer, la douleur de l'épaule serait en rapport avec une plaie de la convexité, tandis que les douleurs au niveau de l'appendice xiphoïde seraient l'indice des lésions de la face concave ; ces affirmations ne doivent être acceptées qu'avec la plus grande réserve.

La douleur est variable dans son intensité ; parfois paroxystique et intermittente, elle s'exagère sous l'influence des mouvements et de la pression directe, de la congestion physiologique, nous dit Roustan, qui accompagne la digestion ; de là le précepte de recommander un régime très sévère dans tous les cas.

Souvent aussi la douleur est exaspérée par la lésion des parties voisines : plèvre, péricarde, rein. La douleur s'accompagne généralement dans les cas de contusion de l'abdomen avec lésion profonde du foie d'un état de défense, de tension de la paroi abdominale très manifeste dans la région hépatique. Tout le ventre est évidemment douloureux, mais la douleur est exagérée par la plus légère pression exercée dans l'hypochondre droit, et s'accompagne d'une *rigidité spéciale* de la paroi abdominale en ce point, rigidité qui est un signe d'une importance capitale en faveur du diagnostic d'une lésion profonde, dans le cas qui nous occupe, comme toutes les fois qu'il s'agit d'une contusion de l'abdomen.

L'*ictère* est un symptôme assez rarement observé, que A. Verneuil dans une intéressante étude sur l'ictère traumatique (*Bulletin de l'Académie de médecine*, Paris 1872), a bien mis en relief et qu'il décrit sous le nom « d'ictère traumatique proprement dit, c'est-à-dire par lésion directe du foie ». Ludwig, sur 267 observations, note son existence 24 fois seulement; Chauvel et Nimier l'observent dans la proportion de 22,8 p. 100 ; et le premier de ces auteurs admet qu'il serait plus fréquent dans les plaies par armes à feu.

Nous estimons que l'ictère est rare dans les traumatismes du foie, car nous ne le trouvons signalé qu'un très petit nombre de fois. Nous le rencontrerons au contraire d'une façon très fréquente au cours des traumatismes des voies biliaires, où la bile épanchée, dans la cavité abdominale est toujours plus ou moins abondante et où la résorption biliaire, cause de l'ictère, se fait d'une façon énergique.

L'ictère peut être un symptôme du début; mais, le plus souvent, il ne survient qu'au bout du deuxième jour ou même plus tardivement. Il paraît dû soit à la résorption de la bile épanchée, soit aux perturbations survenues dans le fonctionnement du foie.

L'ictère se présente à des degrés divers, depuis la simple colora_
tion des conjonctives, jusqu'à la teinte jaune verdâtre plus ou moins
foncée de la face. L'examen des urines, des matières fécales ne devra
pas être négligé.

L'*examen des urines* en particulier, même en décelant la présence
d'une faible quantité de pigment biliaire, permettra d'affirmer une
lésion hépatique, que ni la coloration de la peau, ni celle des conjonctives n'avaient fait supposer.

Cet examen, dans bien des cas, révélera aussi l'existence d'une
glycosurie passagère, que Cl. Bernard a décrite comme conséquence
des contusions du foie (*Leçons de physiologie expérimentale*, Paris,
1855, p. 345). Cet auteur cite une observation dans laquelle le sucre
fut constaté jusqu'à la guérison complète ; la malade garda même
une polyurie persistante. Enfin on a noté la présence d'albumine
dans les urines de malades atteints de contusion hépatique.

Comme dans toutes les autres lésions abdominales, les blessés sont
en proie à l'*agitation*, à l'*insomnie*, au *délire* même, conditions qui
ne font qu'aggraver le pronostic dans une affection où il est besoin,
avant tout, d'un repos absolu.

Aux symptômes précédents se joignent des *troubles digestifs* plus
ou moins marqués : langue saburrale, nausées, vomissements
bilieux, constipation plus ou moins opiniâtre.

Le *hoquet* a été fréquemment observé au cours des traumatismes du
foie ; Owen a pensé qu'on l'observait le plus habituellement dans les
lésions de la face convexe de l'organe.

La *respiration* des blessés est généralement pénible, courte, accé-
lérée; les malades mettent en jeu les muscles respirateurs acces-
soires, essaient d'immobiliser leur diaphragme, dont les contractions
sont douloureuses et dont le jeu peut être gêné par le météorisme
abdominal. Ces troubles respiratoires sont dans certains cas sous
la dépendance des lésions du poumon, de la plèvre, du péricarde,
ou même sous l'influence de la commotion générale. Les lésions de
la plèvre et des poumons peuvent se traduire par des accès de toux
pénibles, douloureux, et à l'auscultation par des râles, des souffles, etc.

Dans certains cas, les phénomènes observés du côté du poumon
ont pu donner naissance à des erreurs de diagnostic sur lesquelles
il importe d'être prévenu. On peut en donner pour exemple le fait
suivant rapporté par Février dans la *Gazette médicale de Paris*
de 1888, p. 439-441, sous le titre : « Déchirure du foie avec vaste
épanchement sanguin péritonéal ayant simulé un hémothorax droit. »

Le malade ne présenta jamais aucun symptôme qui pût faire penser à une lésion abdominale ; le ventre a conservé sa souplesse, son volume normal ; il n'était pas douloureux. Tout faisait penser au contraire à une lésion thoracique : on constatait en arrière et à droite de la matité à la base du poumon, qui, augmentant progressivement, semblait remonter jusqu'à l'omoplate. La matité du foie était normale, l'organe ne débordait pas les fausses côtes. Ces symptômes, joints à une dyspnée toujours croissante, à une température de 39°,6, avaient fait porter le diagnostic de septicémie pleurale compliquant un hémothorax, suite de déchirure du poumon. On se préparait à faire la pleurotomie, lorsque le malade mourut.

On trouva à l'autopsie une vaste déchirure du foie, avec un épanchement sanguin abondant dans la cavité abdominale, surtout dans l'hypochondre droit.

L'*augmentation du volume du foie* se retrouve dans presque tous les cas ; elle est surtout marquée lorsque la glande devient le siège d'un ou plusieurs abcès à la suite du traumatisme ; c'est par la palpation et la percussion qu'on se rendra compte des changement subis par le foie ; mais l'exploration sera parfois rendue difficile par la tension des muscles de la paroi abdominale.

L'examen de la région hépatique a permis de constater, dans un fait cité par Dalziel et que nous rapportons dans nos observations, l'existence d'une fistule de l'hypochondre droit chez un enfant de cinq mois. Cette fistule existait depuis deux mois sans que la mère pût en connaître la cause : un stylet introduit dans le trajet de la fistule rencontra au fond quelque chose de dur. Nous verrons ultérieurement que la laparotomie fut pratiquée et permit l'extraction d'une aiguille siégeant dans le lobe droit du foie ; c'est le seul cas de ce genre qu'il nous ait été permis de rencontrer.

La *température* des blessés s'est montrée le plus souvent inférieure à la normale dans les jours qui ont suivi le traumatisme, ce qui n'a pas lieu d'étonner quand on considère l'état de prostration profonde dans laquelle ils sont plongés pour la plupart, et les hémorragies abondantes qui succèdent aux traumatismes du foie. Toutefois, il n'est pas rare de voir la température s'élever et annoncer, avec les frissons et les accès fébriles caractéristiques, l'invasion des accidents septiques.

Tels sont en somme les symptômes que l'on peut rencontrer, à des degrés d'ailleurs très divers, chez les malades atteints de traumatismes du foie. A ces symptômes qui appartiennent en propre aux

lésions de la glande hépatique, peuvent s'en ajouter d'autres, liés à
la blessure relativement fréquente des organes voisins (rein, plèvre,
poumon, péricarde, estomac, intestin, etc.), phénomènes sur lesquels
nous n'insisterons pas, mais qui assombrissent singulièrement le
pronostic déjà si grave en lui-même des traumatismes du foie.

Marche. — Terminaison.

Nous avons insisté, dans le précédent chapitre, sur l'état de collapsus généralement marqué dans lequel se présentent les malades
après le traumatisme du foie. Empressons-nous de dire qu'il n'en
est pas toujours ainsi, et nous verrons bientôt, en traitant la question de l'intervention chirurgicale, que la laparotomie immédiate a
été pratiquée dans des cas où les accidents du début paraissaient
insignifiants, et où l'opération a pleinement justifié la conduite du
chirurgien.

Pour le moment, retenons ce fait, des plus importants à noter,
que parfois dans les heures qui suivent l'accident, l'état général du
blessé est excellent; témoin le cas cité par Zeidler d'un homme de
vingt-huit ans, qui reçut dans l'hypochondre droit un coup de tranchet de cordonnier, vint à pied à l'hôpital avec un pansement sale
sur sa plaie, une demi-heure après l'accident; et cependant il y avait
hernie de l'épiploon à travers la plaie ; la laparotomie immédiate
permit de constater une plaie du foie, qui fut traitée par la thermo-
cautérisation et guérit.

Dans les faits, de beaucoup plus fréquents, où l'état de commotion
existe au début tel que nous l'avons décrit, l'évolution de la maladie
est, dans la suite, essentiellement variable.

La commotion qui n'a pas tué le blessé dans les premières heures
va généralement en diminuant : le malade sort peu à peu de sa tor-
peur, le pouls se relève, les forces renaissent et, au bout d'un temps
plus ou moins long, les blessés peuvent se considérer comme définitivement guéris.

Il y a même des cas où l'évolution de la lésion est essentiellement
bénigne. Nicaise a rapporté, dans la *Gazette médicale de Paris* (1871),
l'observation d'un homme qui, pendant la guerre de 1870, avait eu
l'abdomen perforé de part en part par une balle qui avait blessé le
foie au niveau de la face convexe; il n'était survenu ni ictère, ni péritonite, aucun symptôme grave, seulement quelques douleurs dans

l'hypochondre. Nicaise considère ces faits comme n'étant pas extrêmement rares, ce qui est relativement vrai ; mais il ne faut pas se montrer trop optimiste, car dans la très grande majorité des cas, les blessés restent exposés aux complications les plus graves et à leurs funestes conséquences.

L'hémorragie, que nous avons longuement étudiée à propos des symptômes, peut devenir par son abondance une cause rapide de mort ; c'est ce qui surviendra lorsqu'un des gros canaux du système porte, par exemple, aura été sectionné au voisinage du hile du foie. Le blessé peut alors succomber dans les instants qui suivent le traumatisme.

D'autres fois l'hémorragie primitive s'est arrêtée, tout danger immédiat semble conjuré ; mais le malade, en proie à une vive agitation, peut, dans ses mouvements désordonnés, ébranler les caillots qui oblitéraient les vaisseaux et être emporté par une hémorragie secondaire. Roustan signale des hémorragies survenues très tardivement, de dix à vingt jours après l'accident ; dans certains cas, il survenait chaque jour, par la plaie extérieure, des hémorragies assez abondantes, tout s'arrêtait ensuite pour recommencer le lendemain. Peut-être l'alimentation du malade et la congestion du foie due à la digestion, expliquent ces phénomènes qui doivent plutôt résulter d'accidents de septicémie.

En somme l'hémorragie reste le symptôme redoutable que nous ayons signalé, redoutable par son abondance, sa persistance et sa répétition. Dans le cas où l'hémorragie n'est pas trop abondante, le sang répandu dans l'abdomen est ordinairement assez bien supporté jusqu'à ce que, peu à peu, il finisse par disparaître.

Parmi les autres complications, les plus graves sont les complications septiques se manifestant tantôt sous la forme d'hépatite avec abcès du foie, tantôt sous la forme de péritonite.

Les *abcès du foie* d'origine traumatique succéderont de préférence aux plaies par instruments piquants et tranchants, et aux plaies par armes à feu. Dans ces différents cas, des produits septiques sont transportés du milieu extérieur dans le parenchyme du foie, et deviennent le point de départ d'une inflammation bientôt suivie de suppuration.

L'hépatite commence souvent dès les premiers jours de l'accident et n'arrive à la suppuration que plus tard, du dixième au dix-septième jour. L'ascension de la température, les frissons, le facies du malade annoncent la formation du pus ; en même temps la palpation permet quelquefois de constater l'existence d'une tuméfaction qui se développe peu à peu. Généralement, l'évolution des abcès est aiguë, franche ; mais dans certains cas l'hépatite se présente avec une allure insidieuse, irrégulière, présentant des alternatives de rémission et d'exacerbation.

Une fois l'abcès collecté, sa marche est essentiellement variable. Le pus peut faire issue dans les cavités voisines ; plèvre, péricarde, tube digestif, bronches, cavité péritonéale, ou encore se faire jour en divers points de la paroi abdominale ; ce sont alors les cas les plus favorables pour la guérison spontanée des abcès.

Dans une statistique de Rouis (Hépatite circonscrite, 1860), on constate que sur 203 cas, la guérison a été observée 39 fois ; mais la guérison est toujours lente à se faire, et bien souvent il persiste une fistule interminable. Dans certains cas le pus a été résorbé sur place, mais le plus souvent la mort a été la terminaison des accidents d'hépatite.

La *péritonite* est une complication assez fréquente dans les traumatismes du foie, elle peut être aiguë ou chronique, généralisée ou circonscrite.

L'inflammation locale peut, en se propageant au péritoine, être le point de départ de la péritonite, mais celle-ci peut être encore due à l'action directe du traumatisme, à la communication de la cavité péritonéale avec le milieu extérieur, à l'épanchement de bile ou de sang dans l'abdomen.

La péritonite se manifestera par ses symptômes ordinaires : frissons, température, pouls, douleur abdominale avec tension du ventre, évanouissements, etc. Et c'est généralement du deuxième au troisième jour que ces symptômes apparaissent.

Tantôt il s'agit d'une péritonite généralisée, tantôt d'une péritonite circonscrite, et, dans ce dernier cas, elle peut rester localisée à la fosse iliaque et aux parties déchirées, si c'est l'épanchement qui est cause de la péritonite ; ou bien au contraire être circonscrite à la partie supérieure, où la formation d'adhérences protégera le reste de la cavité abdominale.

Le pronostic de la péritonite est des plus graves.

L'apparition des accidents septiques, relativement rare à la suite des *ruptures sous-cutanées* du foie, est cependant possible. On admet alors que l'infection est due à la présence de microorganismes apportés dans le foie par la veine porte et résorbés au niveau de la surface intestinale. Langenbuch, qui attribue au foie un rôle analogue à celui de la rate, lui fait jouer une action importante vis-à-vis de ces microorganismes.

L'apparition des accidents infectieux n'est-elle pas le résultat de la lutte engagée entre les microorganismes et le tissu hépatique ? Le foie sain résiste, mais le foie contusionné ou malade n'a plus l'activité nécessaire et succombe. A cet égard le rôle de la bile, septique ou non, doit avoir une importance énorme, mais encore mal connue.

Au cours des traumatismes du foie, on a encore signalé une complication redoutable, mais très rare, l'*embolie,* qui peut être de nature variable.

Hamilton a rapporté dans le *British medical Journal* du 6 octobre 1877, une observation d'*embolie graisseuse* qu'il compare aux embolies graisseuses consécutives aux fractures osseuses. Le fait paraît unique et intéressant à résumer en quelques mots : ce malade fit une chute d'un lieu très élevé sur le côté droit ; quoique étourdi, il put, au moment de l'accident, continuer à marcher ; une heure après, il fut pris d'une angoisse extrême, la respiration s'embarrassa, et il mourut peu après dans le coma. A l'autopsie, on trouva que le foie avait éprouvé quelques petites ruptures, qu'il était particulièrement gras, et d'une façon tout à fait anormale. Dans le poumon, on constata que toutes les branches de petit et de moyen volume de l'artère pulmonaire étaient gorgés d'une graisse que l'acide osmique colorait en noir. Sur un grand nombre de coupes, les capillaires, même les plus petits, étaient complètement oblitérés par une grosse embolie composée de graisse. L'auteur pense que, dans certains cas de rupture de foie graisseux, on se contente trop facilement du diagnostic de choc, et que des recherches anatomiques plus sérieuses feraient reconnaître des embolies d'origine hépatique très analogues aux embolies graisseuses consécutives aux fractures osseuses.

On a signalé également le *transport embolique de fragments de l'organe déchiré* succédant à des traumatismes violents. Marshall (*Lancet,* 1874, p. 197), Roustan, Percheron, rapportent le cas d'un homme de vingt ans, chez lequel on trouva, dans l'artère pulmonaire, immédiatement en avant des valvules et remplissant presque la cavité du vaisseau, un morceau du foie, de forme conique, pesant environ 4 grammes ; le malade survécut 40 minutes à l'accident.

Deux faits analogues ont été signalés par Schmorl (1888) et un troisième par Zenker ; Karl Hess, dans un travail publié en 1860. considère les embolies parenchymateuses dans les ruptures du foie, comme n'étant pas très rares

Diagnostic.

Dès le début de ce chapitre, mentionnons l'existence de cas dont le diagnostic est absolument impossible ; ce sont ceux dans lesquels, sous l'influence d'un violent traumatisme, des lésions multiples se sont produites et masquent les symptômes propres aux plaies du foie. C'est ce qui arriva dans un fait que l'un de nous a présenté à la Société anatomique, et auquel nous avons déjà fait allusion : les accidents dus à la blessure du foie étaient masqués par les signes d'une fracture du crâne, et c'est seulement à l'autopsie que les lésions de la glande hépatique purent être constatées avec plusieurs autres altérations des organes abdominaux (rein, rate. etc.).

Lorsqu'il y a eu contusion de l'abdomen dans la région de l'hypochondre droit, sans plaie des téguments, il est permis parfois, en présence des phénomènes douloureux, d'hésiter entre une contusion profonde avec déchirure du foie, ou une *contusion superficielle* n'atteignant que la paroi abdominale.

La douleur, qui est une des causes d'erreur de diagnostic, présente cependant dans l'un et l'autre cas des caractères différents. Dans les lésions du foie, il y a surtout sensation de pesanteur dans l'hypochondre droit, irradiant vers l'épigastre, l'ombilic, l'épaule, etc. ; c'est une douleur profonde, peu vive et spontanée. La douleur due à la contusion des parois est plus superficielle, elle disparaît par le repos pour s'éveiller très vive à la moindre contraction musculaire ; elle s'accompagne d'ecchymoses, traces évidentes de la contusion.

Nous rappellerons que, quelque étendue que puissent avoir ces traces de contusion, elles n'ont pas de valeur au point de vue du diagnostic des lésions profondes ; n'avons-nous pas vu que, dans certains cas, les contusions de la paroi sont très marquées sans qu'il existe de déchirure du foie, et que, réciproquement, cette déchirure a pu se produire avec une paroi absolument intacte. Tout dépend de la résistance opposée par la paroi abdominale à l'agent vulnérant.

De plus, à l'élément douleur se surajoutent, dans les traumatismes du foie, un certain nombre de signes dont il faut tenir grand compte, et dont nous avons déjà parlé : signes d'hémorragie interne ; ictère ; signes fournis par l'examen des urines qui peuvent renfermer du sucre, de l'albumine, de la bile ; des traces de pigment biliaire dans l'urine pourraient, d'après certains auteurs, déceler les contusions légères qui ne se manifestent à l'extérieur par aucun autre symptôme.

Lorsqu'il existe une plaie de la paroi abdominale, et que cette plaie est assez largement ouverte pour permettre un examen des parties profondes soit l'introduction d'un instrument explorateur ou du doigt, le diagnostic de la lésion de l'organe ne saurait être difficile, d'autant plus que, souvent, il existe en même temps un écoulement de bile à l'extérieur, de débris de substance hépatique ou d'une quantité plus ou moins abondante de sang, qui confirment le diagnostic.

Mais la plaie abdominale ne se présente pas toujours dans les conditions que nous venons d'indiquer ; elle est parfois de petite dimension, irrégulière, anfractueuse, plus ou moins oblique, si bien que le diagnostic de pénétration dans la cavité abdominale reste douteux. Il faut alors, si l'examen du sujet ne permet pas de porter d'emblée le diagnostic de plaie pénétrante du foie, se livrer à l'aide du stylet ou d'une bougie en gomme *stérilisés* à une inspection minutieuse de la blessure, étudier la direction de la plaie, sa profondeur, sa situation, se rappeler que le foie peut être atteint par toutes les blessures perpendiculaires ou obliques qui viennent de haut en bas ou de bas en haut dans sa direction.

Si la blessure a été produite par un couteau, un poignard, etc., il est bon de rechercher s'il n'existe pas à la surface de l'instrument des taches indiquant la profondeur à laquelle l'arme a pénétré. L'épaisseur de la paroi abdominale est une notion dont il faut tenir grand compte ; le chirurgien doit enfin se renseigner soit auprès du blessé, soit auprès de son entourage, sur les circonstances dans lesquelles s'est produit le traumatisme.

C'est en agissant de la sorte qu'il pourra, dans certains cas, affirmer la pénétration abdominale, mais en maintes circonstances le diagnostic de pénétration restera douteux, et nous verrons qu'en pareil cas c'est à la laparotomie exploratrice qu'il faut avoir recours, celle-ci n'offrant aucun danger à la condition qu'elle soit faite avec la plus rigoureuse asepsie.

L'étendue des lésions sera assez mal appréciée par le plus ou moins de gravité des symptômes.

Leur siège sera tout au moins facile à diagnostiquer dans les plaies par armes à feu, par instruments tranchants ou piquants, dans les chocs directs ; pour les autres cas, on se bornera à des présomptions.

On devra faire en dernier lieu le diagnostic des complications :
péritonite, abcès, etc.

Pronostic.

Nous reconnaissons volontiers avec Roustan, qui insiste particulièrement sur ce point dans sa thèse, qu'il existe tout un groupe de
faits dans lesquels le pronostic est bénin. Ce sont ceux qui succèdent évidemment à des traumatismes modérés s'accompagnant
de lésions peu étendues et peu profondes du parenchyme hépatique.

Nous savons, comme on l'a dit, que les lésions traumatiques du
foie ne suppriment presque jamais son fonctionnement, que même
elles l'exagèrent peut-être, ce qui est encore un argument en faveur
de la bénignité possible des lésions de l'organe.

Mais il n'en est pas moins vrai que certains facteurs tirés de l'état
du blessé, de la nature de la blessure, des complications toujours si
redoutables qui peuvent survenir, nous obligent à être très réservés
dans le pronostic.

Il faut tenir grand compte, en effet, tout d'abord des conditions
dans lesquelles se trouve le blessé après l'accident ; parfois le collapsus qui succède au traumatisme met sa vie immédiatement en
danger. La santé antérieure de l'individu et l'état de son organe
hépatique avant l'accident, ainsi que le milieu dans lequel il a vécu,
doivent attirer l'attention du chirurgien.

Enfin l'existence de lésions concomitantes, analogues à celles dont
nous avons parlé précédemment, assombrit singulièrement le pronostic.

La nature de la blessure, les circonstances dans lesquelles elle a
été produite, influent notablement sur la marche ultérieure de la
maladie. On conçoit aisément que la petite plaie déterminée par
un instrument piquant : trocart, fleuret ou autre agent de même
nature, n'expose pas aux mêmes dangers que les larges déchirures
du foie déterminées soit par des contusions de l'organe, soit par des
instruments tranchants. Dans le premier cas, comme du reste dans
les plaies produites par des balles, l'*hémorragie* qui est, nous
l'avons déjà dit à plusieurs reprises, la complication immédiate
redoutable des plaies de la glande hépatique, est généralement peu
marquée, l'un de nous opérant deux cas de plaies pénétrantes de l'ab-

domen par balle de revolver constata la perforation du lobe gauche du foie sans aucune hémorragie, tandis que, dans le second cas, elle peut amener très rapidement la mort par son abondance.

Enfin, les *accidents septiques* constituent une complication éloignée, mais non moins redoutable, des déchirures du foie.

Les instruments tranchants, qui ouvrent parfois largement la paroi abdominale, permettant l'issue du foie ou des viscères voisins ; les projectiles, qui entraînent avec eux dans le tissu de l'organe des débris de vêtements, ou autres produits septiques, sont la source de ces infections qui font le pronostic si sombre.

En somme ce sont les complications qui rendent le pronostic particulièrement grave, soit qu'il s'agisse de complication immédiate (hémorragie), soit que l'on ait à redouter des complications secondaires de nature infectieuse ; au chapitre suivant, discutant les indications du traitement chirurgical, nous constaterons la part importante qui revient aux complications.

Si nous consultons les statistiques, nous voyons que, sur les 207 cas de traumatismes du foie qu'il a réunis, Mayer trouve une mortalité moyenne de 59 p. 100 se décomposant ainsi :

		Mortalité.
Ruptures	. . . .	86,6 p. 100
Coups de feu	. . . .	34,4 —
Coups de couteau	. . . .	56,5 —

Edler, pour 547 cas, a une mortalité moyenne de 66,8 p. 100, ainsi décomposée :

		Mortalité.
Ruptures	. . . .	85,7 p. 100
Coups de feu	. . . .	55,0 —
Coups de couteau	. . . .	64,6 —

En terminant ce chapitre, et sans vouloir empiéter sur les conclusions que nous tirerons ultérieurement de notre statistique, nous croyons pouvoir affirmer que le pronostic apparaît de moins en moins grave, grâce à la méthode, que nous allons préconiser, des interventions exploratrices précoces aidées des procédés aseptiques.

Traitement.

INDICATIONS OPÉRATOIRES. — La question de l'intervention chirurgicale dans les plaies du foie, a été pendant longtemps presque com-

plètement laissée de côté. Follin et S. Duplay, il est vrai, conseil-
laient « de rechercher avec soin les sources de l'hémorragie ou
d'explorer le trajet de la blessure dans le but de découvrir ou
d'extraire avec précaution le corps étranger ». On avait bien, dans
quelques rares observations, conseillé et pratiqué l'excision d'une
portion du foie faisant saillie à travers les lèvres de la plaie abdominale. Enfin on pratiquait l'évacuation lorsque survenait une complication telle qu'un épanchement péritonéal enkysté ou un abcès du
foie.

Dans les traumatismes du foie, non compliqués de solution de
continuité des téguments, on se contentait d'employer des moyens
dits médicaux pour combattre la péritonite ou la localiser : repos
absolu, diète, opium, vessies de glace sur la région et compression
abdominale.

En somme, c'est la méthode de l'abstention qui avait prévalu, à
quelques exceptions près, jusqu'au jour où Burckhardt, en 1887,
posait l'indication de l'intervention dans les plaies du foie par la
laparotomie immédiate suivie d'hémostase par suture ou tamponnement. En 1892, à la Société de Chirurgie, l'un de nous, dans un rapport sur deux laparotomies pour plaies du foie, s'exprimait en ces
termes : « Si la laparotomie immédiate et médiane est indiquée, dès
qu'on soupçonne une plaie pénétrante de l'abdomen, à fortiori doit
on la faire quand on suppose une plaie du foie ».

Nous avons insisté à la fin du chapitre précédent sur les deux
complications qui doivent toujours être présentes à l'esprit du chirurgien dans les traumatismes du foie, l'hémorragie et l'infection.
Ce sont ces complications qui doivent nous guider dans les indications du traitement, et c'est pour prévenir les accidents immédiats
ou tardifs dont elles peuvent être la cause, que nous nous pronon-
cerons d'une façon plus large qu'on ne l'a fait jusqu'ici, en faveur de
la laparotomie exploratrice précoce dans les traumatismes du foie.

Toutefois il ne nous semble pas juste de vouloir appliquer systématiquement la laparotomie à tous les cas. Les circonstances dans
lesquelles le blessé se présente au chirurgien sont variables, et les
indications opératoires ne sauraient toujours être les mêmes ;
d'abord il faut distinguer les cas où le blessé est observé peu de
temps après l'accident de ceux où le chirurgien n'est appelé que
tardivement, pour remédier à des accidents secondaires du traumatisme. Les faits ne sauraient être comparés, il y a là donc une distinction très nette à établir.

Lorsque le chirurgien observe le malade tardivement, ce sont généralement les accidents d'infection qu'il doit combattre, que ceux-ci se manifestent sous forme d'infection localisée (abcès du foie, péritonite localisée) ou sous forme de péritonite généralisée. Il est entendu déjà depuis longtemps qu'un épanchement enkysté ou un abcès du foie nécessite l'incision évacuatrice. En ce qui concerne la péritonite généralisée, nous n'hésiterons pas à conseiller la laparotomie dès l'apparition des premiers symptômes, méthode préconisée déjà depuis longtemps par Gross, Rohmer et Vautrin, etc... Cette laparotomie s'accompagnera d'un lavage complet de la cavité abdominale soit avec de l'eau bouillie, soit mieux avec de l'eau chargée de chlorure de sodium, manœuvre qui semble avoir donné dans certains cas d'excellents résultats ; et la cavité abdominale ne sera refermée qu'après une toilette minutieuse du péritoine. Ce sont là du reste des moyens thérapeutiques employés contre les accidents de péritonite quelle qu'en soit la cause ; nous ne saurions donc nous arrêter plus longtemps sur ce point de la question, qui n'offre pas ici un intérêt particulier.

Beaucoup plus importante au contraire est la question de l'intervention dans les cas où le blessé est observé peu de temps et même tout de suite après l'accident.

S'il n'existe aucune plaie extérieure, si l'on constate seulement de la contusion hépatique sans collapsus et sans signe d'hémorragie, le mieux est de s'abstenir, mais restant prêt à agir à la moindre alerte.

S'il existe au contraire un état de collapsus profond, des signes nets d'hémorragie intra-abdominale (petitesse du pouls, refroidissement des extrémités, accélération de la respiration, douleur localisée, contracture de la paroi abdominale), on est dans l'obligation d'intervenir, et le plus promptement possible, pour mettre fin à une hémorragie qui ne tarderait pas à emporter le malade.

Lorsque la paroi abdominale est le siège d'une plaie plus ou moins étendue par laquelle fait hernie l'intestin, l'épiploon ou même le foie, aux dangers de l'hémorragie, qui peut être à la fois intra et extra-abdominale, se joignent les dangers de l'infection péritonéale ; l'indication est pressante, la laparotomie s'impose de suite.

Dans les cas où la plaie des téguments, trop étroite, ne livre passage à aucun des viscères renfermés dans la cavité abdominale, mais s'il est établi que la pénétration existe, alors même que l'état général du sujet serait excellent au moment de l'examen, nous estimons qu'il faut encore pratiquer la laparotomie immédiate, que seule elle permet de parer aux accidents de péritonite qui sont toujours à redouter, puisqu'il y a communication de la cavité péritonéale avec le milieu extérieur. Il ne faut pas non plus s'en laisser imposer par le calme trompeur du début, qui, dans certains cas, aurait pu faire méconnaître l'existence de lésions viscérales importantes ; témoin le fait suivant, que nous rapportons dans nos observations et qui est dû à Dalton. Il s'agit d'un homme qui reçut, deux heures avant son admission, un coup de couteau dans l'abdomen. Son état général était bon ; sa température à 37°,8, son pouls à 72, sa respiration à 32 ; et il n'accusait pas de douleurs bien vives. Dalton intervint cependant, or la laparotomie permit de constater l'existence de deux plaies du foie et d'une plaie de l'estomac. La guérison suivit rapidement l'opération. Cet auteur rapporte d'autres observations analogues.

Mais il n'est pas toujours facile, nous l'avons vu, de démontrer l'existence de la pénétration abdominale. Dans les cas douteux, quelque soin qu'on ait apporté à l'examen local, plutôt que d'attendre l'apparition des accidents infectieux qui présentent un caractère si redoutable, il est préférable de pratiquer la laparotomie, qui n'offre aucun danger, à la condition, bien entendu, qu'elle soit faite avec la plus rigoureuse asepsie.

En somme, dans la très grande majorité des cas, la laparotomie trouve son indication, et il faut alors y avoir recours le plus rapidement possible.

Manuel opératoire.

Nous tenons à rappeler ici brièvement les diverses étapes qui ont été parcourues par le traitement jusqu'à la période contemporaine.

Il n'est pas étonnant que, jusqu'à la période antiseptique moderne, c'est-à-dire à une époque où les interventions chirurgicales sur l'abdomen étaient systématiquement rejetées, le traitement médical ait été presque exclusivement employé.

Contre la commotion et l'hémorragie, on préconisait les excitants généraux : alcool, éther ; le repos absolu, la diète, l'administration d'opium et de glace à l'intérieur, les applications de glace dans la région du foie, enfin la compression abdominale. Hâtons-nous de reconnaître que ces moyens thérapeutiques nous semblent encore parfaitement indiqués dans les cas exceptionnels auxquels nous avons fait allusion et qui né semblent pas réclamer la laparotomie immédiate.

Contre les hémorragies, on vantait les bons effets des saignées locales et générales. Citons à ce propos le passage suivant emprunté à la thèse de Roustan (1875) : « Si le sujet est robuste et d'une forte constitution, et que tous les autres moyens aient échoué, on pratiquera une ou plusieurs saignées du bras, on appliquera des ventouses scarifiées en grand nombre sur la région du foie. Comme il s'agit d'empêcher l'abondance de l'hémorragie, qui est un symptôme des plus graves et qui pourrait entraîner immédiatement la mort du malade, aucun des moyens hémostatiques ne doit être négligé. Il ne faut même pas craindre d'avoir recours à des saignées locales et générales abondantes au point de mettre le malade presque exsangue. Les inconvénients que laisse après lui un pareil mode de traitement, ne doivent pas être pris en trop grande considération en présence du danger imminent auquel le malade est en butte. »

Nous ne pensons pas qu'aujourd'hui cette méthode compte de nombreux partisans : épuiser les malades par des saignées abondantes, parce qu'ils perdent du sang, c'est contraire à tous les principes d'une chirurgie logique.

On essayait de prévenir les complications inflammatoires (hépatite, péritonite) par la plupart des moyens indiqués à propos de l'hémorragie : repos, diète, opium, glace intus et extra. On y joignait l'emploi des révulsifs et des dérivatifs.

Cependant quelques tentatives avaient été faites dans le sens vraiment chirurgical.

Roux, dans un mémoire présenté en 1845 à l'Académie de médecine de Paris, conclut :

1° Que dans les hémorragies du foie avec plaies ouvertes, on doit commencer par fermer la plaie par la ligature ou par tout autre moyen jusqu'à la suspension de l'hémorragie par la coagulation du sang ;

2° Plus tard enlever les ligatures pour donner issue au sang épanché dans le but de prévenir ou d'arrêter une péritonite mortelle.

Roux obtint de la sorte la guérison de son malade.

Gerdy adoptait ces conclusions ; elles étaient hardies pour l'époque où on les proposait ; mais les succès durent être assez rares, étant données les causes d'infection nombreuses auxquelles les malades étaient exposés.

En 1860, Millau, chez un homme qui avait reçu un coup de pied de cheval dans l'abdomen, et qui présentait des signes manifestes d'épanchement abdominal, pratiqua une incision d'un pouce au-dessus de l'ombilic (c'est-à-dire qu'il ouvrit la cavité péritonéale) et retira par le trocart et la canule 324 onces d'un liquide formé de bile et de sang ; le malade guérit en quelques semaines.

Dans certains cas de hernie du foie à travers la plaie abdominale, on était intervenu chirurgicalement ; nous allons voir, par les observations que nous croyons intéressant de rapporter ici, qu'on avait tenté la réduction de l'organe et même son excision.

Macpherson cite, dans le *London medical gazette* (janvier 1846), le cas suivant :

Un homme de soixante à soixante-dix ans avait reçu dans le ventre un coup de lance à trois pouces au-dessus de l'ombilic et à deux pouces en dehors et à droite. A travers cette plaie s'échappait une portion triangulaire de foie, qui avait le volume et la forme de quatre doigts réunis. La plaie, elle-même qui n'avait pas plus d'un pouce de diamètre, était complètement fermée par le foie, qui était sorti par la plaie dès qu'on avait retiré la lance. Le blessé trouvait qu'il avait perdu une grande quantité de sang ; cependant le foie ne paraissait pas avoir été lésé. Le chirurgien ne put pas réduire le foie hernié et il le laissa à l'extérieur ; mais pour éviter au malade d'attendre la mortification de cette partie il se décida à *l'exciser après avoir placé une ligature autour de la base de la tumeur.* Malgré cela, deux artères donnèrent du sang et on dut les lier. Après un ou deux jours d'un état assez grave, les symptômes s'amendèrent, les ligatures tombèrent, il se forma des bourgeons charnus, et trois semaines après le malade était complètement guéri sans avoir jamais perdu de bile par la blessure.

Fricke (*Zeitschrift für die gesammte Medicin*, II° vol., 1836), cité par A. Nélaton, rapporte le fait suivant :

Un jeune garçon de dix ans tomba sur une lame de couteau ouvert dans sa poche. L'instrument pénétra de bas en haut et obliquement de l'ombilic vers l'hypochondre droit ; le couteau fut retiré entier ; la plaie saigna beaucoup et l'on vit sortir au dehors un corps roux tout ensanglanté. On appliqua provisoirement un bandage compressif ; deux jours après l'accident le malade fut transporté à l'hôpital, le chirurgien de garde *enleva avec des ciseaux ce corps rouge suspendu à la plaie par un pédicule de la largeur de la lame du couteau.* On reconnut que c'était une portion du bord antérieur tranchant du foie.

Soumis à un traitement antiphlogistique, énergique le petit malade guérit sans qu'il lui soit resté de lésion fonctionnelle.

La résection d'une portion herniée du foie fut également pratiquée par Massie [1] en 1852, chez un jeune garçon de sept ans, qui avait reçu une décharge de fusil au niveau de l'épigastre. Le bord antérieur du lobe droit du foie faisait saillie par la plaie de la paroi ; la portion herniée était gangrenée ; l'auteur excisa la moitié environ du lobe droit, et obtint la guérison.

Pendant la guerre franco-allemande, Bruns[2], chez un soldat frappé par une balle de chassepot, vit un morceau de foie de la grosseur d'une noix faire irruption à travers l'orifice de sortie ; l'ablation en fut immédiatement pratiquée et le soldat guérit.

Des faits analogues furent rapportés par Roustan en 1875.

Sans doute la conduite tenue par les chirurgiens dans les observations qui précèdent était parfaitement justifiée surtout à l'époque où ils opéraient ; elle serait encore à suivre dans le cas où, appelé tardivement, on se trouverait en présence d'une hernie du foie déjà ancienne et avec des adhérences de la portion herniée rendant sa réduction impossible. En cas de doute sur la septicité de la portion herniée, en cas de lésions étendues de cette même portion, lésions irréparables par les procédés ordinaires, lorsqu'une partie détachée de la glande sur une assez grande longueur ne tient plus que par un pédicule mince et flotte dans la cavité abdominale, tel le cas de Snyers cité dans notre statistique, la résection nous paraît absolument indiquée. Mais, le plus souvent, on pourra pratiquer une désinfection soigneuse, suturer les plaies et réintégrer dans l'abdomen la portion herniée.

En ce qui concerne les complications inflammatoires, il y a déjà bien longtemps qu'on leur a opposé un traitement chirurgical dans des cas de collections suppurées. La Faye rapportait des observations de lésions du bas-ventre qui prouvaient la nécessité de donner issue aux liquides épanchés à la suite des plaies quand ces liquides provoquaient des accidents inflammatoires locaux et généraux.

Dans les plaies du foie, Larrey a été obligé plusieurs fois d'évacuer le sang de la poitrine et de l'abdomen. Le plus souvent la résolution s'opère, mais on doit veiller et être prêt à agir.

Denucé (in *Dict. de Jaccoud*) conseille de traiter les épanchements

(1) Massie. *New Orl. M. a. S. Journal*, 1852-3, vol. X, p. 146-148.
(2) Bruns. *Beitræge zür klin. Chirurgie*, 1889, Bd, IV, s. 487.

sanguins par les ponctions capillaires et multiples de Voillemier ; dans tous les cas, on rejettera les ouvertures prématurées : il ne faut agir qu'à son corps défendant. Que nous sommes loin de l'époque où Ledran écrivait : « Il faut au contraire agrandir l'ouverture de la peau et des graisses afin de donner une issue libre tant à la suppuration qu'à ce qui peut sortir des parties blessées ».

Évidemment le traitement qu'on doit proposer dans les cas de collection purulente, c'est l'évacuation ; les anciens l'avaient bien compris ; nous ne pouvons que formuler aujourd'hui les mêmes préceptes, mais, comme nous l'avons déjà dit, nous croyons qu'on peut faire plus au point de vue des accidents infectieux.

Il nous reste maintenant à décrire la technique opératoire applicable aux divers cas où l'*intervention immédiate* a paru indiquée.

Cette intervention, nous le répétons encore, ne doit être employée, qu'à la condition que les règles de l'antisepsie ou mieux de l'asepsie soient rigoureusement observées. L'anesthésie dans certains cas n'a pu être pratiquée, à cause de l'état de collapsus profond dans lequel se trouvait le malade. Lorsque les précautions ont été prises, le chirurgien se met en devoir d'aller à la recherche des lésions du foie, qu'il peut aborder par deux voies : la *voie abdominale* ou la *voie transpleurale*.

Voie abdominale. — Dans la laparotomie, l'incision abdominale a été pratiquée de façons bien différentes suivant les auteurs.

L'incision médiane a été le plus souvent employée ; variable dans ses dimensions, elle peut s'étendre de l'appendice xiphoïde à l'ombilic, et même au pubis, comme dans un cas rapporté par A. Broca. A la Société de chirurgie en 1891, l'un de nous a préconisé la laparotomie médiane, qui lui paraît être le procédé de choix pour explorer méthodiquement le foie.

On a eu recours également à l'incision latérale, à l'incision cruciale, à l'agrandissement de la plaie primitive, que cette plaie soit produite par une balle, un instrument piquant ou tranchant. La plaie est allongée en haut et en bas sur une étendue de 12 à 14 centimètres ; ses bords doivent être soigneusement désinfectés avant d'aborder l'examen des parties profondes, réséqués même si la chose paraît nécessaire. A propos des observations qu'il a publiées dans le *Mercredi Médical* en 1891, A. Broca constate qu'il n'a pas été satisfait de l'incision latérale : « Il a eu une plaie irrégulière, saignante,

située en plein muscle ; il est persuadé que la laparotomie médiane
eût été préférable ».

Parfois le chirurgien s'est vu dans la nécessité de combiner les
incisions verticale et oblique de la paroi abdominale. Dans ce cas,
de l'incision verticale passant soit par la ligne médiane, soit par les
parties latérales, on fait partir une incision oblique, qu'on dirige
vers la droite en la menant parallèle au rebord des côtes.

On a soin dans tous les cas, quelle que soit l'incision employée, de
la pratiquer suffisamment grande et d'en faire solidement écarter les
bords, pour se livrer à un examen minutieux de la glande et des
parties voisines. L'exploration digitale peut évidemment rendre des
services, mais l'examen visuel à travers une large ouverture, tant au
point de vue du diagnostic des lésions, qu'au point de vue de l'intervention, doit toujours être préféré. En cas de besoin on pourra même,
pour l'exploration de la face convexe et les opérations portant sur
cette partie du foie, pratiquer une résection costale. Zoledziowski,
pour suturer une plaie de la face convexe, n'hésita pas à enlever une
partie de la neuvième côte ; F. Terrier a dû réséquer deux cartilages
costaux dans l'observation publiée plus loin.

Monod et Vanverts [1] ont conseillé d'avoir recours en pareil cas au
procédé type de résection du rebord costal préconisé jadis par Lannelongue et Cadiat pour les opérations sur la face convexe du foie, et
modifié par eux. Plus récemment, M. Auvray [2] proposait d'appliquer
cette résection du bord costal, soit à droite, soit à gauche, aux cas
où la plaie pénétrante du thorax intéressait le diaphragme dont la
blessure doit toujours être suturée, et l'un des viscères (estomac,
foie) cachés sous la voûte diaphragmatique. La résection du rebord
costal donne beaucoup de jour, ainsi qu'on peut le constater expérimentalement, et permet la suture de plaies très profondément
situées (fig. 3).

Voici le procédé employé et qui répond exactement au manuel
opératoire décrit par Monod et Vanverts : « Je mène une incision
oblique sur le rebord costal gauche, laquelle rejoint à sa partie
supérieure l'incision médiane verticale ; je la fais descendre au-
dessous de la 10ᵉ côte, tandis que par la partie supérieure elle
remonte à l'appendice xyphoïde, passant sur le rebord cartilagineux

<hr>

(1) Monod et Vanverts. *Revue de Gynécologie*, juin 1897.

(2) M. Auvray. XIIIᵉ Congrès de Chirurgie, Paris, 1899, page 348 et communication à la Société de Chirurgie, 6 juin 1900, à propos de six cas de plaies pénétrantes de l'abdomen.

du thorax ; je libère la face profonde du lambeau supérieur pour
bien découvrir les 7ᵉ, 8ᵉ, 9ᵉ et 10ᵉ articulations chondro-costales. Je
pratique, à l'aide de ciseaux, la section des cartilages et des organes
remplissant l'espace intercostal ; la section intéresse les 9ᵉ et 10ᵉ côtes
au niveau des 9ᵉ et 10ᵉ articulations chondro-costales, le 8ᵉ cartilage
costal à 1 centimètre en avant de la 8ᵉ articulation chondro-costale ;
je fais enfin sauter le pont cartilagineux qui unit le 8ᵉ cartilage costal
au 7ᵉ pour détacher complètement le volet thoracique.

« En passant exactement aux points indiqués j'ai pu constater qu'on
évitait la blessure de la plèvre. Il reste à sectionner les insertions du

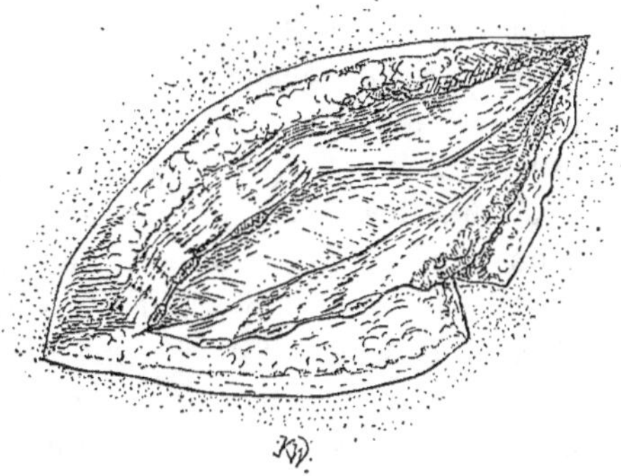

Fig. 3. — Résection du rebord costal.

transverse et du diaphragme de haut en bas, le bistouri rasant la
face profonde du volet ostéo-musculaire, le lambeau étant abaissé de
la main gauche.

« La résection peut être rapidement exécutée. Quoique cette résection du rebord costal aggrave évidemment l'acte opératoire, je n'hésite pas à la conseiller, car le malade, abandonné à lui-même dans
les cas d'hémorragie auxquels il a été fait allusion, est voué à une
mort certaine. Il faut à tout prix arrêter l'hémorragie, et, quel que
soit le procédé employé pour y parvenir, nous devons tout essayer,
puisque le blessé est irrémédiablement perdu ».

Quand il existera plusieurs plaies abdominales, mieux vaut à notre
avis, et c'est aussi celui de Dalton, faire la laparotomie médiane que
l'agrandissement de chacune d'elles ; après incision médiane, on
suturera le péritoine par sa face profonde au niveau de chacune des
plaies, qui auront été soigneusement désinfectées ; en ne multipliant
pas les incisions de la paroi on s'exposera moins à l'apparition ultérieure de hernies ventrales.

Voie transpleurale. — Dans certains cas où la plaie du foie succédait à une plaie pénétrante de poitrine, dans laquelle l'instrument avait successivement traversé les espaces intercostaux, les plèvres et le diaphragme, le chirurgien dut passer à travers le thorax et le diaphragme, réséquant même des portions de côtes, incisant largement le diaphragme, pour aborder plus aisément la plaie du foie.

Dans un fait rapporté par Dalton la blessure siégeait dans le septième espace intercostal ; il élargit légèrement la blessure thoracique et put constater que le foie était entaillé ; une quantité considérable de sang noir suivit le retrait du doigt. Afin d'approcher de la blessure du foie, on réséqua 10 centimètres de la septième côte et on fendit le diaphragme sur une longueur de 7 centimètres et demi. On put alors examiner aisément la blessure de l'organe et on réussit à la fermer par une profonde et solide suture au catgut.

Adler a cité un cas où la blessure pénétrait dans le dixième espace intercostal ; il commença par dilater la blessure vers le haut et le bas, et entendit distinctement l'air pénétrer dans la cavité pleurale droite ; puis il réséqua la onzième côte sur une étendue de 4 centimètres. Il put alors constater nettement une fissure dans le diaphragme ; ce muscle fut incisé sur une longueur de 4 centimètres et demi et l'on constata sur le foie l'existence d'une plaie, qu'on sutura.

Voies combinées. — On a dû parfois *combiner* la voie abdominale et la voie transpleurale, pour s'assurer que l'hémostase était complète. C'est ce que fit Adler dans le cas auquel nous venons de faire allusion : « Bien qu'il ne s'écoulât plus de sang de la blessure du foie, il sortait pourtant encore à chaque aspiration d'assez fortes quantités de ce liquide de la cavité abdominale, et pensant qu'un autre organe pouvait être lésé, on agrandit l'incision de 10 centimètres vers le bas, et le péritoine fut incisé. On ne découvrit aucune autre lésion viscérale, mais on fit disparaître les amas de sang coagulé ».

Telle fut aussi la conduite de F. Terrier, qui, après avoir agrandi l'ouverture de la plaie thoracique et s'être assuré qu'elle pénétrait à travers la plèvre et le diaphragme dans l'abdomen, fit la laparotomie, et, réunissant les plaies du thorax et de l'abdomen, dut réséquer deux cartilages costaux et inciser le diaphragme pour suturer la plaie du foie.

Lorsque la voie est ouverte au chirurgien pour atteindre le foie, deux modes d'exploration sont à sa disposition pour pratiquer l'examen de la glande : l'exploration digitale et l'exploration visuelle.

La première peut évidemment rendre des services ; dans les blessures de la face convexe, le doigt, insinué entre le diaphragme et la glande hépatique, peut révéler la présence de solutions de continuité que la vue seule eût été impuissante à découvrir. Mais l'exploration visuelle est de beaucoup préférable, nous l'avons déjà dit, toutes les fois qu'elle est possible. C'est à cause de cela même que nous avons préconisé la large ouverture des parois, qui a le double avantage de permettre de constater l'état des parties et, lorsqu'on intervient, de voir ce que l'on fait même, dans les régions les plus profondément situées.

L'œil peut constater des lésions fort différentes ; tantôt c'est une plaie à section nette par laquelle s'écoule du sang en quantité plus ou moins abondante ; tantôt c'est un orifice étroit, irrégulier, oblitéré par un caillot ; c'est ce qu'on observe souvent dans les plaies par arme à feu.

Dans notre observation, la main de l'aide nous servit beaucoup pour abaisser le foie, aussi recommandons-nous cette manière de procéder. On pourrait également recourir, en cas de besoin, à la manœuvre employée par Hahn, qui sectionna le ligament suspenseur pour abaisser le foie et inspecter sa face supérieure.

Quoi qu'il en soit, il faut pratiquer avec soin et dans la mesure du possible, l'examen des deux faces du foie et de son bord postérieur, bien explorer la région du hile où se trouvent situés les gros troncs vasculaires qui pénètrent l'organe, ne pas oublier que le foie peut être perforé de part en part, ce qui arriva chez un des opérés de A. Broca où l'une des plaies, méconnue, continua à saigner et entraîna la mort du blessé. Dans les cas de corps étranger tel qu'une balle de revolver perdue dans le tissu du foie, le mieux est de pratiquer un palper bimanuel de l'organe, qui pourra quelquefois fournir des renseignements utiles ; le stylet ne doit être employé, à notre avis, qu'avec beaucoup de circonspection.

En tous cas, on ne négligera jamais de pratiquer un examen très soigneux des organes voisins (estomac, rate, intestin), qui ont pu être atteints en même temps que le foie ; la lecture des observations nous montre combien sont fréquentes ces lésions concomitantes.

Si on voulait pratiquer une hémostase *temporaire*, on pourrait, comme l'a conseillé de Rouville (1899), avoir recours à la *compression digitale* du foie, qui pour cet auteur serait un excellent moyen d'hémostase.

Pour arrêter l'hémorragie d'une façon définitive, le chirurgien dispose des procédés suivants, qui tous ont donné des succès : la *suture*, la *thermo-cautérisation*, le *tamponnement* et le *pincement direct des vaisseaux avec ou sans ligature consécutive*.

SUTURE. — Nous commencerons par décrire la suture, qui nous paraît être le procédé de choix, le procédé vraiment chirurgical.

La description que nous en donnerons est basée sur les recherches que l'un de nous a poursuivies sur l'animal vivant.

La suture consiste à poser en plein parenchyme hépatique, d'un bord à l'autre de la solution de continuité, des fils dont la ligature devra mettre autant que possible au contact l'une de l'autre les lèvres de la plaie. Mais, on le conçoit, la friabilité très grande du tissu hépatique rend la suture particulièrement difficile, et certaines précautions doivent être prises pour assurer la réussite de l'opération.

La soie ou le catgut peuvent servir pour la suture ; le catgut a été plus souvent employé, bien que la soie nous paraisse préférable. En effet, nous avons pu constater, dans les opérations pratiquées sur des chiens, que parfois les catguts s'étaient dénoués ; il nous est même arrivé, au moment de l'autopsie, de les trouver flottant dans la cavité abdominale. Nous conseillerons donc, lors d'emploi du catgut, de faire plusieurs nœuds avant de pratiquer la section des deux chefs du fil, de façon à prévenir l'accident que nous venons de signaler.

En tous cas, qu'on se serve du catgut ou de la soie, c'est toujours à des fils de gros volume qu'on aura recours ; on évitera ainsi la section du tissu hépatique, qui ne manquerait pas de se produire avec du fil fin.

Pour passer les fils, nous nous sommes servis quelquefois dans les expériences, de l'aiguille courbe de Reverdin, qui, à cause de son faible degré de courbure, ne peut être utilisée sous peine de s'exposer à déchirer le foie, lorsque la plaie est profondément située. La piqûre produite par l'aiguille donne généralement naissance à un léger écoulement de sang, mais celui-ci ne tarde pas à s'arrêter lorsque le fil est mis en place.

La grande aiguille courbe d'Emmet, grâce à son degré de courbure, paraît appelée à rendre quelque service dans les cas où il faut agir sur des parties profondément situées.

Dans un travail récemment publié dans la *Revue de Chirurgie* (1896, p. 501 et 954), deux auteurs russes, Kousnetzoff et Pensky, se sont élevés contre l'emploi des aiguilles pointues, qui peuvent parfois percer les parois d'un vaisseau, et conseillent l'emploi des aiguilles mousses droites ou un peu courbées (fig. 4) ; l'aiguille, jouant le rôle d'une sonde, rencontre la paroi des vaisseaux hépatiques, la contourne et évite ainsi des piqûres regrettables. Ce procédé nous paraît très recommandable ; toutefois, nous ferons remarquer que dans nos vivisections nous n'avons jamais vu survenir d'hémorragie redoutable avec l'emploi des aiguilles poin-tues ; à peine un léger suintement qui s'arrêtait de lui-même.

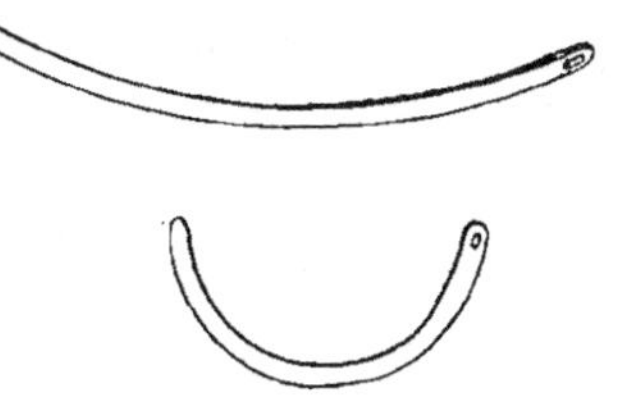

Fig. 4. — Aiguilles pour sutures hépatiques de Kousnetzoff et Pensky.

Waring (1898) a préconisé l'emploi d'une aiguille analogue à celle de Kousnetzoff, mais qui est plus mince et encore plus recourbée (fig. 5).

Pour la suture du foie, on peut utili-ser la *suture à points séparés* ou *le surjet*.

Dans la *suture à points séparés*, les points peuvent être simples ou en anses, selon que la plaie siège sur l'une des faces du foie ou sur ses bords.

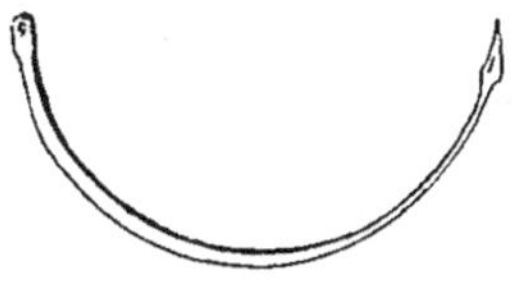

Fig. 5. — Aiguilles à sutures hépatiques de Waring.

Dans la suture simple, le fil à ligature doit être introduit dans le tissu du foie profondément et à une distance d'au moins 2 ou 3 centimètres des lèvres de la solution de continuité ; en effet s'il n'existe pas une épaisseur de parenchyme hépatique suffisante entre le fil et la plaie au moment où l'on vient à serrer les fils pour affronter les lèvres de la plaie, le tissu hépatique se laisse déchi-rer. Il faut avoir soin également, en serrant les fils, de ne pas exercer une action trop énergi-que, il suffit d'établir un contact entre les deux lèvres de la sec-tion, sans vouloir les maintenir intimement accolées l'une à l'autre.

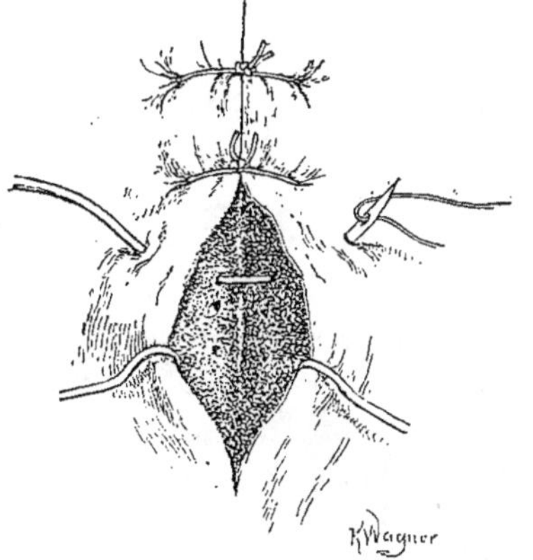

Fig. 6. — Sutures à points séparés, non perforants.

Nous avons constaté sur les animaux que l'hémorragie s'arrêtait dès qu'un simple fil assurait le contact des parties. Un aide peut, avec ses mains, favoriser le rapprochement des deux bords de la solution de continuité (fig. 6).

Bien entendu le nombre de fils varie avec l'étendue de la plaie à oblitérer, mais il n'a jamais besoin d'être considérable. La section peut porter sur le bord antérieur tranchant du foie qu'elle intéresse

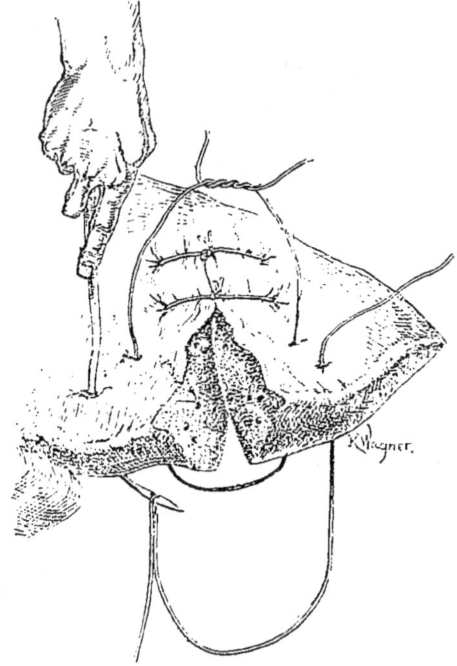

Fig. 7. — Sutures d'une plaie intéressant le bord antérieur du foie, à points séparés perforants, ou en anses.

dans toute son épaisseur sur une étendue plus ou moins grande ; il faut alors, et c'est ce que l'un de nous a fait avec succès sur des chiens, passer de part en part les ligatures dans le parenchyme hépatique, de sa face convexe à sa face concave, en embrassant dans l'anse du fil une épaisseur de tissu suffisante de chaque côté de la plaie. C'est la suture à points séparés perforants (Lejars. *Traité de Chirurgie d'urgence*, 1900, 2ᵉ édit., p. 298) ou en anses (fig. 7).

Certains chirurgiens ont combiné aux sutures profondes dont nous venons de parler des sutures capsulaires superficielles, pratiquées au catgut, ou mieux à la soie.

La *suture en surjet* peut être appliquée aux plaies du foie, surtout dans le cas de plaies peu profondes et allongées déterminées par des instruments tranchants.

La *suture en bourse* (fig. 8) est conseillée par Waring pour les petites plaies de la surface du foie.

Enfin, tout récemment, dans un article de la *Presse Médicale* [1], un chirurgien américain, Canac-Marquis, propose un nouveau procédé de suture des plaies du foie, qu'il a utilisé avec succès et dont la description, sera facile de suivre sur les figures 9, 10, 11, 12, 13.

« Il désigne sa suture sous le nom de : « *Suture en U en surjet par étages* ». Il prend une longue aiguille courbe et ronde,

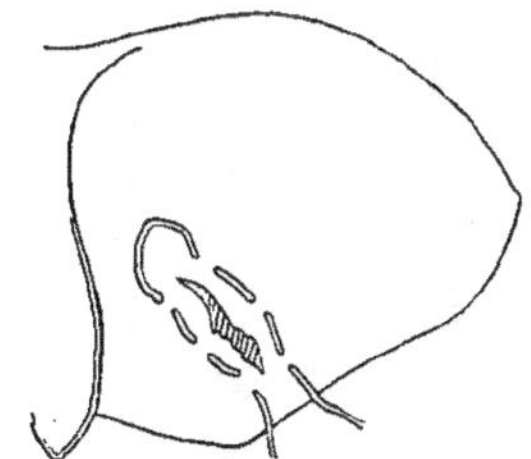

Fig. 8. — Suture en bourse de Waring.

munie d'un catgut de gros diamètre. L'aiguille est enfoncée de dehors en dedans et de gauche à droite, environ au niveau de l'extrémité terminale de la plaie et à une distance de deux travers de doigt de la lèvre gauche de la plaie. L'aiguille traverse le parenchyme hépatique au-dessous du fond de la plaie et va ressortir en un point symétrique en entraînant avec elle le fil, dont 6 ou 7 centimètres seulement sont laissés en dehors et maintenus avec une pince à forcipressure (fig. 9). A un centimètre et demi de ce point de sortie, on enfonce de nouveau l'aiguille dans une direction parallèle au premier trajet,

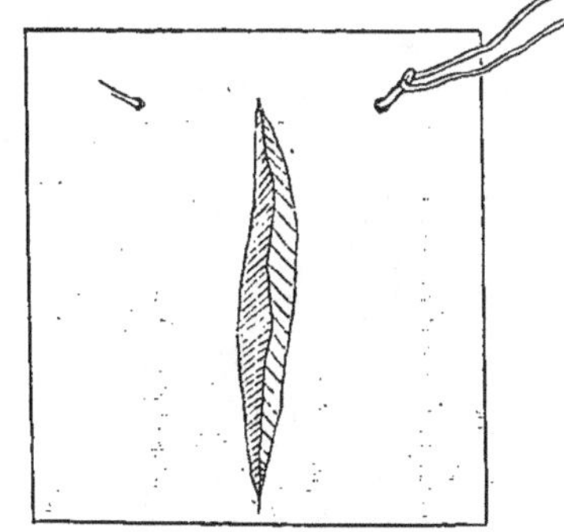

Fig. 9.

de façon à décrire une sorte d'U dont l'anse embrasse la surface extérieure du foie. On ressort à un centimètre et demi du premier point d'entrée (fig. 10). L'auteur fait décrire ainsi à son fil, parallèlement aux bords de la plaie, une série d'U jusqu'au niveau du bout inférieur de la plaie. Sur la figure 10, ces anses et le trajet du fil sont indiqués en pointillé. Arrivé au niveau de l'extrémité terminale de la plaie, sans discontinuer le surjet, on enfonce l'aiguille à un travers de doigt seulement de la plaie et on la fait ressortir en un point

(1) 11 juillet 1900, page 13.

symétrique (fig. 11), et on continue à faire un second plan de suture
en U qui est indiqué en pointillé sur la figure 12. Arrivé au niveau

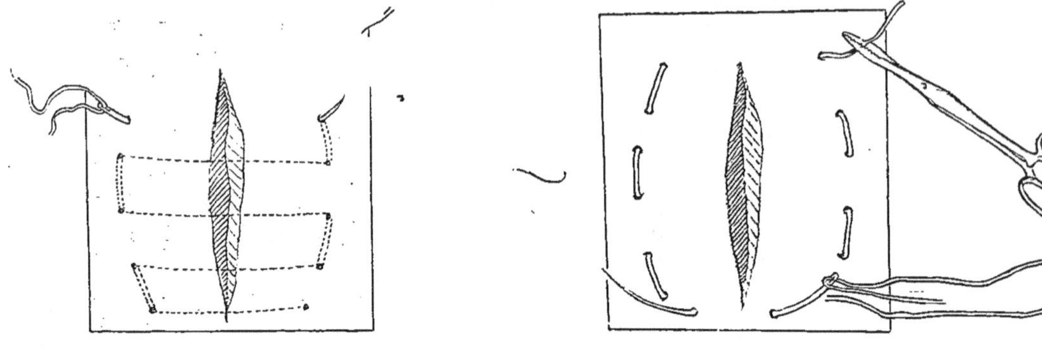

Fig. 10.

Fig. 11.

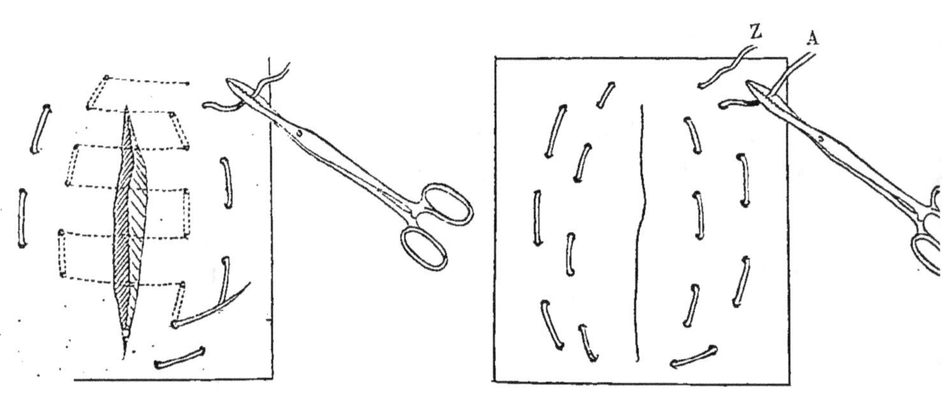

Fig. 12.

Fig. 13.

du point de départ, il ne reste plus qu'à lier le fil terminal Z au
fil initial A (fig. 13). »

Mais la suture du foie n'est pas toujours praticable. Possible,
quoique très délicate (obs. de Dalton, Adler et F. Terrier), dans les
cas où la plaie hépatique succède à une plaie pénétrante de poitrine,
elle peut devenir impossible quand la plaie est trop profondément
située pour que le chirurgien puisse l'atteindre. Elle peut échouer
également dans les cas où le tissu du foie est devenu particulièrement friable ; c'est ce qui arriva chez un des blessés opérés par

A. Broca; il s'agissait d'un homme de trente-neuf ans, alcoolique ; la face supérieure du foie, volumineux et granuleux, apparut avec deux plaies antéro-postérieures, « le foie cirrhotique se déchira sous les fils dans un essai de suture ».

Il faut alors recourir soit à la thermo-cautérisation, soit au tamponnement.

THERMO-CAUTÉRISATION. — Jusqu'ici, on a eu recours, chez l'homme surtout, à la cautérisation du foie avec le thermo-cautère ordinaire porté au rouge sombre ; et encore ce procédé n'a-t-il été que rarement employé et avec des résultats différents. Dans le fait de A. Broca, auquel nous venons de faire allusion, l'attouchement du thermo-cautère, enfoncé profondément, fut inefficace ; le tamponnement seul réussit. Zeidler, au contraire, est parvenu dans deux cas à arrêter l'hémorragie à l'aide du thermo-cautère. Il nous semble devoir convenir surtout lors de plaie peu étendue avec hémorragie en nappe peu abondante.

Dans ces dernières années, de nouvelles méthodes de cautérisation ont été introduites dans la pratique chirurgicale, et on a tenté expérimentalement, et même au cours d'interventions chirurgicales, de les appliquer à l'hémostase du foie. Nous voulons parler de projections de vapeur d'eau ou d'air chaud à la surface des plaies, agissant à la façon du thermo-cautère. Bien que ces méthodes soient restées presqu'exclusivement dans le domaine expérimental au moins en ce qui concerne le foie, il nous paraît intéressant de leur consacrer une courte étude.

VAPORISATION. — Divers appareils, dont nous n'avons pas à donner ici la description, ont servi à utiliser la vapeur d'eau comme moyen d'hémostase pour le foie. Dans le procédé type de Sneguireff[1], on se servait d'un vaporisateur du genre de ceux qu'on emploie lorsqu'on fait des pulvérisations antiseptiques. La vapeur d'eau arrive sur la surface sectionnée et la modifie. Pincus[2] (1897) a fait construire dans le même but un appareil spécial, qu'il a plusieurs fois modifié lui-même. « Fiore et Giancola[3], au moyen d'un appareil spécial, projet-

<hr>

(1) Sneguireff. *Vertr. d. Cong. z. Moskau*, in *Centralbl. f. Gynæcologie* 1897, n° 39. *Lyon Médical*, n° 23, 9 juin 1895 et *Suppl. du Policlin.*, n° 37, 1895, p. 669.

(2) Pincus. *Centralbl. f. Gynæcologie*, 1897, n° 7.

(3) Fiore et Giancola. *Riforma Medica*, 27 mars 1897, vol. I, n° 72, p. 852 et *Riforma Medica*, 1898, vol. III, n° 46, p. 546.

tent un courant de vapeur d'eau *comprimée* sur la surface hépatique
à hémostasier. Ils choisissent de la vapeur d'eau aseptique et tiennent l'appareil à environ 10 centimètres de la plaie. La vapeur d'eau
a alors une température d'environ 70°. Quelques secondes suffisent
pour obtenir la coagulation du sang à la surface ». Le contact de

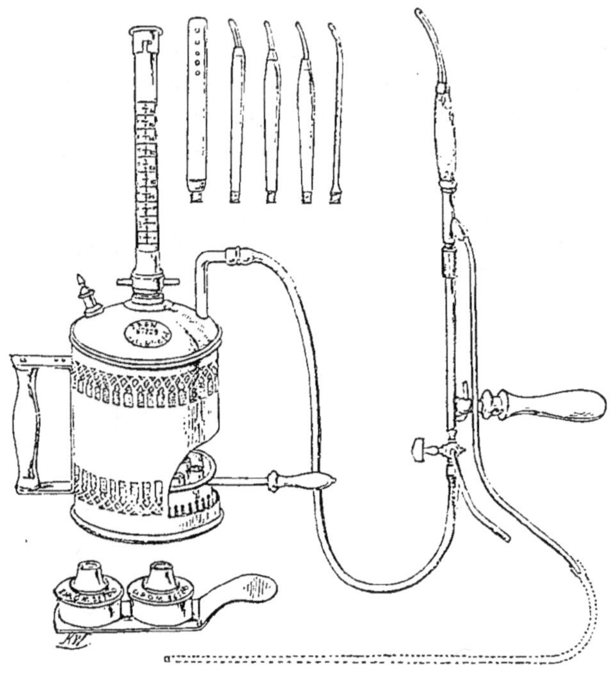

Fig. 14. — Appareil pour la vaporisation et vapo-cautérisation de Pincus. —
Lampe : chambre de chauffe ; tubes à cautérisation utilisés en gynécologie
(à modifier pour le foie), d'après Pantaloni.

la vapeur d'eau avec le tissu du foie ne saurait être prolongé longtemps, sous peine d'amener la destruction du parenchyme. La vaporisation ne s'opposerait pas à la réunion par première intention, de sorte qu'on pourrait l'utiliser concurremment avec la
suture.

Déjà, sur des animaux, Sneguireff avait pu enlever par son procédé
des portions de foie assez volumineuses sans hémorragie.

Fiore et Giancola, expérimentant sur le foie de plusieurs chiens,
ont obtenu d'excellents résultats et se montrent très partisans de
la vaporisation.

Nous ne devons pas oublier cependant que la vaporisation employée dans certaines opérations sur l'utérus a été parfois suivie d'accidents.

Thermo-cautérisation par l'air chaud. — C'est Schneider[1] qui, le premier, s'en est occupé en 1898 ; n'obtenant pas de la méthode de Sneguireff, à laquelle il s'était d'abord adressé, les résultats qu'il en attendait, il eut l'idée d'essayer l'air surchauffé comme moyen hémostatique. En 1898, Petersen et Hollander (de Berlin) ont rapporté dans leurs mémoires les résultats qu'ils ont obtenus en appliquant la thermo-cautérisation par l'air chaud au foie.

Nous ne décrirons pas l'instrumentation préconisée par Hollander, qui est la plus souvent utilisée.

Nous laisserons Schneider expliquer lui-même comment il procède dans son application : « Après avoir chauffé l'appareil de Hollander pendant cinq à dix minutes et s'être assuré qu'il carbonise instantanément un morceau de papier tenu à la distance de 1 centimètre de l'orifice d'échappement de l'air, on rapproche l'appareil de la plaie et on y insuffle lentement l'air. Tout en ayant soin d'éponger continuellement le sang qui s'écoule; on commence par diriger le jet d'air le long des bords de la solution de continuité, et ce n'est qu'ensuite qu'on le localise sur les parties centrales de la plaie. C'est en effet à la périphérie de la perte de substance que se produisent le plus souvent des ruptures de l'escarre dues à l'action de l'air surchauffé, d'où la nécessité d'agir particulièrement sur cette région. Lorsque des jets de sang s'échappent des artères, on fait comprimer l'organe par un assistant, ce qui, tout en diminuant la perte sanguine, accélère et facilite l'escarrification de la plaie. En continuant ainsi à aller de la périphérie vers le centre, on voit bientôt se former une escarre sanguine noire, lisse et fine, mais fortement adhérente et qui empêche mécaniquement tout écoulement sanguin. Cependant, le sang qui se trouve au-dessous ne se coagule que lentement. Parfois, surtout lorsqu'on souffle trop rapidement, le sang resté liquide entre en ébullition, soulève l'escarre sous forme de bulle et la fait éclater. Dans ce cas, il faut comprimer l'escarre avec un tampon, puis traiter énergiquement par l'air surchauffé tous les points où des boursouflements et des ruptures se sont produits. L'hémorragie une fois complètement arrêtée, il est bon, pour contrôler la solidité et l'homogénéité de l'escarre, de faire passer sur toute son étendue *un jet d'air sur-*

(1) Schneider. *Science Médicale*, n° 41, 1898.

chauffé, en soufflant fortement dans l'appareil. On la voit alors se boursoufler ou se rompre aux points où elle n'est pas suffisamment solide ».

Si cette dernière épreuve réussit, il n'y aurait aucun danger à abandonner le foie dans l'abdomen.

L'air surchauffé aurait le pouvoir d'arrêter même les hémorragies qui proviennent des gros vaisseaux. Il n'aurait sur le foie aucune action nuisible.

La cautérisation à l'air chaud est jugée de façon très différente par les auteurs. Schneider lui est favorable et Hollander se montre fort optimiste, puisqu'il va jusqu'à prétendre qu'elle est supérieure à la suture et qu'elle devra toujours lui être préférée. Krause, au contraire, lui préfère la suture et ne la considère pas comme une méthode supérieure à la cautérisation ordinaire. Czerny (d'Heidelberg) dit avoir obtenu de beaux résultats dans ses expériences sur les animaux.

Il est bien difficile de se prononcer actuellement sur des méthodes qui sont restées presque exclusivement, nous le répétons, dans le domaine expérimental. Ce que nous pouvons dire, c'est que de toutes les méthodes d'hémostase appliquées aux plaies du foie, la thermocautérisation avec le cautère ordinaire a été le moins souvent employée, et lorsque la suture a échoué ou était impossible, c'est au tamponnement qu'on a eu recours avec succès.

TAMPONNEMENT. — Le *tamponnement* sera pratiqué à l'aide de gaze stérilisée ou antiseptique telle que la gaze iodoformée, qui a été très souvent utilisée. Cette gaze est taillée sous forme de longues lanières dont une des extrémités sera insinuée dans la plaie à l'aide du doigt ou d'une pince si cette plaie est profondément située, et dont l'autre extrémité sortira par l'incision abdominale.

On entassera dans la solution de continuité et tout autour d'elle, en exerçant une certaine pression, la quantité de gaze suffisante pour assurer l'hémostase, en ayant soin autant que possible de ne pas entremêler les diverses lanières de gaze pour qu'elles puissent être enlevées plus facilement dans les jours qui suivront.

La quantité de gaze utilisée a été parfois considérable ; Dalton, dans une observation que nous publions, « estime qu'il en employa de quoi remplir un chapeau ».

Nous le répétons, le tamponnement peut rester la seule ressource du chirurgien dans les cas où la suture est impossible à cause de la situation profonde de la plaie ou de la friabilité du foie, lorsque la plaie trop irrégulière ne se prête pas à la suture, lorsque enfin il y a blessure des gros vaisseaux du hile (blessure de la veine porte) et que la ligature est impraticable. Il trouvera son indication en particulier dans les cas de blessures de la face supérieure du foie où la suture est difficile ou impossible à réaliser.

Le tamponnement doit être maintenu en place pendant quarante-huit heures au moins ; il l'a été sans inconvénient pendant trois et quatre jours ; mais dans une observation rapportée par Burckhardt, où l'enlèvement du tampon n'eut lieu que le sixième jour, il y eut production d'une fistule biliaire, qu'il faut peut-être attribuer au tamponnement prolongé. L'ablation du tampon au bout de vingt-quatre heures, dans un fait rapporté par Dalton, fut suivie d'une abondante hémorragie ; un nouveau tamponnement fût nécessaire et maintenu en place, cette fois pendant quarante-huit heures : la guérison se fit dans les meilleures conditions.

Il faudra retirer les diverses pièces du tamponnement les unes après les autres avec la plus grande douceur et avoir à sa disposition la quantité de gaze suffisante pour faire un nouveau tamponnement dans le cas où une hémorragie viendrait à se reproduire.

PINCEMENT DES VAISSEAUX AVEC OU SANS LIGATURE CONSÉCUTIVE. — Dans un cas rapporté par Faure, ce chirurgien a pu heureusement combiner le *pincement* d'un vaisseau au tamponnement de la plaie : « Un vaisseau laissant écouler une certaine quantité de sang est saisi au niveau du bord libre par une pince hémostatique, qui est laissée à demeure ».

Ceci nous amène tout naturellement à parler de la question de la *ligature* des vaisseaux du foie, que nous avons vue employer dans une observation de Dalton et qui a fait l'objet d'expériences intéressantes de Kousnetzoff et Pensky (*Revue de chirurgie*, 1896). Ces auteurs ont étudié l'action des ligatures sur les vaisseaux du foie humain frais. « Grâce aux très faibles adhérences entre la capsule de Glisson, qui enveloppe les vaisseaux, et le parenchyme hépatique, il est facile d'attirer à soi le vaisseau et de le tenir avec des pinces au-dessus de la surface de section jusqu'à l'application d'une ligature ». Ils ont démontré que « la résistance des vaisseaux hépatiques à la rupture et la solidité de leurs parois sont assez considérables pour supporter l'application des ligatures. Celles-ci ne diffèrent pas des ligatures en général. Il ne faut pas craindre de dénuder suffi-

samment les vaisseaux, car l'hémorragie parenchymateuse qui se
produit autour de ces derniers est négligeable ».

Les expériences de l'un de nous confirment d'une façon absolue
l'opinion des auteurs russes.

M. Auvray (fig. 15 et 16) conseille de placer la pince hémostatique
immédiatement au voisinage de l'orifice de section du vaisseau qui
saigne, et perpendiculairement à la direction de ce vaisseau ; puis
de le dégager du tissu hépatique voisin avec la sonde cannelée ou
l'extrémité mousse d'un instrument, d'exercer de légères tractions

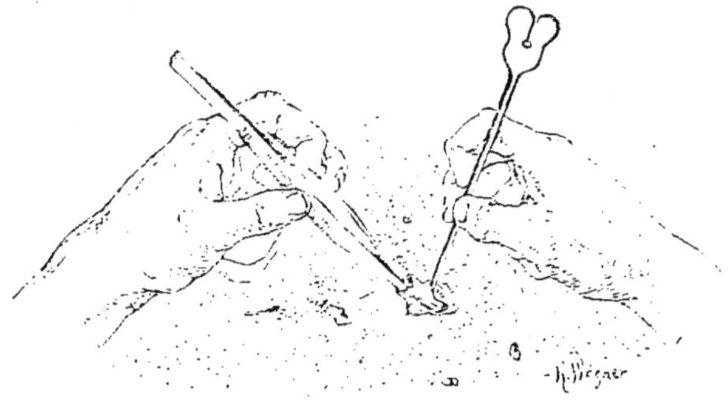

Fig. 15. — Ligature des vaisseaux du foie. 1er temps : dénudation du vaisseau
(M. Auvray).

dans l'axe du vaisseau et de placer la ligature (de préférence à la
soie) sur la portion dénudée.

Mais il est des cas où la plaie du foie ne saigne plus ou au moins
saigne très peu au moment de la laparotomie : c'est ce qu'on observe
assez fréquemment dans les plaies produites par des armes à feu.
Gangolphe rapporte l'observation d'un homme chez lequel l'orifice
de pénétration de la balle dans le tissu du foie était oblitéré par un
caillot allongé ; « la queue de ce caillot était mobile et pendante,
la tête paraissait adhérer au tissu hépatique ; il se contenta d'enlever
la partie libre et mobile ; essaya de se rendre compte du siège de la
balle par le palper du foie entre les deux mains. Il lui fut impossible
de trouver le projectile, et il se garda bien de fouiller au stylet la
plaie du foie ».

C'est la conduite qu'il nous semble utile de tenir en pareille circonstance tout en suturant la plaie du foie ; mieux vaut ne pas enlever
le projectile, même si on peut en déterminer la présence par l'exploration, que de pratiquer de trop grands délabrements, qui pour-

raient causer la mort d'un blessé déjà affaibli par l'hémorragie antérieure. Mais la laparotomie n'en est pas moins indiquée pour évacuer
le sang épanché dans la cavité abdominale et surtout pour désinfecter soigneusement la région du foie atteinte par le projectile et
les parties voisines.

De plus, il y a des faits (obs. de Jelks et de Brenner) où l'orifice
de pénétration du projectile ou de la charge (obs. de Brenner) est

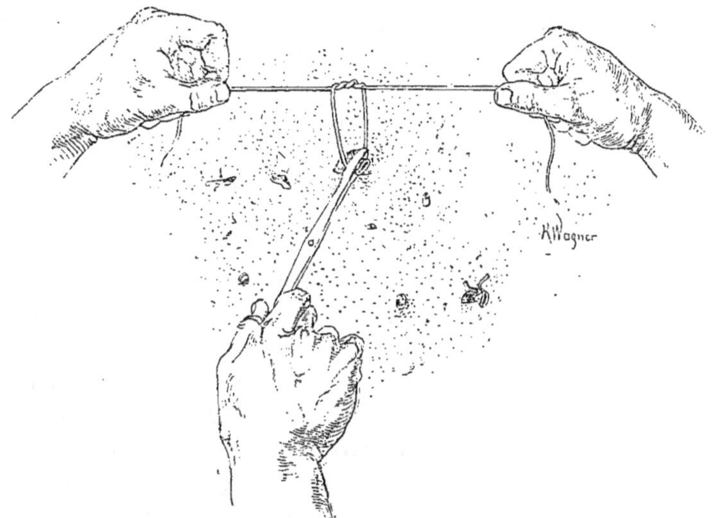

Fig. 16. — 2e temps : Mise en place du fil à ligature (M. Auvray).

suivi dans l'épaisseur de l'organe d'un canal plus ou moins irrégulier, rempli de détritus de foie, de débris de vêtements et de projectiles (grains de plomb, bourre, etc.).

Voici quelle a été en pareille circonstance la conduite tenue par
les chirurgiens. Après un nettoyage sérieux de la plaie du foie, on y
plaça un tube à drainage en verre enveloppé dans de la gaze iodoformée ; on entoura le sac de gaze ainsi formé, avec d'autre gaze de
manière à former un bourrelet, une véritable couronne, qu'on plaça
à l'entrée du canal ; le tout fut maintenu en place par un morceau
de la même substance placé au-dessus du tube dans la blessure du
foie. Le tube à drainage sortait par l'extrémité inférieure de l'incision
abdominale ; le sac de gaze iodoformée avec son bourrelet séparait la
cavité abdominale de la blessure du foie. Le tube fut enlevé le troisième jour dans le cas de Jelks, et remplacé par une lanière de gaze

iodoformée qu'on laissa en place pendant quelques jours. Après l'avoir enlevée, on ferma l'orifice avec une suture.

Brenner ajoute : « L'adhérence, provoquée par la gaze iodoformée, entre la face supérieure du foie et la paroi abdominale survint bientôt ; et lorsqu'on enleva le tampon, la cavité abdominale était fermée par les adhérences secondaires du foie avec la paroi abdominale. Il s'écoula de la plaie du foie un pus jaune orange. Cette plaie fut comblée par des granulations, qui bourgeonnaient en même temps que la plaie de la paroi abdominale se fermait ».

Nous devons encore une courte mention aux procédés d'hémostase que Cornil et P. Carnot[1] ont récemment décrits, à propos de leur étude sur la cicatrisation des plaies du foie. Voici textuellement ce qu'ils disent à la fin de leur travail sous le titre « *Application à la chirurgie humaine* ».

« Au point de vue hémostatique d'abord, s'il s'agit d'une plaie simple et qui n'est pas très étendue, on pourra, le foie étant mis à découvert après une laparotomie, arrêter l'écoulement du sang avec une solution de gélatine stérilisée à 10 p. 100 que l'on fera couler sur la plaie. Pour plus de sûreté, lorsqu'on a affaire à une plaie étendue, on rapprochera les deux lèvres à l'aide de ligatures placées dans la capsule de Glisson. Un peu de fibrine ou un caillot sanguin restant interposés entre les deux surfaces de la plaie ne nuiront nullement à la cicatrisation, car ce caillot donnera les matériaux de nutrition aux cellules du tissu conjonctif et aux cellules endothéliales des vaisseaux qui formeront la cicatrice, et leur servira de support. On peut, sans inconvénient, pour régulariser une plaie, enlever des fragments plus ou moins étendus du foie. Si la perte de substance est superficielle, il sera utile d'amener une lame du grand épiploon que l'on fixera par un ou deux points de suture aux bords de la capsule de Glisson.

Lorsqu'une plaie s'accompagne de perte de substance qu'il est utile de remplir, on pourra se servir soit de fibrine humaine fraiche et obtenue aseptiquement ou de fibrine cuite, soit d'un fragment d'éponge stérilisé, imprégné ou non de jaune d'œuf.

L'éponge présente moins d'avantages que la fibrine au point de vue de la rapidité d'organisation du tissu fibreux, mais elle offre plus de résistance et remplit mieux la cavité où elle est insérée ».

<hr>

(1) Cornil et P. Carnot. De la cicatrisation des plaies du foie. (*Semaine Médicale*, Paris, 2 novembre 1898, n° 55. p. 441.)

Il nous semble que toutes ces complications opératoires appartiennent beaucoup plus aux expériences de laboratoire où tout est préparé et prévu à l'avance qu'à la vraie chirurgie. Nous ne saurions trop répéter que le chirurgien obligé le plus souvent d'opérer en toute hâte possède dans la suture, la ligature et le tamponnement de puissants moyens d'hémostase, qui tous ont fait leur preuve, et sont appelés à rendre les plus grands services dans les hémorragies abondantes pour lesquelles toute minute perdue compromet gravement le résultat de l'opération.

De quelque façon que le chirurgien soit intervenu sur le foie, il doit terminer son opération par une toilette sérieuse de la cavité abdominale.

Il faut éviter les grands lavages du péritoine, qui ont le désavantage de disséminer, de porter au loin entre les anses intestinales les produits septiques ; mieux vaut, à l'aide des mains et évacuer les caillots et le sang épanché dans l'abdomen et se servir enfin de compresses ou des tampons stérilisés pour sécher d'une façon définitive et désinfecter avec soin, au voisinage de la plaie, la cavité péritonéale.

Morton, soupçonnant qu'une grande quantité de sang avait pu s'accumuler dans le bassin, fit immédiatement au-dessus de la symphyse pubienne une petite incision par laquelle fut introduit un tube qui assurait le drainage du petit bassin.

C'est seulement lorsque ces précautions auront été prises, que le chirurgien pratiquera la fermeture soit de la paroi abdominale, soit de la paroi thoracique, suivant la voie qu'il aura suivie pour aborder le foie. S'il croit la chose utile pour évacuer le sang qui, malgré toutes les précautions prises, séjourne toujours en plus ou moins grande quantité dans la cavité abdominale il établira un drainage.

Dans les cas où l'on est intervenu par la voie thoracique, il faut avoir soin de faire, après la suture du foie, celle du diaphragme, soit par une suture continue au catgut (Dalton), soit par une suture à points séparés. Chez l'opéré de Dalton, la fermeture de la blessure diaphragmatique fut rendue très difficile par les mouvements de respiration, phénomène que nous n'avons pas constaté dans notre observation.

On aura soin après l'opération de soumettre le malade à un repos absolu et à un régime sévère ; l'opium, la glace sont conseillés par la plupart des auteurs.

Nous verrons que dans un assez grand nombre de cas, les résultats
de l'intervention ont été très heureux, la guérison survenant rapidement, sans complication et même sans pneumo-thorax dans les cas
où la voie transpleurale avait été suivie pour aborder le foie. Chez un
de ses opérés, Dalton constata l'amélioration au cours même de
l'opération : « La température était descendue d'un degré, le pouls
était tombé de 110 à 100, et la respiration de 48 à 22. »

Parmi les complications survenues à la suite de l'opération, indépendamment de la persistance de l'hémorragie et des accidents infectieux qu'on peut observer après toute ouverture de la cavité abdominale, on a signalé l'établissement et la persistance d'une *fistule* par
laquelle s'écoule parfois jusqu'à la mort une abondante quantité de
bile. Ces fistules succèdent le plus souvent aux plaies du foie par
armes à feu, qui ont été traitées par le tamponnement. La bile
retenue derrière le tampon, fait issue au dehors, au moment où on
enlève celui-ci. Nous ne pouvons que répéter ici ce que l'un de nous
disait à propos d'un blessé auquel il eut à donner ses soins pour une
fistule biliaire d'origine traumatique [1] :

« Au moment où le tamponnement doit être enlevé, vers le sixième
jour, aucune hémorragie ne se produisit. Il existait un puits profond
creusé dans le parenchyme hépatique, qui déjà adhérait solidement
à la paroi abdominale. Le tamponnement enlevé, la bile s'écoula en
abondance au dehors ; les adhérences qui unissaient le foie à la
paroi abdominale protégeant d'une façon très efficace la cavité péritonéale, toute la bile s'écoulait au dehors. Un gros drain fut introduit dans le trajet intra-hépatique et maintenu pendant fort longtemps, je dirai même pendant trop longtemps. En effet une quantité
de bile considérable, qu'il est difficile d'évaluer exactement, mais
qui devait être d'au moins un litre par jour, s'écoula par la plaie.
Les pièces du pansement devaient être renouvelées à plusieurs
reprises dans la journée, et bientôt le malade tomba dans un état
d'amaigrissement et d'affaiblissement tels que sa vie, pendant
25 jours environ, fut très sérieusement menacée. Indépendamment
de l'amaigrissement, qui était considérable, le malade présenta à
plusieurs reprises des troubles digestifs (douleurs intestinales, alternatives de diarrhée et de constipation), un pouls rapide dans les
premiers temps (112 à 120 pulsations) et des accidents de délire. La

---

[1] M. Auvray. *Bulletin de la Société anatomique de Paris*, juin 1899, p. 495.

courbe thermométrique oscilla entre 37° et 39°,5 pendant un mois après l'opération ; et cependant il n'existait aucune trace de suppuration locale ni de péritonite, aucune manifestation viscérale capable de l'expliquer.

Sous prétexte de favoriser l'écoulement de la bile et d'éviter une infiltration de ce liquide vers la cavité péritonéale, le drain volumineux du début était toujours maintenu en place. Je pris le parti de substituer alors au drain primitif, des drains de calibre successivement décroissant, et j'arrivai en quelques jours à supprimer totalement les drains ; au fur et à mesure le trajet intra-hépatique se rétrécissait, et très rapidement après l'ablation des drains, il se ferma définitivement. Tous les accidents disparurent ; l'état général qu'on avait réussi à soutenir par une alimentation aussi copieuse que possible et par l'emploi de la caféine et de sérum en abondance, se releva, la température redevint normale, et la guérison fut rapidement obtenue.

Nous tirerons de cette observation les quelques conclusions suivantes : c'est surtout à la suite de plaies irrégulières, anfractueuses, comme les plaies par armes à feu, traitées par le tamponnement, qu'on observera la formation des fistules biliaires.

Autour de la gaze servant au tamponnement se développent des adhérences, qui, au bout d'un temps assez court, canalisent la plaie hépatique, et l'isolent de la cavité abdominale ; le point important tout d'abord est d'assurer, grâce à ces adhérences, la protection efficace de la cavité abdominale contre l'envahissement de la bile. Le tamponnement servant à assurer l'hémostase doit donc être maintenu en place un temps suffisant (c'est-à-dire 3 à 4 jours au plus) pour que les adhérences présentent le plus de résistance possible, et il est bon de substituer au tampon un drain de fort calibre destiné à permettre l'issue facile de la bile au dehors dans les premiers jours.

Dès que la protection de la cavité abdominale paraît bien assurée, on doit, plus rapidement que nous ne l'avons fait dans l'observation présente, plutôt que de laisser le malade s'affaiblir et même succomber par la perte trop abondante et prolongée de bile, substituer des drains de plus en plus petits aux drains du début, de façon à favoriser la fermeture progressive de la fistule biliaire par le bourgeonnement des parois du trajet. On pourra de la sorte, en un temps relativement très court, obtenir son oblitération complète. Le sérum, administré à haute dose, au moment où la

perte de bile sera le plus considérable, rendra les plus grands services.

En somme assurer au début l'écoulement facile de la bile au
dehors, en attendant que des adhérences de nouvelle formation aient
mis la cavité péritonéale à l'abri d'un envahissement de liquide, et
consécutivement (vers le huitième jour) s'efforcer d'oblitérer le trajet
fistuleux et de rétablir le cours normal de la bile en diminuant progressivement le calibre des drains, telle est la conduite que nous
avons tenue chez notre malade ; elle nous paraît applicable à la
grande majorité des cas de fistule biliaire consécutive à une plaie
du foie ».

A la suite d'une de ses interventions, Dalton a signalé une attitude
spéciale du blessé pendant la marche ; le malade marchait courbé en
avant, et déclarait que lorsqu'il essayait de se tenir droit, il avait de
suite la sensation d'une corde tendue dans l'abdomen qui empêchait
le redressement du tronc. Dalton regardait comme cause de cette
attitude vicieuse l'existence d'adhérences développées probablement
sur le trajet de la gaze iodoformée ; adhérences qu'il pensait devoir
disparaître avec le temps.

Dans certains cas le chirurgien est intervenu *tardivement*, pour
donner issue à des liquides (sang et bile) collectés dans la cavité
abdominale et déterminant des phénomènes inflammatoires (douleur,
œdème de la paroi, élévation de température).

L'incision de la paroi abdominale porte alors sur le point où la
matité indique la présence du liquide ; ce liquide, renfermé dans la
poche séparée du reste de la cavité péritonéale par des adhérences,
est un mélange de bile, de sang et de débris du foie. Une fois le
contenu de la poche évacué, il faut faire un lavage soigneux de la
cavité, de préférence avec du sérum artificiel, et le répéter après
l'opération jusqu'à ce que la poche soit complètement revenue sur
elle-même.

Nous n'insisterons pas sur le traitement des complications inflammatoires (péritonite, abcès du foie, pleurésie) qui succèdent
parfois aux traumatismes du foie : cette étude nous entraînerait
trop loin, et du reste leur traitement ne saurait présenter aucune
particularité lorsque ces complications succèdent aux blessures
du foie.

Nous avons eu surtout pour but dans ce chapitre de démontrer
l'*utilité de la laparotomie immédiate dans les traumatismes du foie,*

de régler sa technique en signalant les difficultés que les opérateurs ont pu rencontrer ; la statistique qui suit et qui, nous le pensons, n'a encore été présentée dans aucun travail, va convaincre les lecteurs des bienfaits de l'intervention chirurgicale.

Nous l'avons divisée en deux parties : l'une comprendra toutes les observations publiées avant 1896, époque où a paru notre premier travail sur les plaies du foie, l'autre contiendra les cas nouveaux rencontrés depuis 1896.

STATISTIQUE AVANT 1896

Plaies du foie par instrument coupant et piquant.

NOM de L'AUTEUR	AGE, SEXE	CAUSE	SYMPTÔMES	INTERVENTION	RÉSULTATS
Adler. 1892.	H. 20 ans.	Coup de couteau.	Entre à l'hôpital 11 heures après l'accident. Signes d'hémorragie. Plaie entre la 10e et la 11e côte pénétrant dans la plèvre.	*Résection costale.* Agrandissement d'une plaie diaphragmatique. *Sutures* du foie à la soie. *Tamponnement à la gaze.*	*Guérison* six semaines après.
Amante, 1893.	H.	Coup de couteau.	La plaie siège dans le côté gauche de l'abdomen, entre l'épigastre et le mésogastre. Signes d'hémorragie.	*Laparotomie.* Hémorragie abondante dans l'abdomen. Plaie du lobe gauche du foie, qui avait 2 centimètres de longueur sur 3 centimètres de profondeur. *Suture à la soie fine.*	*Guérison.*
Beck, 1894.	H. 17 ans.	Coup de couteau.	Plaie de la région épigastrique. Forte hémorragie. Vomissements de sang.	Laparotomie 4 heures après l'accident. Plaie sur la face inférieure du foie de 2 centimètres 1/2, dans le lobe gauche. *Six points de suture profonde.* Suture d'une plaie de la face antérieure de l'estomac.	*Guérison.*
A. Broca, 1891.	H. 30 ans.	Coup de couteau.	Plaie de la paroi avec issue de l'épiploon.	*Laparotomie immédiate.* Incision d'appendice xiphoïde au pubis. On cherche à suturer la plaie du foie. Le foie se déchire sous les fils. L'attouchement au thermo-cautère est inefficace. *Le tamponnement avec la gaze iodoformée réussit.*	*Mort* par péritonite et continuation de l'hémorragie. (Une plaie du foie méconnue.)
A. Broca, 1891.	H. 45 ans.	Coup de couteau.	Signes d'hémorragie.	*Laparotomie précoce.* Suture du foie à la soie.	*Mort* 10 heures après l'opération d'hémorragie. On a méconnu que le foie était perforé de part en part.

Burckhardt, 1887.	H. 27 ans.	Coup de couteau.	Signes d'hémorragie.	*Laparotomie immédiate.* Plaie du foie. *Tamponnement* à la gaze iodoformée. Lavage du péritoine. Drainage. Persistance d'une fistule biliaire.	*Guérison.* Intervention secondaire pour guérir la fistule.
Dalton, 1890.	F. 25 ans.	Coup de couteau. Accident.	Signes ordinaires des plaies du foie.	*Laparotomie précoce.* Suture du foie au catgut.	*Guérison,* sortie le 24e jour.
Dalton, 1890.	H. 36 ans.	Coup de couteau.	Epiploon et intestin faisaient hernie dans la plaie. Temp. 39°, pouls 128, respiration 30.	*Laparotomie* 2 heures après l'accident. *Tamponnement* à la gaze d'une large plaie du foie saignante.	*Mort* sur la table d'opération.
Dalton, 1890.	H. 28 ans.	Coup de couteau.	État général parfait. Douleurs. Nausées.	*Laparotomie immédiate* malgré le peu de symptômes. *Suture* du foie au catgut. Durée de l'opération dix-sept minutes.	*Guérison* rapide.
Dalton, 1892.	H. 18 ans.	Coup de couteau.	État général parfait. Température, pouls, respiration normaux. Peu de douleur.	*Laparotomie* 3/4 d'heure après l'accident. *Sutures des plaies du foie au catgut.* Lavage abdominal. *Tamponnement* à la gaze.	*Guérison* rapide.
Dalton, 1892.	H. 22 ans.	Coup de couteau. Accident le 24 avril.	Rien d'abord ne fait penser à une plaie pénétrante de l'abdomen. Accidents secondaires nécessitent l'intervention.	*Laparotomie secondaire.* Hémorragie énorme. *Tamponnement à la gaze.* L'état s'aggrave. D'où *deuxième laparotomie* et *deuxième tamponnement.*	*Guérison,* sorti le 27 mai.
Dalton, 1892.	H. 21 ans.	3 coups de couteau dans l'abdomen, une plaie pénétrante du thorax dans le 7e espace intercostal. Accident le 21 août.	Issue de l'épiploon. État de collapsus.	*Laparotomie immédiate.* Sutures de l'intestin. On ne voit rien du côté du foie par la laparotomie. On élargit la blessure thoracique et on suit la *voie transpleurale* pour aborder et suturer le foie.	*Guérison,* sorti le 20 septembre.
Gaun, 1894.	H. 28 ans.	Plaie par un harpon.		*Laparotomie.* Le harpon avait pénétré dans le lobe droit et avait été projeté vers le bord postérieur. Extraction du harpon difficile et nécessitant l'agrandissement de la plaie hépatique. *Suture du foie.*	*Guérison.*

NOM de L'AUTEUR	AGE, SEXE	CAUSE	SYMPTÔMES	INTERVENTION	RÉSULTATS
Jones, 1894.	H. 18 ans.	Coup de couteau.	On constate la pénétration dans la cavité abdominale.	*Laparotomie immédiate. Sutures du* foie *au catgut.*	*Guérison* en 3 semaines.
Lupo, 1893.	H.	Coup de couteau.	Pas de renseignements cliniques.	*Laparotomie immédiate. Tamponnement à la gaze iodoformée.* Hémorragie rapidement arrêtée.	*Guérison,* sorti 8 jours après.
Lupo, 1895.	H. 30 ans.	Coup d'épée.	Signes d'hémorragie.	*Laparotomie immédiate* sans chloroforme. Deux plaies du gros intestin. Plaie de face inférieure du foie. *Tamponnement à la gaz.* Hémorragie rapidement arrêtée.	*Mort.* 9 jours après, de péritonite.
Micheli, 1893.	F.	Coup de couteau.		*Laparotomie.* Plaie située sur la face convexe du côté gauche et près du bord libre. Elle a 4 centimètres de longueur et 2 centimètres de profondeur. *5 points de suture à la soie.*	*Guérison* rapide.
A. Poncet, 1894.	Président de la République	Coup de poignard.	Signes d'hémorragie. Collapsus.	*Laparotomie immédiate* sans anesthésie. *Tamponnement* d'une plaie de la face convexe. On méconnaît la blessure principale du tronc de la veine porte.	*Mort* des suites de l'hémorragie.
Postempski, 1890.	H. 28 ans.	Coup de couteau.	Signes d'hémorragie.	*Laparotomie.* Plaie du lobe droit du foie. Sutures avec 7 points de catgut n° 0.	*Guérison.*
Postempski, 1892.	H. 30 ans.	Coup de couteau.	Signes d'hémorragie interne. Collapsus.	*Laparotomie immédiate.* 4 points de suture séparés avec du catgut n° 0 sur la plaie du foie.	*Guérison.*
Schlatter.	H. 25 ans.	Coup de couteau. Accident le 11 novembre 1894.	Signes d'hémorragie. Issue du côlon et du mésentère par la plaie abdominale.	*Laparotomie immédiate* 3 heures après l'accident. *2 sutures profondes* au catgut. *2 sutures capsulaires superficielles* à la soie.	*Guérison,* sorti le 11 janvier 1895.

				mesurant 3 centimètres de longeur. *Suture* de la plaie au moyen de catgut chromé.	
...roit, mesurant 8 centimètres de longueur. Symptômes de l'anémie aiguë.					
Vollbrecht, 1888.	H. 28 ans.	Coup de sabre dans un duel, accident le 31 janvier.	Section complète des parties molles dans la région du foie, qui se trouve mis à nu.	*Laparotomie immédiate. Sutures.* Drainage. Ouverture secondaire de la paroi abdominale. Nouvelles sutures à la soie.	*Guérison* milieu de mars.
Zeidler, 1894.	H. 16 ans.	Coup de tranchet.	Signes manifeste d'hémorragie interne.	*Laparotomie. On cautérise au thermo-cautère* la plaie peu étendue du foie, jusqu'à ce que l'hémorragie ait cessé.	*Guérison.*
Zeidler, 1894.	H. 28 ans.	Coup de tranchet.	Vient à pied à l'hôpital avec un pansement infecté sur sa plaie, par laquelle il y a hernie de l'épiploon.	*Laparotomie immédiate. Thermo-cautérisation* d'une plaie peu étendue.	*Guérison.*
Zérénine, 1894.	H. 20 ans.	Coup de couteau.	Signes d'hémorragie.	*Laparotomie immédiate.* Tamponnement à la gaze.	*Guérison.*

Plaies du foie par choc direct ou indirect.

NOM de L'AUTEUR	AGE, SEXE	CAUSE	SIGNES	OPÉRATIONS	RÉSULTATS
Dalton, 1890.	H. 28 ans.	Chute d'un lieu élevé. Accident le 17 juillet.	Pas de lésion de la paroi. Douleur locale. Ballonnement. Matité. Hématurie. Temp. 39°,1, pouls 110, respiration 48.	*Laparotomie* 19 heures après l'accident. Sutures impossibles. On recourt au *tamponnement à la gaze.*	*Guérison,* sorti le 23 août.
Dalton, 1892.	H. 55 ans.	Coup de pied dans l'abdomen.	Pas de lésion cutanée. Douleur épigastrique. Matité. Agitation. Pouls 104, faible température 38°, respiration 30.	*Laparotomie.* Plaie du foie et de la rate. Sutures impossibles. *Tamponnement à la gaze.* Un second tamponnement est nécessaire au moment où on enlève le premier.	*Guérison.* Mais gêne dans la marche; le malade marche courbé en avant.

NOM de L'AUTEUR	AGE, SEXE	CAUSE	SIGNES	OPÉRATIONS	RÉSULTATS
Faure, 1896.	H. 45 ans.	Coup de pied de cheval. Accident le 13 janvier.	Douleur avec phénomènes de collapsus.	*Laparotomie* 3 heures après l'accident. Un vaisseau du foie est saisi par une pince laissée à demeure. *Tamponnement* de la surface cruentée par gaze iodoformée. Pince et tampon enlevés au bout de quarante-huit heures.	*Guérison*, sorti le 28 février.
Korte, 1892.	H. 24 ans.	Écrasement par une voiture.	Douleurs. Météorisme abdominal. Signes de péritonite.	*Laparotomie* deux jours après l'accident. *Drainage* de la cavité abdominale.	*Mort* le soir de l'opération.
Kronlein.	H. 28 ans.	Choc violent.	Douleurs abdominales. Ictère. Météorisme. Matité à droite. Fluctuation.	*Ponction* permet d'enlever 4 litres 1/2 d'un liquide, mélange de bile et de sang. Le liquide se reproduit. *Laparotomie secondaire*. Issue de 5 litres d'un liquide noir, bilieux. L'organe est presque séparé dans son entier en deux moitiés. *Sutures profondes*.	*Mort*, collapsus, 9 heures 1/2 après l'opération.
Lambotte, 1893.	E. 6 ans.	Renversé par une voiture dont les roues lui passèrent sur le corps.	Douleurs vagues dans le bas ventre. Signes minimes. Le lendemain le ventre est un peu ballonné. Vague sensation de fluctuation.	*Laparotomie* le lendemain dans la soirée. A l'ouverture du ventre un flot de sang noir jaillit, environ 600 grammes. Impossible de voir quelle est la source de l'hémorragie. *Tamponnement* et lavage.	*Mort* le lendemain matin. Autopsie : déchirures insignifiantes du mésentère et du péritoine prérénal. Déchirure étendue de la face inférieure du foie, déchirure qui ne devient visible qu'en relevant le bord antérieur du foie et qui se dissimule dans le sillon longitudinal à gauche du cordon de la veine ombilicale. Cette déchirure va du bord antérieur au bord postérieur et pénètre jusqu'à la face supérieure. Le lobe gau-

[illegible]	[illegible]	[illegible]	[illegible]	[illegible]	[illegible]
					rempli de sang.
Millau, 1860.	H. 20 ans.	Coup de pied de cheval.	Signes de péritonite traités par les antiphlogistiques. Signes d'épanchement abdominal.	Incision d'un pouce au-dessous de l'ombilic. On retire par le trocart et la canule 324 onces de liquide renfermant du sang et de la bile.	*Guérison complète* en quelques semaines.
Page, 1891-92.	H. 10 ans.	Écrasé par une voiture.	Légère contusion de la paroi. Ballonnement. Douleur. Signes d'une hémorragie péritonéale.	*Laparotomie* 30 heures après l'accident. On ne peut trouver la plaie du foie. Lavage du péritoine.	*Mort.*
Page, 1891-92.	H. 22 ans.	Choc violent de la région hépatique.	Douleurs abdominales. Signes d'hémorragie.	*Laparotomie* 30 heures après l'accident. On ne peut trouver la plaie du foie. Lavage du péritoine.	*Mort.* Lacération profonde de face supérieure du foie. Rupture du rein. Péritonite.
Routier, 1896.	F.	Coup de pied de cheval.		*Laparotomie précoce.* Foie absolument éclaté. Kyste hydatique concomitant du foie rompu.	*Mort* rapide.
Schlatter.	H. 30 aus.	Écrasé par une voiture.	Douleurs abdominales. Collapsus.	*Laparotomie* 2 jours après l'accident. *Sutures* à l'aide de cinq catguts profonds.	*Mort.*
Zeidler, 1894.	H. 16 ans.	Écrasé par une voiture.	Douleurs. Signes d'hémorragie.	*Laparotomie* 4 heures 1/2 après l'accident. *Tamponnement à la gaze.*	*Guérison.*
Zoledziowski, 1894.	H. 25 ans.	Écrasement.	État général grave. Signes d'un épanchement abdominal. Pas de péritonite.	1° Ponction de 1 000 grammes; 2° *Laparotomie. Tamponnement* d'une plaie du foie. Adhérences hépato-abdominales ; 3° *Laparotomie nouvelle* pour les détruire.	*Guérison du foie.* Ultérieurement interviennent des accidents nerveux qui mettent la vie du malade en danger.

Plaies du foie par armes à feu.

NOM de L'AUTEUR	AGE, SEXE	CAUSE	SIGNES	OPÉRATIONS	RÉSULTATS
Brenner, 1892.	H. 14 ans.	Coup de fusil. Accident le 6 juin.	Douleur. Pâleur. Pouls et respirations fréquents. Puis survient température 40° avec frissons, qui décide à l'intervention.	*Laparotomie* le 8. On élargit la blessure abdominale en haut et en bas. Exploration du trajet de la charge à l'aide du doigt. Désinfection du trajet; on y place un *tube à drainage* enveloppé de gaze iodoformée. *Tamponnement général à la gaze iodoformée.* On le retire seulement au bout de neuf jours. Des adhérences secondaires unissaient le foie à la paroi. Par la plaie du foie s'écoule un pus jaune orange. Fermeture de la plaie par granulation. Le 26 juin on enlève le tube à drainage.	*Guérison.* Sort le 3 juillet.
Brenner, 1894.	H. 17 ans.	Explosion.	Plaie de la paroi abdominale avec issue de l'intestin.	*Laparotomie* 17 heures après l'accident. *On tamponne avec la gaze iodoformée* une plaie de la face supérieure du foie.	*Guérison.*
Von Flamerdhinghe, 1890.	H. 27 ans.	Coup de revolver. Accident le 4 juin.	Douleurs abdominales. État de choc peu marqué. Plaie du foie et du poumon.	*Laparotomie médiane immédiate* (de l'appendice xiphoïde a la blessure). On ne trouve pas le projectile.	*Guérison.*
Gage, 1892.	H. 15 ans.	Coup de pistolet. Accident le 5 juillet.	On croit d'abord à une simple blessure de la paroi abdominale. Puis douleur de l'hypochondre droit, œdème, température, faiblesse nécessitant l'intervention.	*Laparotomie secondaire* (29 juillet). On trouve une poche renfermant un liquide, mélange de bile et de sang. Lavages de la cavité. Persistance d'une fistule par laquelle s'éliminent des fragments désorganisés du foie. Fermeture le 10 octobre. Projectile non découvert.	*Guérison lente.*
Gangolphe, 1896.	H. 60 ans.	Coup de revolver. Accident en juillet.	Pas d'hémorragie ; pas de réaction péritonéale ; *de la douleur seulement.*	*Laparotomie* 12 à 15 heures après. Plaie du foie comblée par un caillot auquel on ne touche pas. Palpation bimanuelle du foie. Pas d'exploration au…	*Guérison.*

1892.			terne. Collapsus.	*Laparotomie médiane précoce* (de l'appendice xiphoïde à l'ombilic). On trouve la balle en liberté dans l'abdomen. Blessure du bord postérieur du foie. *Tamponnement gaze iodoformée et drainage avec tube.* Grand lavage du péritoine.	*Guérison.*
Kœrte, 1892.	H. 34 ans.	Coup de revolver.	Phénomènes de collapsus.	*Laparotomie médiane* 24 heures après l'accident. Liquide séro-purulent dans l'abdomen. Plaies de l'estomac, du côlon et du foie. Sutures.	*Mort rapide.*
Kœrte, 1892.	H. 31 ans.	Coup de revolver. Accident le 22 oct.	Douleurs abdominales. Vomissements. Pouls petit, fréquent, etc.	*Laparotomie médiane* 4 heures après l'accident. Plaies du foie. *Sutures à* deux rangs. Celles-ci étant insuffisante, on a recours au *tamponnement* avec la gaze iodoformée.	*Guérison.* Sort le 10 novembre 1891.
Kœrte, 1892.	H. 25 ans.	Coup de revolver.	Soupçons d'hémorragie interne.	*Laparotomie immédiate.* La balle a passé entre le foie et le diaphragme. On ne trouve pas de plaie du foie. Désinfection.	*Guérison.*
Kronlein.	H. 17 ans.	Coup de revolver.	Vomissements de sang. Signes d'hémorragie. Pouls petit. Douleurs abdominales. Urines sanglantes.	*Laparotomie* 4 heures après l'accident. Plaie du foie en étoile. 6 sutures profondes à la soie épaisse. Plaies de l'estomac, du jéjunum, du pancréas, du rein gauche.	*Mort* 8 heures après l'opération.
Lambotte et Hermann, 1895.	H. 19 ans.	Coup de revolver.	Signes de blessure du foie.	*Laparotomie immédiate* 2 heures après accident. La plaie du foie ne saigne plus. On suture une plaie de l'estomac. On lave le péritoine. On se contente de désinfecter la plaie du foie. On ne trouve pas la balle.	*Mort* le jour même. On trouve à l'autopsie une blessure de l'aorte. Il est même étonnant que la mort ne soit pas survenue immédiatement.)
Micheli, 1893.	?	Plaie par arme à feu.	?	*Laparotomie.* Plaie étendue et rayonnante. *Quinze points de suture à la soie.* Hémostase obtenue.	*Mort* 4 jours après d'infection péritonéale.

NOM de L'AUTEUR	AGE, SEXE	CAUSE	SIGNES	OPÉRATIONS	RÉSULTATS
Morton, 1894.	H. 9 ans 1/2.	Coup de revolver.	On intervient sur la simple douleur épigastrique.	*Laparotomie. Tamponnement iodoformé.* Drainage du petit bassin par un tube de précaution, introduit par une ouverture que l'on a créée au-dessus du pubis.	*Mort.* Plaie du poumon méconnue.
Rougier, 1896.	H. 15 ans.	Coup de revolver. 7 millimètres.	Blessure du flanc droit. Ventre douloureux, ballonné. Vomissements. Pouls 90. Température 39°,5.	*Laparotomie* 24 heures après l'accident. Sang dans l'abdomen. Le foie est traversé de haut en bas, le côlon ascendant est percé. Nettoyage et *suture* des parties blessées.	*Guérison* en 18 jours.
Ruepp, cité par Schlatter.	H. 57 ans. —	Coup de revolver. Accident le 10 mai.	Perte de connaissance. Phénomènes de collapsus. Pouls à 52. Distension du ventre.	*Laparotomie médiane immédiate.* Plaie du foie en étoile. *Suture* du foie par trois points de catgut profonds ; arrêt de l'hémorragie.	*Guérison.* Sort le 2 juillet.
Smartt, 1895.	H.	Coup de revolver. Accident le 14 nov.	Collapsus extrême.	*Laparotomie immédiate* sans anesthésie. On sent une élévation à la surface du foie sur une profondeur de 1/2 pouce ; le couteau rencontre la balle qu'on extrait avec pinces. *Sutures* de la plaie du foie.	*Guérison.* Sorti le 22 novembre.
F. Terrier, 1896.	H. 23 ans.	Coup de revolver, tiré à une distance d'environ 3 mètres.	Douleurs vives dans la région du foie ; dyspnée, pâleur de la face, température 37°,8. A l'aide d'une bougie en gomme on constate la pénétration de la plaie, qui intéressant la plèvre a atteint le foie par sa face convexe.	Opération 9 heures après la blessure. Tout d'abord débridement du trajet de la plaie au niveau du thorax. La balle s'est enfoncée entre le 8ᵉ et le 9ᵉ cartilages costaux, elle a pénétré dans le diaphragme et la cavité abdominale. Puis la laparotomie latérale permet de découvrir une plaie de la face convexe du foie située très haut. La plaie de la partie thoracique, déjà débridée, est réunie à celle de l'abdomen. Deux cartilages costaux sont réséqués pour redonner du jour. Un aide plaçant sa main dans l'abdomen abaisse le foie en masse de façon à rendre abordable la plaie de la face	*Mort,* moins de 24 heures après l'opération. Le trajet de la balle s'arrête au milieu du parenchyme hépatique, celle-ci n'est pas trouvée.

F. Terrier, 1896.	[illegible]	[illegible]	[illegible]	[illegible] à du sang rutilant. *Sutures à l'aide de* 2 forts catguts pas trop serrés. L'écoulement sanguin est absolument arrêté. Suture au catgut de la paroi thoracique, du cul-de-sac pleural ouvert, enfin du diaphragme dans une étendue de 5 à 6 centimètres. Sutures de la paroi ; l'opération a duré près d'une heure.	[illegible]

REMARQUE. — A la Société italienne de chirurgie, en 1893, à propos d'une discussion sur les plaies du foie, Montenovosi rapporte quelques cas qu'il a guéris par la *suture* de la plaie hépatique ; Scalzi déclare qu'il a observé 16 cas de *suture* avec 16 guérisons. Nous ne pouvons faire figurer ces observations dans les tableaux précédents, à cause de l'insuffisance des renseignements fournis par les auteurs.

Montenovosi. Congrès de la Société italienne de Chirurgie. *Riforma medica*, 1893, vol. IV, p. 368.

Scalzi.   *Id.*   *Id.*

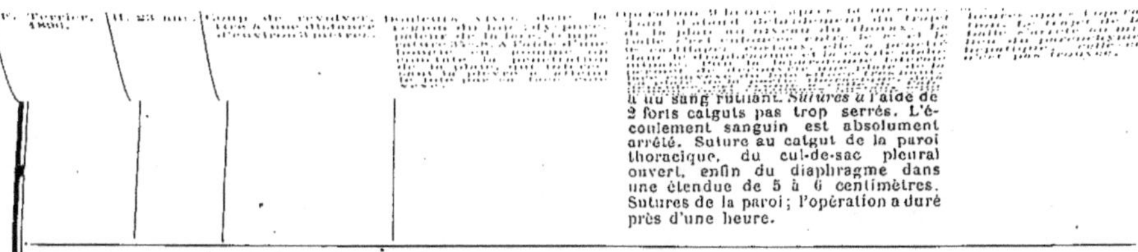

STATISTIQUE DEPUIS 1896

Plaies du foie par instrument coupant et piquant.

NOM de L'AUTEUR	AGE, SEXE	CAUSE	SIGNES	OPÉRATIONS	RÉSULTATS
Brin, 1898.	H. 17 ans.	Coup de couteau à la région épigastrique.	Tous les signes d'une grande hémorragie. Plaie de 2 centimètres à trois travers de doigt du sommet de l'appendice xiphoïde. Il en sort du sang qui paraît venir de la cavité abdominale ; un stylet introduit dans la plaie pénètre dans la cavité abdominale.	*Laparotomie médiane.* Plaie de la face convexe du lobe gauche, à direction antéro-postérieure, longue de 5 à 6 centimètres, profonde de 2 centimètres, saignant en nappe assez abondamment. 3 points de *suture* à la soie avec l'aiguille courbe de Reverdin. Les fils furent introduits à 1 centimètre 1/2 environ de la plaie, et conduits, sous les surfaces cruentées de façon à bien les affronter. On enlève peut-être 200 grammes de sang accumulé sous le foie. Réunion sans drainage.	*Guérison.* Opéré le 18 avril. Sorti le 9 mai.

NOM de L'AUTEUR	AGE, SEXE	CAUSE	SIGNES	OPÉRATIONS	RÉSULTATS
Canac-Marquis, 1900.	H. 32 ans.	Coup de hachette.	Signes d'une grande hémorragie. Section de la paroi abdominale, entamant le rebord cartilagineux du thorax, et entaille profonde à la face supérieure du foie.	*Laparotomie latérale* en agrandissant la plaie de la paroi. Plaie de la face convexe mesurant 8 centimètres de longueur et 5 centimètres de profondeur. *Sutures au catgut* par un procédé spécial. On draine avec une mèche de gaze pendant vingt-quatre heures.	*Guérison.*
Catellani, 1899.	F. 3 ans.	Coup de couteau.	Signes d'hémorragie.	*Laparotomie.* Plaie du lobe gauche du foie longue de 3 centimètres, profonde de 2 centimètres. *Tamponnement à la gaze.*	*Guérison.*
Chifoliau, 1899.	F.	Coup de tranchet dans une tentative de suicide.	État de shock. Signes d'hémorragie. Dans la région épigastrique à 2 travers de doigts au-dessous du sommet de l'appendice xiphoïde, il existe une plaie cutanée longue de 3 centimètres; à bords nets et saignante. L'exploration digitale aseptique. montre que la plaie est perforante ; lorsqu'on retire le doigt il s'échappe un flot de sang noirâtre.	*Laparotomie médiane* en agrandissant la plaie. Sur la face supérieure du lobe gauche plaie longue de 2 centimètres 1/2 saignant peu. *Sutures* par 3 points de catgut; 2 points sont passés en U ; un troisième point simple est placé à l'angle supérieur; les sutures sont serrées modérément et ne déchirent pas. On retire environ 570 grammes de sang liquide de l'abdomen. Drainage. Suture en deux plans de la paroi.	*Guérison.* Opérée le 4 novembre. Sortie le 20 novembre.
Colson et Walton, 1897.	H. 25 ans.	Plaie par coup de couteau dans une tentative de suicide.	On constate tous les signes d'une grande hémorragie.	*Laparotomie médiane* 3 heures après l'accident. Le foie apparait cirrhotique, énorme, d'un gris brunâtre. Sur la face convexe du lobe gauche se montre une plaie longue de 2 centimètres qui saigne. *Sutures au catgut*, embrassant une grande quantité de tissus, le fil ne déchire pas la glande et permet le rapprochement des lèvres de la plaie. Deux points de suture sont appliqués. L'écoulement sanguin cesse immédiatement, l'abdomen est nettoyé.	*Guérison.* Le malade rentre chez lui la 4e semaine.

Auteur		Nature de la blessure	Symptômes	Opération	Résultat
Colson et Walton, 1897.	II. ?	Plaie par coup de couteau.	Plaie de l'abdomen de 3 centimètres siégeant vers le rebord costal droit. Région hépatique douloureuse. Signes d'une grande hémorragie.	*Laparotomie médiane* 2 heures après l'accident. L'arme a pénétré à 3 centimètres au-dessous du bord antérieur dans la face convexe du lobe droit. La plaie a 5 centimètres de profondeur sur à peu près autant de largeur. Le sang en sort abondamment, mais pas en jet. *Sutures au catgut* au moyen d'une grosse aiguille traversant la capsule et le tissu hépatique à 2 centimètres des bords de la plaie. Le premier point de suture serré arrête presque complètement l'hémorragie. On en place trois. Toilette du péritoine.	*Guérison.* Sort de l'hôpital au bout de 3 semaines.
Goljachowski, 1899.	II. 30 ans.	Plaie par coup de couteau.	La plaie siège entre la ligne axillaire et la ligne mamelonnaire, entre la 8e et la 9e côte, de 2 centimètres de longueur. Signes d'hémorragie. Shock. Douleurs dans l'épaule droite. L'exploration digitale révèle une plaie du foie.	*Résection de la 9e côte.* Incision pleuro-diaphragmatique. *Suture* de la plaie hépatique avec six fils de soie, un tampon dans la plèvre, un deuxième sur le foie.	*Guérison* au bout de 7 semaines.
Goljachowski, 1899.	F.	Coup de couteau.	La plaie siège à 2 centimètres 1/2 au-dessous de l'appendice xiphoïde sur la ligne médiane. Signes d'hémorragie.	*Laparotomie.* Lobe gauche du foie augmenté de volume et portant une plaie de 4 centimètres de longueur sur 3 centimètres de profondeur. *Sutures à la soie.* Lavage du péritoine.	*Mort* 3 jours après de péritonite. Autopsie: la plaie traversait toute l'épaisseur du lobe du foie.
Israël et Rosenstein, 1899.	II.	Coup de couteau dans le côté droit du thorax.	Signes d'hémorragie interne.	*Agrandissement de la plaie thoracique.* Résection des 10e et 11e côtes. La plèvre est trouvée remplie de sang. Diaphragme perforé. Au travers on voit le foie déchiré. *Suture* de la plaie du foie, de celle du diaphragme, puis prolongation de l'incision thoracique de façon à ouvrir l'abdomen. Nettoyage et drainage de l'abdomen.	*Guérison.*

NOM de L'AUTEUR	AGE, SEXE	CAUSE	SIGNES	OPÉRATIONS	RÉSULTATS
Jacomet, 1899.	H. 19 ans.	Coup de couteau.	Par la plaie de la paroi située à 2 centimètres sous les fausses côtes et à 3 centimètres de la ligne médiane s'écoule du sang noir et le blessé a tous les signes d'une hémorragie interne.	*Laparotomie immédiate*, xipho-ombilicale. Sang en abondance dans le péritoine. La main de l'opérateur reconnaît une plaie de la face convexe du lobe droit du foie. Débridement latéral de la paroi. Un aide abaisse le foie. On voit bien la plaie hépatique qui est en forme de croix, chaque branche mesurant 5 centimètres de longueur. Profondeur 2 centimètres 1/2. *Sutures* avec trois gros catguts. Simple affrontement des bords de la plaie. Hémostase parfaite. Une mèche de gaze aseptique étalée sur la plaie hépatique, la comprime légèrement. Drainage de la cavité abdominale. Il s'est produit par la plaie un petit écoulement de bile, qui a cessé spontanément.	*Guérison*.
Longo, 1897.	H. 25 ans.	Coup de poignard.	Hémorragie externe peu abondante, trois lignes d'une grave hémorragie interne faisant penser à une plaie du foie.	*Laparotomie*. Plaie du foie siégeant à la partie antérieure droite de l'organe. Deux points de *suture à la soie*. Points profonds dans l'épaisseur du foie en évitant de trop serrer les fils pour ne pas déchirer le tissu hépatique. Hémostase parfaite.	*Guérison* 14 jours après l'opération.
Manega, 1897.	H. 32 ans.	Coup de poignard dans la région épigastrique.	La plaie mesure 4 centimètres de longueur. Signes d'hémorragie interne.	*Laparotomie*. Plaie de la partie antérieure et gauche du foie. Deux points de *suture à la soie*. Les fils sont introduits à 1 millimètre des bords de la plaie.	*Guérison* très rapide.
Marcille.	H.	Coup de couteau.	Signes d'une grande hémorragie. Le couteau a pénétré dans la partie inférieure droite du thorax.	*Agrandissement de la plaie thoracique*. On tombe sur une plaie du diaphragme qui est agrandie. Enfin l'on constate l'existence d'une plaie du foie sur sa face convexe. *Tamponnement*.	*Guérison*.

1897.				...Plaie du foie. Sutures à calgul.	Mort.
Pizzorno, 1896.	H.	Coup d'épée.	?	*Laparotomie.* Plaie du foie. *Sutures.*	*Guérison.*
Ricard, 1897.	H.	Coup de couteau.	?	*Laparotomie. Sutures.*	*Guérison.*
Socin, 1899.	H.	Coup de couteau.	?	*Laparotomie immédiate.* Compression manuelle du foie pour assurer l'hémostase, puis *sutures.*	*Guérison.*
Tricomi, 1899.	F. 36 ans.	Coup de couteau.	?	*Laparotomie* 2 heures après l'accident. Plaie de la surface concave du lobe droit du foie et de la vésicule mesurant 3 centimètres de longueur et 4 centimètres de profondeur. *Tamponnement.*	*Guérison.*

PLAIES CONTUSES.

Carwardine, 1900.	H. 25 ans.	Ecrasement contre un mur par un bloc de glace.	Symptômes d'hémorragie. État général très grave.	*Laparotomie sus-ombilicale* 3 heures après l'accident. Ventre rempli de sang. La main tout entière put s'enfoncer dans une crevasse du foie qui s'étendait sur la face inférieure jusqu'au bord postérieur, divisant le foie en deux parties. Le foie était réduit à l'état de bouillie. *Tamponnement* avec de la gaze représentant une longeur de 3 m. 75. Multiples injections intra-veineuses de sérum artificiel. Le pansement fut souillé par la bile. Un drain fut substitué au tampon.	*Guérison.*
Eichel. 1899.	H. 20 ans.	Coup de pied de cheval.	Signes d'anémie aiguë.	*Laparotomie.* Déchirure du lobe gauche du foie de 10 centimètres de longueur sur 1/2 centimètre de profondeur. *Tamponnement.* Injection de sérum artificiel à haute dose.	*Guérison.*

NOM de L'AUTEUR	AGE, SEXE	CAUSE	SIGNES	OPÉRATIONS	RÉSULTATS
Gosset, 1900.	H. 35 ans.	Coup de pied de cheval.	Contracture de la paroi abdominale. Douleur très vive dans l'hypochondre droit. Matité dans la fosse iliaque droite. Diagnostic : hémorragie intra-péritonéale.	*Laparotomie médiane sus-ombilicale* pratiquée environ 4 heures après l'accident. Débridement latéral droit. Sur la face inférieure du foie, à 2 centimètres en dehors de vésicule biliaire, sillon d'éclatement antéro-postérieur, ayant longueur 5 centimètres et profondeur 1 centimètre. *Tamponnement.* Celui-ci n'est retiré définitivement qu'au bout de dix jours.	*Guérison.*
Gosset, 1900.	H. 48 ans.	Coup de pied de cheval.	Contracture de la paroi. Douleur. Matité dans la fosse iliaque droite. Syncope. Diagnostic : hémorragie intra-péritonéale, due sans doute à une plaie du foie.	*Laparotomie médiane sus-ombilicale,* 1 heure après l'accident. Débridement latéral droit. On constate des plaies multiples de la face inférieure du foie. *Tamponnement.*	Mort 14 heures après l'opération. Autopsie : des lésions importantes de la face supérieure ont échappé au moment de la laparotomie. L'hémorragie a continué.
Guinard, 1897.	H. 27 ans.	Coup de pied de cheval.	Douleur dans la région du foie ; gêne respiratoire. Contracture de la paroi abdominale. Vomissements.	*Laparotomie sus-ombilicale* 12 heures après l'accident. Arrachement de l'épiploon gastro-hépatique à son insertion à la petite courbure. Ecchymose du pancréas. Plaie du foie qui occupe transversalement toute l'étendue du lobe gauche, mesurant 10 centimètres de longueur sur 3 centimètres de profondeur. *Sutures à la soie à points séparés* avec de la soie plate très grosse.	*Guérison.*
Hahn, 1899.	H. 16 ans.	Contusion abdominale. Chute contre un arbre dans un fossé.	Syncope au début, puis douleurs abdominales intolérables. Hoquets. Vomissements. Abdomen distendu, douloureux dans la région hépatique.	*Laparotomie médiane* 5 heures après l'accident. Épanchement sanguin très abondant. Sur la face convexe du foie on découvre une déchirure de 8 centimètres de longueur. Ne pouvant pas attirer suffisamment le foie au dehors, on sectionne le ligament sus-	*Guérison.*

				...amené au dehors, *cinq sutures au catgut profond*. L'hémorragie étant arrêtée, le ligament suspenseur est lié, puis le foie réintégré dans la cavité abdominale.	
Hartmann, 1899.	H.	Contusion du foie consécutive à un éboulement.	Contracture des parois abdominales. Signes de contusion de l'abdomen. Fracture du crâne. Coma.	*Laparotomie*. Déchirure de la face inférieure du foie immédiatement à droite de la vésicule *Tamponnement*.	*Guérison* après avoir présenté du 10e au 15e jour un écoulement biliaire assez abondant.
Kugeler, 1899.	H.	Contusion abdominale par chute de cheval.	Signes d'hémorragie interne, collapsus. Douleur dans le côté droit et le bassin.	*Laparotomie immédiate*. Dès que le ventre fut ouvert le sang s'écoula à flots. La source de l'hémorragie ne put être trouvée. *Tamponnement* serré entre le diaphragme et le foie.	*Mort* 10 jours après. L'autopsie montra que l'hémorragie venait d'une plaie du foie située sur la face postéro-supérieure et pénétrant profondément dans le foie.
Langenbuch, 1899.	H.	Chute d'un troisième étage.	Signes d'hémorragie interne.	*Laparotomie*. Ventre rempli de sang. La plaie du foie n'apparaît pas nettement. Il fallut arriver jusque sur le ligament coronaire, et on sentit une plaie de 8 à 10 centimètres de longueur parallèle à l'insertion du ligament coronaire. La suture étant impossible, *tamponnement* iodoformé entre le diaphragme et le foie; cessation de l'hémorragie.	*Guérison*.
Morestin, 1898.	H.	Écrasement par un tombereau.	Signes d'hémorragie intra-péritonéale.	*Laparotomie*. Évacuation d'une grande quantité de sang, suture d'une petite déchirure de l'intestin. Grande déchirure du foie *tamponné* avec de la gaze iodoformée.	*Mort* 3 heures après. Autopsie : lésion énorme du foie; division du foie en deux moitiés ; fractures des onze premières côtes droites ; cancer latent de la paroi postérieure de l'estomac.

Plaies du foie par armes à feu.

NOM de L'AUTEUR	AGE, SEXE	CAUSE	SIGNES	OPÉRATIONS	RÉSULTATS
Bolton, 1899.	H. 42 ans.	Coup de revolver.	État de shock très marqué	*Laparotomie immédiate.* Plaie de 2 pouces de longueur dans le lobe gauche. Hémorragie abondante. *Tamponnement iodoformé.* La balle était dans le 6e espace intercostal sous la peau et fut facilement enlevée.	Épanchement pleural 6 jours après l'opération. Ponction, guérison. *Guérison* définitive.
Colson et Walton, 1897.	F. 20 ans.	Plaie du foie par balle de revolver dans une tentative de suicide.	Palpation de la région hépatique très douloureuse, matité à la percussion de toute cette région. État général bon, pouls régulier, température 37°,3.	*Laparotomie* 18 heures après l'accident. Laparotomie latérale passant par la plaie cutanée. A l'ouverture de la cavité il s'écoule peu de sang. Sur la face antérieure du foie près de son bord existe une large ecchymose recouverte d'un caillot noir. Le caillot est enlevé et un stylet introduit à une profondeur de 5 à 6 centimètres sans rencontrer de corps étranger. Il ne se produit qu'une simple bavure sanguine. La plaie nettoyée est *tamponnée* à la gaze iodoformée. La mèche est retirée au quatrième jour; des adhérences unissent la face antérieure du foie à la paroi abdominale. L'extrémité de la mèche plongeant dans le foie ramène un peu de pus. Après 12 jours, on n'introduit plus de mèche, la plaie se comble par granulation.	*Guérison.* Le malade sort au bout de 3 semaines.
Colson et Walton, 1897.	H. 20 ans.	Plaie par coup de feu. Balle de carabine de gos calibre.	La balle a perforé le blessé de part en part. Il a tous les signes d'une grande hémorragie; ses urines sont sanglantes.	*Laparotomie* 4 heures après l'accident. Plaie de la face supérieure du foie au côté droit du ligament falciforme; elle permet l'introduction de deux doigts. Le blessé menace de mourir pendant l'opération; *tamponnement*	*Mort* 2 heures après l'opération. Autopsie : la plaie traverse le foie et aboutit sur la face postéro-inférieure à

			... gaze iodoformée.		volume du poing. 3 déchirures du rein.
Dubujadoux, 1898.	F. ? ans.	Coup de revolver de gros calibre dans une tentative de suicide.	Entre 2 heures après à l'hôpital dans un état de shock intense. Plaie d'entrée entre 9° et 10° côtes gauches sur la ligne mamelonnaire. Pas d'orifice de sortie, Vomissements alimentaires, l'un contenait du sang.	*Laparotomie sus-ombilicale médiane* 8 heures après l'accident. Plaie de la face inférieure du foie et de l'estomac. La plaie stomacale siège au niveau du cardia. Suture de Lambert sur la plaie de l'estomac et *tamponnement* de la plaie du foie avec de la gaze aseptique.	Pleurésie et hémothorax. Congestion pulmonaire, albuminurie, enfin amélioration à partir du 21° jour et *guérison* au 60° jour. Le projectile n'a pas été retrouvé.
Glantenay, 1899.	H. ?	Coup de revolver.	Plaies du foie, des reins et de l'estomac.	*Suture* du foie perforé de part en part.	*Mort.*
Goljachowski, 1899.	H. 46 ans.	Coup de revolver.	Orifice d'entrée du projectile entre la ligne parasternale et la ligne mamelonnaire gauche, sur le bord des fausses côtes. État de shock et d'hémorragie interne.	*Laparotomie.* Sang dans l'abdomen en quantité abondante. Deux perforations de l'estomac et du foie. *Sutures* à la soie des 4 orifices. Deux tampons.	*Mort* au bout de 2 heures.
Hahn, 1899.	H. 23 ans.	Coup de revolver dans la région gastrique.	Symptômes d'hémorragie intra-péritonéale.	*Laparotomie médiane* 1/2 heure après l'accident. Forte hémorragie intra-péritonéale. Sur la face convexe du lobe gauche orifice d'entrée de la balle, celle-ci a perforé le foie, traversé le mésocôlon transverse, la queue du pancréas, perforé le feuillet postérieur du péritoine et est venue se loger près de la colonne vertébrale. Hématome péri-rénal considérable. La balle entrée dans la région lombaire fut extirpée. *Tamponnement* à la gaze iodoformée du foie et du pancréas.	*Guérison.*

NOM de L'AUTEUR	AGE, SEXE	CAUSE	SIGNES	OPÉRATIONS	RÉSULTATS
Halstead, 1899.	H. 17 ans.	Coup de revolver.	Signes d'anémie aiguë. Douleur abdominale augmentée à chaque inspiration. La balle entrée par la région lombaire se sentait sous la peau près du sternum. Plaies du foie et du rein évidentes.	*Laparotomie.* Incision parallèle au rebord costal de 8 centimètres de longueur. On trouva une déchirure du bord inférieur du foie et du rein près du hile. Néphrectomie. *Suture du foie.* Drainage.	*Guérison* complète 2 mois après l'opération.
Legueu, 1898.	H.	Coup de revolver.	État de shock. Symptômes d'hémorragie.	*Laparotomie.* La balle a traversé le foie. *Tamponnement* à la gaze aseptique. Après l'ablation du tampon il a persisté pendant longtemps une fistule biliaire.	*Guérison.*
Mayo, 1897.	E. 14 ans.	Coup d'un fusil de chasse, reçu à la distance d'environ 3 mètres.	État de shock. Hypothermie. Légères douleurs abdominales.	*Laparotomie.* Incision médiane de l'appendice xiphoïde à l'ombilic. Deuxième incision latérale. Plaie du foie un peu à droite du ligament suspenseur profonde de 6 pouces. *Tamponnement* à la gaze iodoformée. La plaie hépatique fut explorée pour voir si elle contenait des corps étrangers. Résultat négatif. Hémostase complète.	*Guérison.* L'examen radiographique post-opératoire démontra que la balle était allée se loger dans les muscles du dos. Une deuxième opération fut jugée inutile.
Micheli, 1896.	H. 50 ans.	Coup de revolver.	Signes d'hémorragie.	*Laparotomie.* Plaie du foie siégeant sur la partie convexe du lobe droit. *Sutures* du foie par deux points de catgut après régularisation des bords.	*Mort* par anémie.

Nom, date		Blessure	Symptômes	Traitement et opération	Résultat
1900.		calibre 7 mm., 7 mètres.	la ligne médiane, sur le bord interne du muscle droit, à 2 travers de doigt du rebord costal du côté droit. Vomissements alimentaires, pouls rapide. dépression assez prononcée.	Incision verticale passant par la plaie. Anesthésie très difficile sur un sujet alcoolique et très gros. Le ventre renferme beaucoup de sang, la balle a traversé le ligament suspenseur du foie et pénétré dans l'épaisseur du lobe gauche. Le foie saigne abondamment. Ces plaies sont à une profondeur telle qu'il est très difficile de les atteindre, surtout chez ce blessé, qui qui pousse son intestin à l'extérieur. *Tamponnement* des plaies du foie. Une plaie de l'estomac au voisinage du cardia est suturée. Hémorragie arrêtée par le tamponnement. Drain et gaze sous le foie.	probablement de septicémie.
Snyers, 1898.	H. 16 ans.	Coup de fusil de chasse au niveau de la 7e côte droite.	Signes d'hémorragie interne. Grande faiblesse. Shock.	*Laparotomie immédiate.* Le malade était à la campagne, l'opération fut faite avec les instruments qu'on avait sous la main. Pas d'anesthésie. Une portion d'épiploon herniée fut excisée. Introduisant le doigt dans la plaie on sentit l'existence d'un grand tunnel. La cavité fut fendue dans toute son étendue, c'est-à-dire, jusqu'à la ligne axillaire postérieure et *on enleva la masse de plomb et la bourre.* Deuxième incision perpendiculaire à la première. On trouve un lambeau hépatique. long de 10 centimètres, épais de 2 travers de doigt constitué par le bord libre du foie, détaché à partir de la fossette de la vésicule biliaire et adhérent à l'organe du côté externe. Débris de côtes entre ce fragment et la face inférieure cruentée du foie. Pas d'autres lésions. Nettoyage, *résection du lambeau hépatique,* lavage, *Mikulicz serré.* Drain.	Le soir phénomènes de collapsus grave. Amélioration à partir du 3e jour. Tampon remplacé par un autre plus léger. Léger écoulement de bile. 11e jour suppression du tampon. Vers la 7e semaine, formation d'un abcès qui fut évacué. *Guérison* vers la 9e semaine.
Terry, 1897.	H. 44 ans.	Coup de carabine Flobert.	Signes d'hémorragie.	*Laparotomie.* Ablation de la balle située dans le foie près du bord supérieur. *Tamponnement.*	*Guérison rapide.*

Résultats de la statistique

Nous avons à envisager successivement les résultats d'une première statistique faite jusqu'en 1896, époque à laquelle nous avons publié notre étude sur les plaies du foie dans la *Revue de chirurgie*, et d'une seconde statistique comprenant les cas publiés depuis cette époque.

En 1896, nous pouvions réunir 56 cas d'interventions chirurgicales pour les plaies du foie.

Les résultats étaient les suivants :

36 guérisons, 18 morts,

soit une mortalité de 32,14 p. 100.

Ces 56 cas comprenaient : 26 plaies par instrument tranchant ou piquant, avec :

21 guérisons, 5 morts,

soit 19,20 p. 100 de mortalité ;

13 plaies contuses avec :

6 guérisons, 7 morts,

soit 53,85 p. 100 de mortalité ;

17 plaies d'armes à feu avec :

11 guérisons, 6 morts,

soit 35,29 p. 100 de mortalité :

Depuis 1896[1], 42 cas d'intervention chirurgicale pour plaies du foie ont été publiés.

Les résultats sont les suivants :

32 guérisons, 10 morts,

soit une mortalité de 23,80 p. 100

Ces 42 cas se répartissent en : 18 plaies par instrument coupant, avec :

16 guérisons, 2 morts,

soit 11,11 p. 100 de mortalité ;

(1) Deux cas nouveaux suivis de guérison viennent d'être rapportés : Gérard-Marchant, *Bulletins de la Soc. de Chirurgie*, 1900, p. 1141. Guillot, *Gazette des hôpitaux*, 1901, p. 77.

10 plaies contuses avec :

7 guérisons, 3 morts,

soit 30 p. 100 de mortalité ;

14 plaies par armes à feu avec :

9 guérisons, 5 morts,

soit 35,71 p. 100 de mortalité.

L'étude comparée de nos deux statistiques permet de constater que dans ces quatre dernières années la mortalité est tombée, avec le perfectionnement de la technique opératoire, et une connaissance plus approfondie de la question, de 32,14 p. 100 à 23,80 p. 100, résultat intéressant à enregistrer, bien qu'il y ait toujours des réserves à faire sur la valeur réelle des statistiques.

On voit également qu'à la suite de l'intervention chirurgicale, la mortalité est moins élevée dans les plaies par instrument coupant, piquant, qu'elle ne l'est dans les plaies contuses et dans les plaies par armes à feu, ce qui s'explique aisément par la difficulté plus grande où l'on est d'intervenir dans ces deux derniers cas, les désordres du foie étant alors beaucoup plus étendus.

En réunissant nos deux statistiques en une statistique d'ensemble la mortalité générale pour 98 observations de plaies traitées chirurgicalement est de 28,57 p. 100.

Le résultat obtenu est en somme satisfaisant, et susceptible de s'améliorer encore, car dans un certain nombre de cas la mort eût pu être évitée ; tels sont ceux où les blessés ont succombé à des accidents infectieux post-opératoires, ceux où une plaie double du foie, une plaie d'un organe voisin ont été méconnues et ont entraîné la mort par continuation de l'hémorragie.

Dans de nombreuses observations les opérés succombèrent quelques heures après l'intervention à un état de shock ou d'anémie persistant ; il est donc de toute nécessité de remédier hâtivement à l'hémorragie, et il n'est pas douteux qu'avec le retard apporté le plus souvent au transport des blessés dans nos services hospitaliers, le chirurgien n'intervienne trop tard. Il doit se souvenir qu'il possède dans le sérum artificiel un merveilleux moyen de lutter contre les effets de l'hémorragie.

Les guérisons obtenues l'ont été en général très rapidement; les malades quittaient l'hôpital dans un délai de 15 à 20 jours ; cependant

on a vu des guérisons se faire lentenent avec persistance parfois
de fistules biliaires : l'un de nous a observé chez un de ses malades
une fistule qui se ferma spontanément, il en fut de même dans le
cas cité par Hartmann ; ont duf intervenir au contraire secondairement pour guérir la fistule chez un opéré de Burckhardt. Dans un fait
de Dalton, la guérison fut suivie de gêne dans la marche, le malade
marchait courbé en deux, ce que Dalton rapporte à la production
d'adhérences. Zoledziowsky n'obtint la guérison qu'avec une laparotomie faite pour détruire les adhérences hépato-abdominales.

Dans la grande majorité de cas la voie suivie pour atteindre le foie est
la voie abdominale (Adler, Dalton, F. Terrier, Goljachowski, Israël).

Dans quelques interventions faites secondairement, à une époque
plus ou moins éloignée de l'accident, on s'est contenté de donner
issue à une collection intrapéritonéale et de drainer. Laissant de côté
ces faits déjà anciens qui n'ont qu'un médiocre intérêt, nous devons
nous arrêter à l'appréciation des résultats obtenus par les divers
procédés d'hémostase appliqués à 88 cas de plaies du foie.

La thermocautérisation fut employée deux fois sans succès ; en
outre cette méthode s'est montrée souvent insuffisante et a dû être
complétée par le tamponnement.

On eut recours à la suture (qui constitue pour nous le procédé de
choix toutes les fois qu'elle est applicable) dans 47 cas et au tamponnement dans 39 cas. Celui-ci même vint en aide dans quelques
cas à la suture avec laquelle on l'avait combiné.

Le tamponnement a donné une mortalité de 28,20 p. 100, un
peu supérieure à la mortalité de 25,53 p. 100 observée à la suite
de la suture, mais ce résultat n'a pas lieu de nous étonner, car le
tamponnement fut réservé aux cas très graves dans lesquels la suture
était irréalisable, et nous montre au contraire les excellents résultats
qu'on est en droit d'en attendre. C'est une méthode simple, rapide,
appelée à rendre de grands services toutes les fois que la suture ne
pourra pas être appliquée.

Conclusions. — En fait si des succès ont été obtenus par les chirurgiens, ils eussent été certainement plus nombreux si l'on était intervenu dans plusieurs cas, comme on aurait dû le faire c'est-à-dire *immédiatement*, et sans attendre l'apparition des accidents infectieux.

Les succès ont été observés surtout dans les cas où les blessures du foie n'étaient pas trop étendues.

La laparotomie exploratrice appliquée aux traumatismes du

foie, doit être pratiquée le plus tôt possible ; on pourra de la sorte remédier aux hémorragies redoutables, et dans le cas où l'hémorragie se serait arrêtée d'elle-même, assurer l'hémostase par une suture et prévenir par un examen de la cavité péritonéale les accidents infectieux qui sont tant à redouter dans les plaies pénétrantes compliquées de l'abdomen.

TRAVAIL DE CICATRISATION DES PLAIES DU FOIE. — Il nous paraît intéressant de terminer ce chapitre par une étude sur le mode de réparation des plaies du foie.

Voici quelles étaient les idées émises sur ce sujet par O. Terrillon, en 1875, dans les *Archives de physiologie*[1].

L'évolution des lésions traumatiques est variable selon que la *capsule du foie* est ouverte ou non :

1° *La capsule du foie est ouverte.* — Au bout d'un certain temps (24 à 48 heures), on voit, au centre de la fissure, un ou plusieurs caillots sanguins avec des amas de cellules hépatiques, isolés, déjà altérés. Autour de ces caillots et entre eux s'insinue une coulée plus ou moins épaisse de cellules embryonnaires séparant le caillot des lobules du foie. Cette couche de cellules fait issue au dehors de la scissure, s'étale sur la surface du foie sous forme d'un champignon, et constitue à ce niveau la fausse membrane qui existe sur la surface de l'organe et masque les fissures. Cette portion herniée est recouverte d'une mince pellicule formée de cellules aplaties.

Au voisinage de la scissure, les vaisseaux sanguins sont gorgés de sang, les canalicules biliaires aplatis, les cellules hépatiques troubles avec granulations jaunâtres peu abondantes.

Vers le *troisième* ou *quatrième jour,* ce travail s'accentue. Apparition d'*éléments fusiformes* au voisinage du tissu hépatique. Le caillot diminue et est enserré par le tissu embryonnaire qui s'organise.

Vers le *neuvième jour* la cicatrice est complète, opaline, constituée par du tissu fibrillaire entremêlé de cellules embryonnaires. Au centre existe encore du sang.

Plus tard la cicatrice devient à peine visible.

2° *La capsule n'est pas rompue, la lésion est interstitielle.* — Dans ces foyers interstitiels, le sang fuse plus abondamment entre les lobules hépatiques que dans le cas précédent. Les cellules hépa-

____

(1) *Arch. phys. norm. et path.* Paris, 1875, II, 22-32.

tiques des lobules voisins sont plus aplaties et ont une apparence fusiforme.

Ce qui est *spécial*, c'est la lenteur du travail de réparation : il commence seulement du huitième au dixième jour. Il a une dégénérescence graisseuse plus prononcée des lobules moyens qui apparaissent comme des points jaunâtres. Le travail de cicatrisation évolue plus lentement que dans le premier ordre de faits. Il enkyste le sang qui met un temps très long à se résorber.

En somme le travail de réparation se fait aux dépens de cellules embryonnaires apparaissant à une époque variable. Les éléments se transforment en tissu fibreux d'après la loi ordinaire, et la cicatrice est terminée.

Mais de nombreuses opinions ont été émises sur l'*origine de ces éléments embryonnaires*.

Holm[1], a cru que *les cellules hépatiques, allongées, aplaties, limitant le foyer, se transformaient en cellules fusiformes, et formaient les tissus fibreux de cicatrisation*. Cette opinion a été *infirmée* par les recherches de Cornil et Ranvier (*Arch. de physiologie*, 1868, p. 555), de Hüttenbrenner (*Arch. microscop. anat.*, 1869), qui ont montré que cette disposition des cellules hépatiques était fréquente autour des tumeurs et des corps étrangers refoulant le tissu du foie.

Koster[2] a cherché à démontrer que ces éléments ne sont autres que les *globules blancs* sortis des vaisseaux par diapédèse, et qu'on les trouve aussi dans le tissu cellulaire interlobulaire. Il a essayé de prouver ce fait en colorant les globules blancs de la circulation, mais sans arriver à aucun résultat.

Hermann Joseph (*Dissertation inaugurale*, 1868) et Ludwig Mayer (*Die wunden der Leber und Gallenblase*, 1872), s'appuyant sur l'opinion de Virchow sur l'inflammation en général, pensent que les cellules seraient le résultat de la prolifération des éléments du tissu conjonctif interlobulaire, peut-être aussi de la gaine des vaisseaux.

O. Terrillon croit que dans le cas où la capsule est brisée et où le foyer communique largement avec la cavité péritonéale, cette manière de voir ne suffit pas à expliquer l'abondance et la rapidité du travail qui se passe dans la plaie, et qu'on doit expliquer autrement l'origine de ces cellules ; il rappelle que la cavité péritonéale doit être considérée comme une vaste cavité lymphatique contenant

(1) Holm, 1867. *Procès-verbaux de l'Académie de Vienne. section d'Histoire naturelle.*

(2) Köster. *Centralblatt*, 1868, n° 2.

normalement une grande quantité d'éléments cellulaires. Cornil et Ranvier ont montré que l'irritation de la surface péritonéale provoquait rapidement la desquamation des cellules épithéliales, leur gonflement et leur prolifération.

Il lui semble donc logique d'admettre que dans le cas de fissure du foie, la plus grande quantité des cellules qui comblent cette fissure et qui englobent de toutes parts le caillot sanguin, *ne sont autres que les cellules de la cavité péritonéale* qui se sont accumulées dans cette anfractuosité et constituent un moyen rapide de cicatrisation. Ainsi serait expliquée d'une façon nette la différence essentielle qui existe dans le mode d'évolution des deux lésions.

O. Terrillon et Malassez ont étudié la *régénération de l'épithélium péritonéal,* qui recouvre la capsule du foie au niveau des fissures :

Après quarante-huit heures, alors que les bords de la fissure sont déjà légèrement agglutinés, on constate par l'imprégnation au nitrate d'argent au-dessous du tissu jaune qui formera la cicatrice, des amas isolés de cellules épithéliales irrégulières (8 à 12). Au bout de trois ou quatre jours, l'épithélium est continu, mais formé de cellules plus petites que les cellules normales. Le point de jonction des deux surfaces épithéliales est marqué par une ligne ondulée.

Après dix jours, les cellules sont devenues régulières ; la limite reste distincte. Après un mois et demi, les épithéliums sont semblables. Il y a donc régénération rapide de l'épithélium.

Ces recherches de O. Terrillon sont le résultat d'expériences pratiquées sur le chien. Elles ont été confirmées chez l'homme par Maubrac (*Progrès médical,* Paris, 1885, p. 477-479) : dans un cas de rupture du foie, où la mort était survenue huit jours après l'accident, l'auteur a constaté que le foie présentait des lésions en voie de guérison. Les ruptures présentaient et confirmaient chez l'homme le processus de cicatrisation que O. Terrillon a donné comme type d'évolution normale et constante des ruptures du foie qu'il produisait expérimentalement. Evolution cicatricielle rapide, lorsque la capsule de Glisson était intéressée ; lente au contraire dans les cas de rupture profonde.

En 1898, Cornil et P. Carnot ont repris la question dans un travail publié dans la *Semaine médicale*[1] et intitulé « la cicatrisation des plaies du foie ». Leurs examens ont porté sur des plaies simples, sur

____

(1) *Loc. cit.*, p. 441.

des plaies faites à l'emporte-pièce, sur des plaies avec perte de substance remplacée par de la fibrine, sur des plaies dont la perte de la substance était remplacée par une éponge.

Voici quelles sont leurs conclusions :

1° Une plaie simple du foie, faite par un instrument bien tranchant, se répare par l'intermédiaire de la mince couche de sang étalé entre les deux surfaces en contact, par l'anastomose de cellules de tissu conjonctif, puis par la formation des capillaires au 3ᵉ ou au 4ᵉ jour, absolument comme dans la réparation cicatricielle du tissu conjonctif de la peau et dans les adhérences des séreuses ;

2° Dans les plaies à l'emporte-pièce, si le cylindre intérieur de tissu hépatique n'a pas été détaché à sa base, la cicatrice périphérique suivant la section faite par l'emporte-pièce, se forme de la même façon que dans le cas précédent. Si le cylindre a été détaché, puis remis en place, les cellules hépatiques qui y sont renfermées se mortifient presque toutes ; mais comme les cellules plasmatiques et les vaisseaux venus du foie normal pénètrent dans le cylindre mortifié, il se fait tout autour de ce dernier une cicatrice, qui y ramène la nutrition comme dans la régénération d'un infarctus ;

3° Une plaie en V remplie de fibrine fraîche ou bouillie se répare très vite, et la fibrine est, au bout de cinq à six jours, envahie dans la plus grande partie de son étendue par des vaisseaux de nouvelle formation et par des cellules plasmatiques. Au début, une mince couche de cellules hépatiques est mortifiée à la surface de la plaie, mais le tissu conjonctif, les vaisseaux et leurs cellules et les canalicules biliaires ne sont pas lésés. Ces canalicules enfermés paraissent ainsi isolés au milieu de la fibrine et assez éloignés des îlots hépatiques. Les cellules épithéliales de ces canaux peuvent affecter la forme de cellules géantes. La poussée des cellules plamastiques et des vaisseaux est toujours précédée soit dans la fibrine, soit dans la surface de la plaie hépatique, par un grand nombre de leucocytes ;

4° Un fragment d'éponge fine, surtout s'il est imbibé de jaune d'œuf, peut être employé pour combler une perte de substance hépatique. Les lacunes de l'éponge sont envahies à sa périphérie par des cellules plasmatiques et des vaisseaux, tandis que son centre est rempli de sang qui ne s'organise que plus tard ;

5° *Les agents actifs des cicatrices sont les cellules endothéliales et plasmatiques. Les cellules hépatiques n'y jouent aucun rôle.*

Index bibliographique. 1re statistique. Antérieure à 1897.

PLAIES PAR INSTRUMENT TRANCHANT ET PIQUANT

(20 observations.)

ADLER. *Deut. med. Woch.*, n° 2, Berlin. 14 janv. 1892. p. 38.

AMANTE. *Riforma Medica*, Naples, 1893. III. p. 284.

BECK. *Verhandl. d. natur. med. ver. in. Heidelb.*, 1894, p. 293-297.

BROCA. *Mercredi médical*. Paris, 1891, 11, p. 361.

BURCKHARDT. *Centralblatt f. Chirurgie*, 1887. p. 88, n° 5.

DALTON. *Saint-Louis Courrier of medicine*. août 1890, n° 2.

DALTON. *The Journal of the American medical Association*, Chicago, 15 novembre 1890.

DALTON. *The Journal of the American med. Assoc.*, Chicago, 15 novembre 1890.

DALTON. *Trans. of med. Ass. of Missouri*, 35° réunion, 17 mai 1892, p. 189.

GANN. *The Lancet*. London, 1894, t. 1, p. 1371-1372.

JONES. *The Lancet*, 1894, t. I, p. 1132.

LUPO. *Riforma medica*, Naples, 1893, t. IV, p. 503.

LUPO. *Riforma medica*, Naples, 1895, t. II. p. 350.

MICHELI. *Riforma medica*, Naples, 1893, t. IV, p. 368.

A. PONCET. Rapport médico-légal de M. le prof. Lacassagne, Lyon, 1894.

POSTEMPSKI. *Bulletin de l'Acad. roy. de médecine de Rome*, 1892, t. XVIII, f. VI et VII, p. 532.

POSTEMPSKI. *Archiv. e. Atti della Soc. It. di Chir.* Roma, 1890, anno VI

SCHLATTER. *Beitrage z. klin. Chir.*, XV, 1896, p. 530-556.

SMITS. *Riforma medica*, Naples, 1893, t. III. p. 611.

VOLLBRECHT. *Berl. klin. Woch.*, 1888, p. 830-832.

ZEIDLER. *Deut. med. Woch.*, 13 septembre 1894, p. 723-725.

ZEIDLER. *Deut. med. Woch.*, 13 septembre 1894, p. 723-725.

ZÉRÉNINE. in *Chirourg. Lietop.*, 1894, vol. V, p. 799.

PLAIES PAR ARME A FEU

(14 observations.)

BRENNER. *Wiener klin. Woch.*, 1892, V, p. 267.

BRENNER. *Wiener klin. Woch.*, 1894, n° 27, p. 476.

V. FLAMERDHINGHE. *Deut. med. Woch.*, 1890, XXI, p. 867.

H. GAGE. *Boston medical and surgical. Journ.*, vol. CXXVI, n° 17. p. 416, avril 1892.

M. GANGOLPHE. Observ. inédite, communiquée à M. le prof. Terrier.

JELKS. *The Journ. of American med. Assoc.*, vol. XIX, n° 6, p. 161, Chicago, 25 mai 1892.

KORTE. *Samml. klin. Vortr.*, 2° série, n° 40, X, février 1892, p. 272.

KORTE. 2° observation, *Samml. klin. Vortr.*, 2° série, n° 40, X, février 1892, p. 273.

KORTE. 3° observation, *Samml. klin. Vortr.*, 2° série, n° 40, X, février 1892, p. 272,

KRONLEIN. in *Schlatter, Beitrage z. klin. Chir.*, XV, 1896, p. 530-556.

LAMBOTTE et HERMANN. *Annales de la Soc. de médecine d'Anvers*, 1895.

MICHELI. *Riforma medica*, Naples, 1893, t. IV, p. 368.

MORTON. *New England med. Monthly*, 1894.

ROUGIER. *Arch. méd. mil.*, 1896, p. 397-398.

RUEPP. in *Schlatter, Beitrage z. klin. Chir.*, XV, 1896, p. 530-556.

SMARTT. *Brit. med. Journ.*, Lond. 1895, p. 379.
TERRIER. *Revue de Chirurgie*, Paris, 1896, p. 750.

PLAIES DU FOIE CONSÉCUTIVES A DES TRAUMATISMES DIRECTS OU INDIRECTS,
SANS LÉSION DE LA PAROI ABDOMINALE

(11 observations.)

DALTON. *Weekly medical Review*, et extrait, p. 1 à 4, in-12, 18 juillet 1890.
DALTON. *Medical Mirror*, Saint-Louis, janvier 1892, t. III, p. 64-66.
FAURE. *Société de chirurgie de Paris*, séance du 6 mai 1896.
KÖRTE. *Samml. klin. Vortr.*, 2º série, nº 40, X, p. 273, février 1892.
KRÖNLEIN. in *Schlatter, Beitrage z. klin. Chir.*, XV, 2.
LAMBOTTE. *Annales de la Soc. Belge de chir.*, 1893, p. 278.
MILLAU. *Lancet*, London, 1860, t. II, p. 431.
PAGE. *Transact. clinic. Soc. of London*, 1891-92, XXV, p. 172-177.
PAGE. *Transact. clinic. Soc. of London*, 1891-92, XXV, p. 172-177.
ROUTIER. *Bullet. Soc. Chirurgie.*, Paris, 1896, p. 622.
SCHLATTER. *Beitrage z. klin. Chir.*, XV, 1895, p. 530-556.
ZEIDLER. *Deut. med. Woch.*, 13 septembre 1894.
ZOLEDZIOWSKI. *Gazeta Lekarska*, Warszawa, nº 37, 1894, XIV, nº 38, p. 1009-1019.

Deuxième statistique. Depuis 1897.

PLAIES PAR INSTRUMENT TRANCHANT ET PIQUANT

BOLTON. *N. York Country Med. Assoc.*, 1899. Compte rendu, in *Deut. medic., Zeitung.* 1899, p. 898.
COLSON et WALTON. *Belgique médicale*, 1897, p. 65 (2 observations).
DUBUJADOUX. *Bulletin de la Société de Chirurgie*, Paris, octobre 1898, p. 862.
Rapport de Chauvel et *Revue de Chirurgie*, Paris, 10 novembre 1898, nº 11, p. 1035.
GLANTENAY. *Société Anatomique*, Paris, 27 janvier 1899, p. 105.
GOLJACHOWSKI. *Wratch.* 1899, nº 33. et *Centralblatt f. Chirurg.*, 1899, p. 1263.
HAHN. *Deutsch med. Wochenschrift*, 1899, V. p. 226.
HALSTEAD. *Chicago med. Soc.*, 11 janvier 1899, in *J. of the Amer. med. Assoc.*, Chicago, 1899, p. 235.
LEGUEU. *Bulletin de la Société de Chirurgie*, Paris, 28 décembre 1898, p. 1204.
MAYO. *New York med. Journ.*, 1897.
MICHELI. *Arch. e. Atti d. Soc. ital. de Chir.*, 1896.
MORESTIN. Observation inédite, 1900.
SNYERS. *Annales de la Soc. Belge de Chirurgie*, 1898, p. 25.
TERRY. *Brooklyn med. Journ.*, 1897, p. 605.

PLAIES PAR ARMES A FEU

BRIN. *Presse médicale*, Paris, 1898. Annexes, p. 4.
CANAC-MARQUIS. *Presse médicale*, Paris, 11 juillet 1900, p. 13.
CATELLANI. Cité par Tricomi, in *Policlinico*, Turin, 15 novembre 1899, p. 429.
CHIFOLIAU. Observation inédite.
COLSON et WALTON. *Belgique médicale*, 1897, p. 65.
GOLJACHOWSKI. *Wratch*, 1899, nº 33. et *Centralblatt f. Chir.*, 1899, p. 1263.
ISRAËL. *Deutsch. med. Wochensch.*, Berlin, 1899, V, p. 227.
JACOMET. *Gazette des Hôpitaux*, Paris, 21 novembre 1899, nº 132.
LONGO. *Riforma Medica*, Naples, 1897, t. I, p. 722.
MANEGA. *Riforma Medica*, Naples, 1897, nº 103.
MARCILLE. Observation inédite.

Mori. *Gazz. Lombarda*, 1897.
Pizzorno. *Suppl. al Policlinico*, 1896-97, n° 38, p. 949.
Ricard. *Bulletin de la Société de Chirurgie*, Paris, 22 décembre 1897, p. 811.
Socin. Cité par S. Pozzi. *Bull. Société Chirurgie*, Paris, 1899, p. 143.
Tricomi. *Il Policlinico*, 15 octobre 1899, p. 429.

PLAIES CONTUSES

Carwardine. *The Lancet*, London, 12 mai 1900, vol. I.
Eichel. *Ver. Beil. d. Deutsch. med. Wochenschrift*, 1899, p. 4.
Gosset. *Gazette des Hôpitaux*, Paris, 1900, p. 873.
Guinard. *Congrès français de Chirurgie*, 11° session, Paris, 1897, p. 516.
Hahn. *Deutsch. med. Wochenschr.*, 1899, V, p. 226.
Hartmann. *Bulletin de la Société de Chirurgie*, Paris, 1899, p. 143.
Kugeler. *San-Francisco Comity med. Soc.*, mars 1895. Report, in *J. of the Amer. med. Ass.*, Chicago, 1899, p. 660.
Langenbuch. *Deutsch. med. Wochenschrift*, 1899, V, p. 227.
Morestin. *Bulletin de la Société Anatomique*, Paris, 1898, p. 57.

CHAPITRE II

CORPS ÉTRANGERS INTRA-HÉPATIQUES

La question des corps étrangers intra-hépatiques est intimement liée à celle des traumatismes du foie.

Nous pouvons être appelés à extraire ces corps étrangers dans deux conditions différentes : ou bien au cours d'une laparotomie faite d'urgence pour un traumatisme récent ayant intéressé le foie (le plus souvent plaie par arme à feu), ou bien tardivement guidés dans notre intervention par des signes cliniques (existence d'un abcès, d'une fistule, perception du corps étranger à travers la paroi abdominale) ou encore par les résultats fournis par la radiographie montrant la situation superficielle du corps étranger. La *radiographie* nous paraît appelée, en effet, à rendre pour les corps étrangers du foie les mêmes services que pour ceux des autres organes.

Nous avons déjà parlé, à propos des plaies du foie, de la conduite à tenir vis-à-vis des corps étrangers rencontrés au cours de la laparotomie d'urgence. Elle se résume à ceci : enlever les corps étrangers (projectiles ou autres) lorsqu'on a pu en déterminer le siège exact, — ce qui est bien souvent impossible, — et si leur extirpation peut être faite sans causer de trop grands dégâts. Assurer autant que possible dans le cas où l'extirpation est impraticable, la désinfection et le drainage de leur trajet. Dans trois observations, celles de Smarth, de Terry et de Gann, le corps étranger put être extrait, et le blessé guérit. Smarth, après ouverture de l'abdomen, rencontra une élévation, en promenant le doigt à la surface du foie ; la section du parenchyme hépatique fut pratiquée à ce niveau avec le bistouri sur une profondeur de 1 ou 2 centimètres, et la balle trouvée fut extraite avec des pinces. Le chirurgien ferma ensuite la plaie hépatique par des *sutures* à la soie. Terry, au contraire, traita la plaie du foie par le *tamponnement.* Chez le blessé de Gann, un harpon avait pénétré dans le lobe droit du foie ; l'extraction en fut difficile par suite des barbes dont cet instrument était muni et ne put être faite qu'en agrandissant la plaie hépatique. L'opération fut terminée par la suture du foie.

En somme, l'opération type consiste à faire une *hépatotomie*, aussi restreinte que possible, là où siège le corps étranger, à condition que l'épaisseur du tissu hépatique à traverser ne soit pas trop considérable.

Nous ne connaissons que deux cas dans lesquels l'intervention secondaire ait été faite dans le but unique d'extirper un corps étranger situé dans le foie et diagnostiqué à l'avance. L'un d'eux a été observé par Dalziel (*Glascow med. Journ.*, 1894, p. 457) dans les conditions suivantes : il s'agissait d'un enfant de cinq mois, qui portait à l'hypochondre droit une fistule existant depuis deux mois et dont la mère ignorait la cause. L'examen au stylet révéla l'existence d'un corps dur au fond du trajet ; Dalziel agrandit l'ouverture de la fistule, et après avoir détruit toutes les adhérences, ouvrit la cavité péritonéale. Il découvrit une petite plaie sur la surface du lobe droit du foie, et parvint après quelque difficulté à retirer une aiguille longue de trois pouces. Il pratiqua un tamponnement à la gaze iodoformée. En somme, chez le malade de Dalziel, l'intervention fut facilitée par l'existence de la fistule, au fond de laquelle il percevait le corps étranger, et qui était un guide précieux pour l'opérateur.

L'autre appartient à Péters (*Canadian Pract.*, nov. 1898), et comme le cas précédent a été observé sur un enfant de onze mois. Il s'agit également d'une aiguille que l'on percevait à travers la paroi abdominale et qui se mobilisait avec les mouvements de la respiration. Après ouverture du ventre, on constata qu'il existait une adhérence reliant le foie à la paroi abdominale. On disséqua en suivant cette adhérence et on put extraire l'aiguille presque complètement enfouie dans le foie. L'enfant guérit très rapidement.

Nous bornerons là notre étude sur les corps étrangers du foie. C'est un chapitre à peine ébauché dans la pathologie de cet organe, que nous avons tenu cependant à indiquer, car les premiers cas publiés sont encourageants pour les chirurgiens.

CHAPITRE III

TRAUMATISMES DES VOIES BILIAIRES

Les traumatismes des voies biliaires et de la vésicule ont été bien moins souvent observés que les traumatismes du foie, ce qui ne saurait étonner, étant donnée la situation occupée par les canaux excréteurs de cette glande, profondément cachés sous la face inférieure de l'organe, et les faibles dimensions que présentent les voies d'excrétion de la bile. Ces diverses conditions expliquent pourquoi, dans la plupart des cas, les voies biliaires pourront échapper à l'action des traumatismes.

Nous avons cru nécessaire, nous le répétons, contrairement aux classiques, de séparer nettement l'étude des traumatismes du foie de celle des traumatismes des voies biliaires, distinction qui se trouvera justifiée par l'évolution clinique et la marche des accidents, essentiellement différentes dans les deux cas, et aussi par les modifications apportées au traitement.

Historique.

Les traumatismes des voies biliaires sont restés bien longtemps dans l'oubli.

Au XVIIᵉ siècle, Salmuth, Bonnet et Faber rapportaient les trois premières observations ; et jusqu'à la fin du XVIIIᵉ siècle on ne trouve signalés que les cas de Stuart, Alberti, Gibson, Ferrand et Skarte.

En 1824, Leseure rassemblait tous les cas publiés, et cherchait à fixer la pathologie et le traitement des blessures des voies biliaires.

Tornwaldt, en 1866, de la Bigue-Villeneuve (thèse de Paris, 1869), abordaient le même sujet.

Ludwig Mayer (München 1872, p. 188-190), réunissait ces matériaux épars, et nous donnait le travail le plus important qui ait été fait jusqu'alors sur la question. Nous passerons sous silence les thèses assez obscures de Dormont, 1874, d'Auregan, 1879, et de Brethes, 1879, pour en arriver au travail intéressant d'Edler, 1887, dans lequel l'auteur publie la statistique la plus complète qui ait été fournie jusqu'alors sur ce sujet.

Puis viennent les mémoires de Thiersch (8ᵉ Congrès, Berlin, 1879, p. 117-120), Uhde, cité par Routier (Soc. chir. 1892), Prolls, thèse Wurzbourg, 1880.

Enfin, dans son ouvrage sur la chirurgie des voies biliaires, Courvoisier (1892) consacre un chapitre spécial aux plaies, fait une revision approfondie des statistiques antérieures de Mayer et Edler, et rapporte 48 observations, qui se répartissent en 34 ruptures sous-cutanées et 14 plaies pénétrantes des voies biliaires ; il vante, à propos du traitement les bons effets de la ponction.

La question des traumatismes des voies biliaires fut reprise par Routier à la Société de chirurgie de Paris, le 8 décembre 1892. L'auteur envisagea la question dans son ensemble, en s'arrêtant tout spécialement sur le traitement et en conseillant d'attendre pour intervenir que les symptômes aigus du début se soient apaisés. Il relate un cas où la laparotomie secondaire avait été suivie de guérison.

A la suite de cette communication de nouvelles observations furent publiées en 1892 par Kirmisson et en 1893 par Michaux qui traita avec succès son malade par la laparotomie secondaire. Cette dernière observation inspira à Desrosiers, 1894, le sujet de sa thèse inaugurale sur « les ruptures des voies biliaires par contusion de l'abdomen ».

A l'étranger, un certain nombre de faits intéressants traités par la simple laparotomie avec évacuation du foyer de bile épanchée, étaient publiés par Briddon, 1885 ; Czerny, 1890 ; Arbuthnot Lane, 1891 ; Hermes, 1892 ; Battle, 1883 ; Russel Aldridge, 1898 ; Whipple, 1898.

Mais dès 1887, Dixon plus hardi complétait la laparotomie par l'extirpation de la vésicule blessée, et en 1892 Dalton et Kehr, en 1897 Walton recouraient à la suture de la plaie vésiculaire, méthode idéale, suivie de succès dans deux cas.

Dans la séance du 21 février 1900, la Société de chirurgie de Paris s'est occupée à nouveau des traumatismes des voies biliaires à propos d'une observation de Imbert (de Montpellier), dont E. Schwartz était rapporteur.

Nous mentionnerons en terminant les articles parus il y a quelques mois dans nos traités classiques [1].

(1) *Traité de Chirurgie* (S. Duplay et P. Reclus), 2ᵉ édition, 1898, t. VI, p. 977. — *Traité de Chirurgie clinique et opératoire* (A. Le Dentu et Pierre Delbet), 1ʳᵉ édition, 1899, t. VIII, p. 169.

Étiologie.

Comme les plaies du foie, celles des voies biliaires peuvent être consécutives à des traumatismes de la région hépatique produits par des armes à feu, des instruments piquants et tranchants. La paroi abdominale est alors intéressée, et souvent aussi le foie ou les organes voisins.

Il n'y a pas lieu d'insister sur ce genre de blessures, dont la pathogénie est aisée à comprendre, surtout en ce qui concerne la vésicule biliaire, les rapports de celle-ci avec la paroi abdominale étant assez intimes.

Courvoisier rapporte 14 cas de plaies pénétrantes des voies biliaires, dont 6 par coup de feu et 8 par instrument piquant ou tranchant.

Mais les plaies des voies biliaires et de la vésicule peuvent succéder à des contusions directes de la paroi abdominale, sans plaie de cette paroi ; c'est même, là, la cause la plus fréquente de rupture des voies biliaires. L'homme est particulièrement atteint, et de préférence l'homme jeune de dix à trente ans, plus exposé aux traumatismes.

Ces contusions peuvent être produites par le passage d'une roue de voiture, un coup de pied, un coup de timon ou de tampon dans la région du foie, ou bien encore par une chute d'un lieu élevé ; nous en rapporterons ultérieurement un certain nombre d'exemples dans lesquels on est intervenu chirurgicalement. Généralement le choc est violent, et presque toujours la force vulnérante agit de bas en haut, et sa surface d'application est étroite.

Routier à émis à propos du mécanisme de la rupture dans ces cas l'hypothèse suivante : « Il est probable que dans le choc violent, la paroi abdominale peut être profondément refoulée sous le foie, et qu'il se produit une sorte de compression brusque des voies biliaires entre la glande d'une part, fortement appuyée dans la concavité du diaphragme et contre la paroi postérieure du tronc, et la force contondante coiffée de la paroi abdominale d'autre part : les voies biliaires sont donc comme écrasées et éclatent ». D'après Routier, « il semble que cette rupture se produise presque toujours en avant, comme si la force contondante provoquant l'effacement de la lumière du cholédoque, refoulait violemment la bile qui, ne trouvant pas d'issue, ferait éclater soit la vésicule, soit les canaux cystiques ou hépatique ».

De même que le tissu du foie peut être rendu plus friable par suite de lésions pathologiques antérieures qui le prédisposent aux ruptures, de même les lésions antérieures de la vésicule biliaire ont une influence sur le résultat des traumatismes.

On trouve citée partout cette histoire d'un maréchal-ferrant qui tua sa femme en lui assénant un coup de poing sur l'hypocondre : l'autopsie montra la vésicule biliaire remplie de calculs et largement déchirée. Hoffmann rapporte une observation tout à fait semblable, si ce n'est que la femme fut tuée d'un coup de bâton. On peut également citer les faits de Salmuth, d'Albert et de Bouet, etc.

La rupture des voies biliaires s'explique alors, soit par la friabilité de la paroi altérée, soit par l'hydropisie de la vésicule, soit enfin par sa distension par la bile.

Dans un cas de Janeway, cité par Courvoisier, on attribua la rupture de la vésicule à la traction exercée par de vieilles adhérences sur la vésicule lithiasique.

Anatomie pathologique.

Nous n'insisterons pas, au cours de cette étude, sur les lésions de la paroi produites par les armes à feu, les instruments piquants ou tranchants. Nous en avons déjà parlé à propos des plaies du foie, et ces lésions ne sauraient différer dans les deux cas.

Toutes les parties des voies biliaires ont été atteintes. La vésicule biliaire, au niveau de son fond, a été souvent plus ou moins déchirée, ce qui s'explique aisément étant donnée la situation relativement superficielle de cette portion du réservoir de la bile.

Fréquemment les plaies des voies biliaires sont accompagnées de blessures du foie plus ou moins étendues, ou encore de quelque lésion des organes voisins (estomac, intestin, etc.). C'est là un point commun aux traumatismes du foie et des voies biliaires.

On a cité des cas dans lesquels la vésicule biliaire, avec la substance hépatique adjacente, se trouva séparée complètement du reste du foie ; Ogston et Kilgour en ont relaté deux exemples remarquables.

Quant à la forme, à la situation, à l'étendue des lésions de la vésicule ou des canaux excréteurs, elles sont très mal connues, soit, comme le dit Routier, parce que les malades guérissent et qu'on ne sait rien sur les lésions anatomiques, soit parce qu'ils ont presque toujours assez vécu pour permettre aux lésions de disparaître ou d'être tellement cachées par les néo-membranes, qu'on n'a pas pu en déterminer le siège exact.

Quoi qu'il en soit, le résultat d'une blessure des voies biliaires est l'épanchement de la bile, mêlée à une quantité plus ou moins considérable de sang dû aux lésions voisines, en particulier celle du foie. Dans la cavité péritonéale où elle se collecte, la bile occupe en général la partie latérale droite de l'abdomen, comme les épanchements sanguins dans les traumatismes du foie. La collection, suivant son volume, s'étend de l'hypocondre droit au flanc droit et jusqu'à la fosse iliaque du même côté, refoulant à gauche tout le paquet intestinal, et est arrêtée seulement par l'insertion du mésentère.

Dans une observation de Routier les anses intestinales n'opposaient à la bile qu'une barrière incomplète, aussi avait-elle pénétré dans le petit bassin qu'elle remplissait et même dans le flanc gauche sur l'autre face du mésentère, mais en bien moindre quantité.

Dixon rapporte une observation où l'épanchement de la bile était rétropéritonéal. Un examen attentif révélait un léger empâtement avec matité à la percussion, à peu de distance à droite et au-dessus du cæcum ; une ponction pratiquée en ce point permit de retirer une certaine quantité de bile. « La bile était descendue le long du bord postérieur du côlon ascendant, en dehors du péritoine, jusqu'au point où on avait ponctionné, fait qui a été mis hors de doute par l'autopsie ».

Le volume de ces collections est essentiellement variable et tient à la quantité de bile épanchée ; il peut être considérable dans certains cas, témoin le fait rapporté par Landerer où une première ponction permit d'enlever 8 litres de bile de la cavité abdominale, et celui de Uhde où la ponction fournit 14 kilogrammes de liquide analogue à la bile.

Au bout d'un certain temps la collection de bile est entourée par une néo-membrane qui lui sert d'enveloppe et la sépare des parties voisines. Cette fausse membrane par sa face externe lisse tapisse le péritoine pariétal et le péritoine viscéral ; elle réunit entre elles les anses intestinales, et unit celles-ci aux organes voisins. Dans une autopsie pratiquée par Thiersch, la membrane enveloppante se laissait facilement détacher du péritoine sous forme de grands lambeaux et se montrait si résistante qu'avec un peu de patience on aurait pu l'enlever comme un moule presque parfait de la cavité abdominale.

Dans un cas de Drysdale l'enveloppe de la collection simulait la paroi d'un kyste.

L'épaisseur de la fausse membrane est variable : dans le fait de Thiersch auquel nous venons de faire allusion, elle était épaisse de 2 à 3 millimètres.

La surface interne est rugueuse, colorée en jaune par la bile. Routier et d'autres auteurs avant lui, ont insisté sur la difficulté qu'il y avait à retrouver, à la surface interne de la fausse membrane, l'orifice de communication de la cavité kystique avec les voies biliaires, orifice par lequel avait dû s'écouler la bile. Et de fait, même dans les cas où l'autopsie a pu être pratiquée, il a été impossible le plus souvent de trouver l'orifice en question, qui est parfaitement dissimulé par les néo-membranes.

Toutefois, il ne saurait toujours en être ainsi, et dans l'observation publiée par Drysdale, dont nous avons déjà parlé, « on put découvrir sur la face interne du kyste un orifice qui communiquait avec le canal cholédoque, trois quarts de pouce au-dessous du conduit cystique ».

Remarquons en passant que les expériences pratiquées sur les animaux ont permis de constater la réparation rapide des plaies faites sur les voies biliaires.

De Lesser (de Leipzig), cité par Thiersch, rapporte que sur des chiens où on avait cherché à obtenir une fistule biliaire permanente intra-péritonéale, quel qu'ait été le procédé opératoire employé, les plaies étaient bientôt obstruées et l'excrétion biliaire cessait. Enfin, Rodolfo Schwarz, en 1889, dans une série d'expériences analogues, arriva aux mêmes résultats.

Au point de vue de sa constitution, la néo-membrane examinée dans un cas de Tiersch, un mois après l'accident, est colorée en jaune par la bile sur sa face interne. Les couches plus profondes sont incolores ou gris rougeâtre et parcourues par des vaisseaux de nouvelle formation. La couche jaune contient des restes de cellules et des noyaux réunis par un ciment granuleux ; les deux couches ne se laissent pas séparer l'une de l'autre, et sur une coupe verticale, on voit la couche des vaisseaux pénétrer par plusieurs points dans la couche jaune jusque près de sa surface. Primitivement la fausse membrane a dû être colorée en jaune dans toute son épaisseur et le pigment a disparu au fur et à mesure que se formaient les vaisseaux.

Le contenu de la collection est représenté dans la plûpart des observations par la bile pure ou par un mélange de bile et de liquide sécrété par le péritoine.

Nous laissons de côté la description des accidents septiques qui peuvent accompagner les traumatismes des voies biliaires comme ceux du foie et dont nous avons suffisamment parlé à propos de ces derniers.

Symptômes.

Au moment où se produit l'accident, le blessé perd souvent connaissance et reste plongé pendant un temps plus ou moins long dans un état de collapsus quelquefois très profond. Il présente tous les signes de la contusion abdominale : la partie inférieure du thorax et la région hépatique sont le siège d'une vive douleur ; l'abdomen est légèrement ballonné ; le pouls est petit, fréquent ; le facies pâle et anxieux ; il y a quelques envies de vomir ; des vomissements alimentaires peuvent même survenir si le traumatisme suit de près le dernier repas.

Bien entendu il en est ici comme dans les cas de traumatismes du foie ; la paroi peut être plus ou moins gravement atteinte suivant que la blessure est le résultat d'une plaie par arme à feu ou par un instrument tranchant, et alors il peut y avoir issue de l'intestin, de l'épiploon ou de quelque organe voisin du foie. Mais dans bien des cas, il existe à peine quelques traces de contusion à la surface de la paroi abdominale, malgré la violence du choc.

Peu à peu le blessé sort de cet état de collapsus où l'avait plongé le traumatisme, et des accidents de réaction péritonéale apparaissent constituant un tableau tout spécial qui est assez caractéristique des traumatismes des voies biliaires. La douleur, vive, se localise dans la région hypogastrique ou dans l'hypocondre droit, avec irradiations vers l'épaule droite signalées dans le cas de Hermes ; le ventre est partout sensible, mais particulièrement dans la région sous-hépatique, la paroi abdominale y est contracturée, en état de défense. Les nausées persistent, accompagnées de vomissements bilieux parfois incessants, comme dans les observations de Routier et Fryer ; la soif est ardente et, généralement dans les premiers temps qui suivent l'accident, on observe de la constipation. En même temps le ventre se ballonne, il augmente progressivement de volume sous l'influence de l'épanchement de bile qui se fait dans la cavité abdominale et des troubles intestinaux dus à la réaction péritonéale.

Ce ballonnement peut atteindre dans certains cas des proportions énormes, puisque, dans un fait signalé par Uhde, le ventre mesurait jusqu'à 125 centimètres de circonférence. Ces dimensions n'ont pas lieu d'étonner lorsqu'on sait les quantités considérables de bile qui peuvent s'épancher dans la cavité péritonéale.

A la percussion, on constate de la sonorité dans la partie gauche de l'abdomen, de la matité à droite, là où la collection de bile tend à s'enkyster. A la palpation, qu'il faut pratiquer avec douceur, on trouve au niveau de la matité une fluctuation parfois très nette.

L'épanchement de la bile peut être assez considérable pour amener parfois une dyspnée intense liée au refoulement du diaphragme et pouvant aller jusqu'à l'asphyxie ; les observations de Kirmisson et de Landerer sont, à cet égard, très caractéristiques. Ce refoulement du diaphragme peut s'accompagner du déplacement des organes voisins : le foie et le cœur sont refoulés vers le haut, comme dans le cas de Hermes. Chez le malade observé par Kirmisson, il existait une toux sèche, et l'examen de la poitrine révélait en arrière et à droite une matité absolue dans le tiers inférieur de la cage thoracique, du souffle pleurétique et de la voix de jeton. Pour remédier à l'asphyxie on pratiqua une ponction de la fosse iliaque droite, ponction qui donna issue à 8 litres et demi de liquide, la respiration se fit alors aisément, tous les signes stéthoscopiques disparurent et bientôt la guérison fut complète.

Les accidents peuvent être suivis, d'une façon plus ou moins immédiate, mais pas plus tard généralement que dans la seconde semaine, dit Courvoisier, d'un *ictère* caractéristique. Cet ictère, dû à la résorption de la bile épanchée, peut être plus ou moins marqué ; il peut s'accompagner d'urines ictériques et de décoloration des selles. D'après Courvoisier l'ictère a été observé 10 fois dans 24 cas ; 8 fois seulement il s'accompagnait de la décoloration des fèces. Ceci indique naturellement que toute la bile s'écoule dans la cavité abdominale ; car s'il existe un écoulement partiel de la bile dans l'intestin, cette décoloration des selles ne s'observe plus. La pathogénie de l'ictère a été étudiée par Hayem [1] sur un petit malade qui avait eu une rupture traumatique de la vésicule, et chez lequel il a pu suivre la marche de la bile. Les ganglions mésentériques étaient colorés en vert foncé ; il en était de même pour les lymphatiques qui formaient des traînées de même couleur ; dans le médiastin posté-

_____

(1) Hayem. *Compte rendu de la Société médicale des hôpitaux*, Paris, novembre 1899, p. 341.

Terrier et Auvray.   I. — 7

rieur suivait une traînée verdâtre correspondant au canal thoracique ; enfin cette coloration verte se retrouvait dans tous les ganglions du médiastin, dans les ganglions bronchiques et dans ceux de la base du cou.

Dans un grand nombre d'observations, on constate qu'à la constipation succède généralement de la diarrhée à une période plus ou moins éloignée du début des accidents. En même temps l'état général du sujet s'altère profondément.

La température oscille entre 37°,6 et 38° dans la plupart des cas. La réaction fébrile est donc peu intense, c'est là un fait que nous tenons à bien mettre en relief, car il nous a particulièrement frappés. Si la température s'élève, c'est que l'élément septique de la bile intervient pour transformer des accidents de péritonite subaiguë, en accidents de péritonite suraiguë. Le pouls est fréquent, petit, misérable ; il y a dissociation de la température et du pouls, puisque dans le cas signalé par Landerer, le pouls était à 140 avec une température normale. Le visage fatigué exprime un affaiblissement profond de l'organisme, l'amaigrissement survient, analogue à celui qu'on observe chez les animaux porteurs de fistule biliaire.

En somme il existe des accidents de réaction péritonéale, mais peu intenses ; la bile semble agir par sa présence surtout comme liquide irritant au contact de la séreuse, déterminant ce que les auteurs décrivent sous le nom d'inflammation séro-fibrineuse, mais à une condition, et c'est là un fait capital sur lequel il importe de bien insister, *c'est que les voies biliaires et la bile soient parfaitement aseptiques avant l'accident.*

Cette bile pure détermine des accidents irritatifs qui évoluent lentement, progressivement, et qui amènent la mort par affaiblissement, par émaciation (cas de Drysdale, de Thiersch, etc.), due à la déperdition d'un liquide utile à l'organisme ; peut-être aussi par une action toxique encore mal définie invoquée par quelques auteurs, sans qu'on sache exactement quel en serait l'agent parmi les divers éléments de la bile.

Mais que la bile soit septique, que des germes venus de l'intestin parviennent jusqu'à la collection, ou soient apportés par le sang qui presque toujours est mélangé à la bile, et l'on verra éclater rapidement des accidents de péritonite septique aiguë le plus souvent mortels.

Nous ferons remarquer en passant que le péritoine des animaux présente une tolérance remarquable pour les épanchements de bile aseptique. De Lesser, cité dans le travail de Thiersch, rapporte que dans des expériences pratiquées sur des chiens, des quantités très grandes de bile épanchée dans la cavité abdominale, non seulement ne provoquent aucune irritation du péritoine, mais sont aussi très rapidement résorbées.

Schwarz, Emmert, Amussat, Bostroem, Hering et Villaderbo ont aussi démontré par des expériences sur les animaux que la bile normale est sans danger pour la cavité péritonéale.

Aux phénomènes que nous venons de signaler peuvent se trouver associés d'autres symptômes liés aux lésions des organes voisins : les vomissements de sang, les selles et les urines sanglantes sont signalés dans un certain nombre d'observations.

La *marche* des accidents n'est pas toujours telle que nous l'avons décrite. Les phénomènes de collapsus du début peuvent faire totalement défaut ; chez un malade de Todd qui avait été écrasé par une voiture, les symptômes primitifs se montraient insignifiants ; le malade ne s'était pas alité, on le croyait déjà convalescent et il allait quitter l'hôpital, lorsque tout à coup apparut une douleur intense dans l'abdomen, et le malade succomba avec les symptômes d'une péritonite suraiguë le neuvième jour de sa maladie. On constata a l'autopsie des ruptures du parenchyme hépatique et de la vésicule biliaire, avec une collection de bile dans la cavité abdominale. Un autre blessé de Thiersch, également écrasé par une voiture, resta quatorze jours sans s'aliter, et fut transporté à l'hôpital pour douleurs croissantes dans l'abdomen et les signes d'un épanchement bilieux intra-péritonéal.

Dans certains cas cités par Martel (*Bull. de la Soc. de chirurgie*, Paris, 1882), la guérison spontanée a été quelquefois observée. Cauchois dans l'*Union médicale* de Paris (1872), rapporte un cas où la guérison a été obtenue sans intervention grâce à la formation d'une fistule biliaire : tout à coup au niveau de la plaie extérieure, cicatrisée, il y eut irruption d'un flot de bile collectée dans la cavité péritonéale ; la fistule biliaire persista pendant 12 jours et se cicatrisa.

Le *pronostic*, tout en restant grave surtout à cause des accidents de collapsus du début, est donc moins redoutable qu'on ne le dit généralement, puisque la guérison spontanée a pu être observée dans des cas rares, il est vrai. Ce pronostic est rendu plus favorable encore grâce aux progrès de la chirurgie abdominale et à l'emploi des interventions précoces sur les indications desquelles nous reviendrons et qui seules permettront d'éviter les accidents d'amaigrissement et d'émaciation, qui ont été souvent causes de la mort.

Le pourquoi des variations dans la gravité des épanchements de la bile a fait l'objet de nombreuses controverses. Loreta et Tizzoni, dans une discussion au Congrès italien de chirurgie de 1888, admettaient que la bile provenant de la vésicule biliaire était seule toxique pour le péritoine. Postempski et Morris estiment que la gravité de la complication tient avant tout au mode d'écoulement de la bile : les épanchements continus seraient très graves, tandis que les épanchements brusques seraient beaucoup mieux tolérés.

Nous estimons avec Rohmer et Vautrin que l'élément capital du pronostic c'est l'état des voies biliaires au point de vue septique. Indépendamment des microbes qui peuvent être introduits dans la cavité abdominale au moment d'une plaie pénétrante de l'abdomen, il faut tenir grand compte des microbes qui peuvent être versés dans le péritoine par les voies biliaires antérieurement malades ou infectées secondairement. C'est ce qu'avaient parfaitement compris Cauchois et Martel lorsqu'ils insistaient sur l'innocuité de la bile normale. En 1872, Cauchois disait : « Généralement le pronostic est réputé très grave, c'est qu'il s'agit le plus souvent d'épanchements consécutifs à un travail ulcératif survenu pendant le cours d'une affection non traumatique des voies biliaires. Il y avait un état pathologique plus ou moins ancien. En pareil cas la bile ne saurait être regardée comme douée de ses propriétés physiologiques ».

Et passant à une idée de même ordre, il ajoutait : « L'irritation exercée par l'urine sur les tissus où elle est épanchée est bien différente suivant que ce liquide possède encore ou a perdu ses qualités normales, suivant que le contact a lieu chez un individu sain ou chez un fébricitant. Il y a innocuité des urines normales mises en contact avec les tissus d'un sujet en parfaite santé ».

Nous avons vu, en somme, dans cette étude que les traumatismes des voies biliaires offrent un tableau clinique assez spécial pour permettre assez souvent de les diagnostiquer, tableau, en tout cas assez différent de celui des plaies du foie.

Dans l'un c'est l'épanchement de bile qui devient la source d'accidents péritonéaux à évolution lente et progressive tant que l'élément septique n'intervient pas ; dans l'autre, ce sont les symptômes de l'hémorragie qui dominent la scène. Ce qui ne veut pas dire, assurément, qu'il ne puisse y avoir épanchement de sang en même temps qu'épanchement de bile dans les plaies des voies biliaires, et réciproquement dans les traumatismes du foie ; mais l'épanchement de bile est le fait dominant dans le premier cas, et imprime à la lésion un caractère particulier ; comme l'épanchement de sang dans le second cas donne une physionomie toute spéciale au traumatisme du foie.

Traitement.

Ici, deux questions se posent : *Quand faut-il intervenir ? — Comment faut-il intervenir ?*

Indications opératoires. — Il y a des cas où l'intervention ne saurait être discutée ; toutes les fois qu'il existe une plaie de la paroi abdominale, qu'elle ait été produite par un instrument piquant, tranchant ou par une balle, du moment qu'il y a pénétration dans la cavité abdominale, il faudra pratiquer la *laparotomie immédiate* : elle permettra de remédier à une lésion des voies biliaires, et si celle-ci n'existe pas, elle aura le grand avantage de rendre possible la désinfection de la cavité péritonéale.

Même dans les cas douteux où la pénétration ne saurait être affirmée, mieux vaut encore pratiquer la laparotomie exploratrice, qui ne fera courir au malade aucun danger si pendant l'intervention l'asepsie est rigoureusement observée.

Quand il y a seulement contusion de la paroi abdominale sans plaie des téguments, beaucoup d'auteurs se prononcent pour l'expectative.

C'est l'opinion qu'émettait Routier, à la Société de chirurgie de Paris, le 7 décembre 1892, à propos d'une discussion sur « la Rupture des voies biliaires consécutives aux contusions abdominales ».

Ce chirurgien se demandait si, en présence d'une rupture des voies biliaires, *on doit agir de suite* ou *attendre :* « La théorie est pour l'opération immédiate ; mais la pratique est ici en contradiction. D'abord le diagnostic précoce de la rupture des voies biliaires est fort difficile, sinon impossible ; d'autre part la péritonite qui la suit est limitée, non mortelle. L'intervention sera bien plus bénigne quand les symptômes aigus du début se seront apaisés, et c'est là je crois le plus sage parti à prendre.

« En face donc d'une contusion violente de l'abdomen, si on peut rejeter l'idée d'une rupture intestinale, et qu'on ne craigne qu'une rupture des voies biliaires, il faudra immobiliser son malade, mettre de la glace sur le ventre, calmer les vomissements par la diète ou le lavage stomacal, et, dès que la fièvre sera tombée, quand les signes d'épanchement seront localisés, alors on fera une laparotomie ».

Cette laparotomie tardive offre, il est vrai, certains avantages, et elle est en tout cas bien supérieure à la méthode aveugle des ponctions — nous reviendrons ultérieurement sur ce point ; mais il nous semble qu'on peut faire mieux encore par la laparotomie pratiquée à un moment très rapproché du traumatisme.

Nous pensons donc, contrairement à Routier, que cette laparotomie précoce ne doit pas être exclusivement réservée aux cas où la rupture des voies biliaires n'est pas douteuse et qu'il faut étendre davantage le champ des interventions rapides. Nous reconnaissons volontiers que la question est parfois délicate à résoudre ; nous avons vu en effet que certains blessés, à la suite du traumatisme, avaient continué leur genre d'existence jusqu'au jour où se déclarèrent des accidents rapidement mortels, que rien n'avait pu faire prévoir.

Quand nous sommes en présence d'un sujet atteint de contusion abdominale, nous devons toujours, si la chose est possible, l'interroger sur les circonstances qui ont accompagné l'accident, sur la violence et sur le mode d'action du traumatisme, et même dans les cas où la contusion paraît légère, sans se fier aux apparences souvent trompeuses, il faut étudier l'état général du blessé, le suivre avec soin dans les instants qui succèdent au traumatisme, consulter son pouls, sa température, et surtout l'état de sa sensibilité abdominale, *en se rappelant que la douleur localisée à la région épigastrique ou à l'hypochondre droit acquiert en l'espèce une réelle valeur.* Et si l'examen du patient laisse planer le moindre doute dans l'esprit du chirurgien, mieux vaut intervenir dans le plus bref délai, la laparotomie n'étant, en elle-même, qu'une opération sans danger.

Du reste tout engage à intervenir tôt : car en admettant que la péritonite qui succède à l'épanchement de la bile soit une péritonite limitée, non mortelle, à condition, bien entendu, que la bile soit aseptique, *ce dont nous ne pouvons jamais être certains,* il n'en est pas moins vrai que pour beaucoup, la bile en contact avec le péritoine a une action toxique. D'autre part la déperdition de bile qui se fait par l'écoulement de ce liquide dans la cavité péritonéale devient la cause d'un état d'amaigrissement et d'émaciation qui crée dans la suite un réel danger pour la vie des blessés, danger encore accru par la nécessité où l'on s'est trouvé dans la plupart des observations de ponctionner plusieurs fois les malades par suite de la reproduction incessante du liquide.

On verra du reste par les observations qui suivent, que maintes fois la mort est survenue par suite de l'épuisement dans lequel étaient tombés les blessés.

Il y a donc, à tous égards, le plus grand intérêt à recourir à la *laparotomie exploratrice précoce*, toutes les fois qu'il y a le moindre doute sur l'existence d'une lésion des voies biliaires, et en se guidant surtout sur l'élément douleur, et sur l'état de défense des muscles de la paroi.

Divers modes d'intervention. — La plupart des chirurgiens partisans des interventions tardives, ont eu recours soit à la méthode des *ponctions*, soit, avec les progrès de la chirurgie, à la méthode de la *laparotomie secondaire.*

La *ponction* a été employée depuis fort longtemps ; elle fut même, à une époque où l'antisepsie était complètement ignorée, la cause d'accidents septiques qui entraînèrent la mort des opérés. Courvoisier, en 1892, dans son intéressant ouvrage sur la chirurgie des voies biliaires, vantait les bons effets de la ponction, et apportait à l'appui de son dire la statistique suivante :

Sur 33 blessés atteints de rupture des voies biliaires, dont il avait pu réunir les observations, il constatait que la ponction aurait été pratiquée 18 fois, avec les résultats suivants : 2 morts, 5 non améliorés, 11 guérisons. Et il ajoutait : *aucune rupture des voies biliaires n'a guéri sans ponction ou incision;* il faut entreprendre la ponction le plus tôt possible.

La ponction a été généralement pratiquée longtemps après l'accident, une fois même (cas de Gibson) un an et demi après le traumatisme et dans le point où la percussion et la palpation révélaient l'existence de la collection de bile.

Cette ponction ne doit être faite qu'avec l'observation rigoureuse des règles de l'asepsie absolue: désinfection soigneuse de la paroi abdominale et stérilisation du trocart. On se servira actuellement des appareils de Dieulafoy ou de Potain ; Kirmisson, dans l'un des derniers cas où la ponction ait été pratiquée, s'est servi de l'aiguille Dieulafoy n° 2 avec un plein succès.

Cette ponction a permis l'évacuation de quantités parfois considérables de bile : Kirmisson enleva dans une seule ponction 8 litres de liquide ; Uhde, dans une première ponction, retira 14 kilogrammes de bile.

Dans des cas exceptionnels il est vrai, une seule ponction a suffi pour obtenir la guérison. Nous en pouvons citer deux : l'un de Kirmisson, l'autre de Fitz Patrick. Mais dans la plupart des observations la reproduction incessante du liquide a nécessité, avant la guérison, l'emploi de ponctions multiples. Fryer n'obtient la guérison de son malade qu'après neuf ponctions, Barlow après huit ponctions ; Landerer en cinq ponctions retire 35 litres de bile.

En présence de ces faits, on ne s'explique pas très bien ce passage de Courvoisier relatif aux suites des ponctions : « Ou bien à la suite de la ponction il n'y a pas de nouvel épanchement, ou si le liquide se reproduit il y a résorption rapide ». Il nous semble que dans les cas précédemment cités, la résorption ne s'est pas produite, puisque des ponctions multiples ont été nécessaires, et c'est un fait que l'on retrouve signalé dans la plupart des observations.

Dans le cas de Landerer, auquel nous venons de faire allusion, pour lutter contre la dépression résultant de la déperdition de la bile, on eut l'idée de donner au malade de la bile sous forme de pilules : il absorbait ainsi chaque jour 1 gramme de fiel de taureau.

La ponction n'est pas une méthode inoffensive ; elle a ses dangers et nous avons déjà signalé les accidents septiques survenus à la suite de l'intervention, et les morts par péritonite purulente. C'est là une complication que nous sommes en mesure d'éviter aujourd'hui grâce à la stérilisation facile des instruments. On a noté également la perforation de l'intestin par le trocart, avec ses funestes conséquences. Enfin dans un cas, il s'est développé une fistule biliaire qui se tarit au bout de quelque temps, lorsque le cours normal de la bile vers l'intestin se fut rétabli.

Nous reprochons à la ponction d'être une méthode aveugle, peu chirurgicale, insuffisante puisqu'il y a eu le plus souvent reproduction incessante du liquide, et nous lui préférons de beaucoup la *laparotomie même tardive* pratiquée dans les conditions que nous allons maintenant étudier.

Cette *laparotomie* secondaire a été précédée dans quelques cas d'une ponction tantôt évacuatrice, tantôt simplement exploratrice qui avait pour but unique de constater la présence de la bile épanchée

dans le ventre. L'opération consiste alors en une simple ouverture
de la paroi dans le point où la matité révèle la présence de la bile
collectée, ouverture suivie de l'évacuation du liquide qui, suivant les
cas, est plus ou moins abondant. L'ouverture de l'abdomen peut être
rendue difficile par la présence d'adhérences unissant l'intestin grêle
à la paroi ; c'est ce qui arriva dans le fait rapporté par Routier, et il
est bon d'être prévenu de la chose pour éviter la blessure des parois
intestinales. Pour favoriser l'écoulement du liquide on pourra incliner
le malade sur le côté, et pour mettre l'abdomen complètement à sec
on se servira de tampons ou de compresses stérilisées. Généralement la présence des fausses membranes a empêché de constater le
point où siégeait la lésion des voies biliaires et on a eu bien soin
de respecter ces fausses membranes qui pouvaient obstruer la
rupture.

La poche où s'était épanchée la bile a été traitée de façon différente
suivant les auteurs : Routier, Hermes se contentèrent de frotter les
parois de la cavité avec une éponge saupoudrée d'iodoforme, et refer-
mèrent le ventre. Michaux, Battle, lavèrent la poche avec une solution boriquée à 40°, et laissèrent à demeure un gros tube à drainage
après avoir rétréci la plaie à ses deux extrémités. Un bon pansement
antiseptique recouvrait la plaie extérieure.

La laparotomie secondaire, nous le verrons, a donné de bons
résultats ; Routier dans sa communication de 1892, comparant les
effets de la laparotomie secondaire et ceux de la ponction, disait :
« Quand on a fait la laparotomie, la guérison a été la règle, et cette
guérison a été rapide ; quand on s'est contenté de ponctionner,
toujours il a fallu revenir à la charge, et si plusieurs malades ont
bien supporté ces interventions multiples, nous avons vu que quelques-uns ont succombé par suite de l'affaiblissement progressif ».

C'était le procès de la ponction, bien trop vantée par Courvoisier.

Mais pour les raisons que nous avons exposées précédemment,
nous croyons qu'on peut faire mieux encore par la *laparotomie
précoce.*

Voyons quels sont les divers moyens employés par le chirurgien
dans les cas où il est intervenu tôt, et ceux qui seraient à sa disposition selon le point des voies biliaires atteint. Le mode d'intervention variera en effet, selon que la lésion porte sur la vésicule biliaire,
sur le canal cystique, sur le canal hépatique ou sur le canal
cholédoque.

Dans ces diverses circonstances l'ouverture de la cavité abdominale se fera comme dans les cas de traumatisme du foie, nous n'avons pas à y revenir ici ; ce qu'il faut avant tout, c'est avoir une ouverture suffisante pour explorer et agir à son aise sur les parties profondes.

Lorsque la vésicule biliaire est déchirée, deux procédés sont à la disposition du chirurgien : la *cholécystorrhaphie* et la *cholécystectomie* suivant l'étendue des lésions.

Dans sa thèse inaugurale de 1890, Calot réservait la cholécystorrhaphie pour les plaies insignifiantes de la vésicule biliaire et la cholécystectomie pour les cas où la déchirure est large et la paroi presque entièrement détruite. Et il ajoutait : « L'ablation, qui est le procédé de nécessité dans le deuxième cas, est peut-être le procédé de choix dans le premier ; car il est préférable d'extirper la vésicule que de la laisser dans l'abdomen, lorsqu'on est en droit de craindre qu'elle soit infectée ». Ces indications sont parfaitement justes, elles ont été reprises par Courvoisier et nous ne saurions mieux dire aujourd'hui. Malheureusement si les preuves manquaient alors à l'appui de ces assertions, nous pouvons rapporter maintenant trois observations où la cholécystorrhaphie a été pratiquée et une observation (déjà citée par Courvoisier) de cholécystectomie.

La suture de la vésicule a été faite par Kehr et Dalton en 1892, et par Walton, en 1897. Kehr constata que la vésicule était blessée à son sommet, se convainquit que la balle n'était pas dans la vésicule, régularisa les bords de la blessure et la ferma par une rangée de sutures superficielles et profondes (d'après la méthode de Czerny). La vésicule fut abandonnée dans l'abdomen, et le malade sortait guéri quatre semaines après l'accident.

Chez le blessé de Dalton la vésicule présentait, près du sommet, un orifice de 2 centimètres de diamètre. « La plaie fut fermée à l'aide de la soie et non sans difficulté à cause de l'accès difficile et du soin que l'on apporta à éviter de perforer la paroi de part en part avec l'aiguille. Comme on n'était pas sûr d'avoir fermé complètement la vésicule, on l'entoura de gaze iodoformée dont l'extrémité sortait dans l'angle supérieur de l'incision abdominale ». La gaze fut enlevée le deuxième jour sans issue consécutive de la bile. De fortes adhérences rendaient la manœuvre difficile.

Les opérés de Kehr et Dalton guérirent l'un et l'autre.

Celui de Walton, chez lequel une petite plaie de 1 centimètre de longueur avait été suturée au catgut, succomba à des accidents septicémiques ; mais à l'autopsie, on put constater que la suture de la vésicule était parfaite, elle subit avec succès l'épreuve de l'eau.

La cholécystectomie n'a été pratiquée qu'une seule fois par Dixon, et secondairement. « On constata à l'examen de la vésicule que la rupture avait de tels caractères que les chances de réparation étaient très faibles ; on se décida à en pratiquer l'ablation. On lia donc le canal cystique à l'aide de soie forte et on fit l'ablation de la vésicule en partie avec le bistouri, en partie avec le thermocautère de Paquelin. Les tissus adjacents furent ramenés sur le moignon et suturés au catgut ».

Si la blessure siège sur le *canal cystique*, le mieux est de pratiquer d'abord la ligature du canal dans son bout périphérique, ensuite la cholécystectomie, en ayant soin bien entendu de désinfecter soigneusement la région qui a pu être souillée par la bile.

Lorsque le *canal hépatique* est atteint, la blessure est particulièrement grave et il nous semble qu'il n'existe pas d'autre moyen que celui déjà conseillé par Courvoisier : le drainage temporaire. Ce qu'il faut c'est évacuer la bile au dehors, empêcher son écoulement dans la cavité abdominale et espérer en la formation d'adhérences protectrices.

Dans les traumatismes du *cholédoque* le moyen le plus sûr à notre avis est le suivant : lier les deux extrémités du canal sectionné, et pratiquer ensuite l'abouchement de la vésicule dans l'intestin. Cette cholécysto-entérostomie permettra à la bile d'arriver dans l'intestin en la détournant de son cours régulier. Ce procédé opératoire est évidemment celui qui présente les plus grandes chances de succès et qui nous paraît le plus facile à réaliser, mais il n'est pas le seul qui ait été proposé.

Courvoisier en effet, dans le cas de section complète du canal, propose « d'introduire un drain fin dans la portion hépatique du cholédoque, et un autre dans sa portion intestinale, de les faire sortir par la plaie abdominale, et de les laisser en place jusqu'au jour où il y aurait lieu de croire que la cavité abdominale est suffisamment isolée par les adhérences. On retirerait alors les drains dans l'espoir que la bile reprendrait son cours normal vers l'intestin ». Mais, en admettant que ce plan puisse être réalisé, ce qui ne paraît pas facile, il y a toujours à redouter, et Courvoisier le reconnaît lui-même, l'établissement d'une fistule biliaire permanente.

S'il n'y a pas eu section complète du cholédoque, mais seulement une section partielle de ses parois, il nous semble qu'on pourrait avoir recours à la suture, telle qu'on la pratique à la suite de la cholédocotomie. La suture nous paraît d'autant plus réalisable qu'on n'a pas à redouter le mauvais état des parois, si fréquent dans les cas où l'on pratique la cholédocotomie pour calcul.

Nous n'insistons pas sur les procédés de suture, qui ne diffèrent guère de ceux qu'on emploie dans les cas de cholédocotomie ; mais, comme il est toujours à craindre que la suture, difficile à faire, ne soit pas hermétique, il est bon de pratiquer le drainage, avec tamponnement à la gaze iodoformée ou mieux stérilisée. Cette région de l'abdomen, séparée du reste de la cavité péritonéale par la barrière que forme le mésocôlon transverse, est propice au drainage ; on en complète l'isolement en suturant à la plaie abdominale la partie voisine de l'épiploon. Toutefois, comme dans le cas précédent, la fistule biliaire est à redouter.

Nous ne pouvons malheureusement apporter aucune observation à l'appui des indications opératoires que nous venons de signaler. Ce sont des indications jusqu'ici purement théoriques, que nous croyons applicables aux cas où une laparotomie immédiate aurait permis de constater l'existence d'une plaie des voies biliaires.

Nous n'insistons pas sur l'acte opératoire lui-même ; nous y reviendrons lorsque nous traiterons ultérieurement des opérations qui se pratiquent sur les voies biliaires.

Résultats de la statistique.

Nous avons réuni 21 cas où la *ponction* fut pratiquée.

Nous ignorons le résultat thérapeutique obtenu dans 4 cas.

Restent 17 observations, qui ont donné 10 guérisons et 7 morts. Parmi ces morts, il y en a qui sont imputables à l'opération elle-même qui fut suivie de péritonite, d'autres furent la conséquence de l'épuisement dans lequel le blessé était tombé du fait de la lésion.

Les guérisons ne furent généralement obtenues qu'après plusieurs ponctions et au bout d'un temps assez long (quatre mois, Baïlow ; deux mois, Fryer ; sept mois, Ratzen ; trois mois, Uhde.)

Il nous semble que souvent, on eut le tort de trop attendre pour pratiquer la première ponction.

La *laparotomie secondaire*, a été pratiquée 12 fois.

Elle a donné 6 guérisons et 6 morts, soit une mortalité de 50 p. 100.

Ces résultats ne sont pas brillants, mais ils nous paraissent susceptibles de s'améliorer, si l'on considère, que deux des morts sont le résultat d'accidents infectieux qu'il eût été possible d'empêcher et que

d'autre part les opérés de Battle, Briddon, Czerny succombèrent peu
de temps après l'opération dans le collapsus, ce qu'on aurait peut-
être pu éviter en hâtant le moment de l'intervention. Enfin chez le
malade de Dixon, la complication qui survint après l'opération, doit
être considérée comme bien rare, si l'explication qu'en donne l'auteur est exacte : Le sujet eut un ictère très marqué à la suite de l'opération. A l'autopsie on constata la présence de calculs enclavés dans
le cholédoque avec dilatations des voies biliaires extra et intra-hépatiques. Dixon pense que les pierres se trouvaient dans la vésicule au
moment de sa rupture, et quelles en ont été alors chassées et portées
si loin dans le canal cholédoque, qu'elles ont échappé aux recherches
au moment de l'intervention (?)

Les guérisons se sont produites lentement dans quelques cas, ce
qui ne saurait étonner, puisqu'il s'agit en somme de la simple ouverture d'une cavité kystique, de date souvent ancienne, soumise ensuite
au drainage, et que l'effacement de la cavité ne peut s'effectuer qu'en
un temps plus ou moins long. Un malade de Briddon sortit de l'hôpital après un séjour de dix mois portant encore une fistule qui donnait
un peu de pus.

Nous ne pouvons citer que trois faits où l'on ait eu recours à la
laparotomie précoce. Ces 3 cas ont donné 2 guérisons et 1 mort.
L'opéré de Kehr avait reçu un coup de revolver dans l'abdomen ;
le chirurgien intervint immédiatement parce qu'il admettait la
pénétration de la balle ; il trouva une blessure de la vésicule qu'il
sutura ; son malade guérit. Dalton fut conduit à la laparotomie
immédiate par l'issue de l'intestin à travers une plaie de la paroi
abdominale produite par coup de couteau ; il sutura une plaie de la
vésicule et le malade guérit.

Ces 2 guérisons furent rapidement obtenues, et il devait en être
ainsi puisque la source de l'épanchement était tarie et que la bile
n'ayant pas séjourné dans la cavité abdominale n'avait amené aucune
modification importante de la séreuse péritonéale.

L'opéré de Walton succomba à une péritonite.

Travail de cicatrisation des plaies de la vésicule.

Nous relatons ici les recherches faites par V. Cornil et P. Carnot[1]
dans le but d'étudier les premières phases de la réparation de la vésicule biliaire après une simple section.

(1) V. Cornil et P. Carnot. *Arch. de médecine expérim.*, Paris, mai 1899, p. 430-431.

Ces auteurs pratiquaient l'ouverture médiane et longitudinale de la vésicule *après ligature du canal cystique*. Les bords de la section de la vésicule n'étaient pas réunis avec des fils et la plaie avait été abandonnée aux seules forces de la nature. Les chiens furent sacrifiés, l'un trois jours, l'autre quatre jours après l'opération. « A l'autopsie du premier chien, trois jours après l'opération, un épanchement de sang coagulé existait au niveau de la plaie, les deux lobes du foie voisins s'étaient rapprochés et le grand épiploon fermait cet hématome du côté du péritoine. Sur les coupes perpendiculaires à la surface du foie et au grand axe de la vésicule et passant au milieu de la pièce, on voyait un infundibulum allant de la surface du foie au fond occupé par la vésicule. La vésicule était plissée, car elle était revenue sur elle-même. On trouvait du sang et de la fibrine dans l'intérieur de la vésicule et tout autour d'elle avec des signes manifestes d'inflammation. Dans la partie la plus rétrécie de la vésicule du côté de la section, ses deux parois étant presque au contact, séparées seulement par un peu de fibrine et, là où devait se faire la cicatrice, on voyait déjà de grandes cellules plasmatiques pénétrer de chacune des parois opposées de la membrane conjonctive de la vésicule, dans la fibrine.

C'était déjà le début du tissu cicatriciel. Les cellules cylindriques superficielles de la muqueuse vésiculaire étaient mortifiées en grande partie par leur contact avec le sang.

Lorsque les coupes passaient aux extrémités de l'ovoïde vésiculaire on avait une coupe de la vésicule biliaire revenue sur elle-même, mais normale et sans trace de cicatrice.

Les sections de la vésicule opérée depuis quatre jours, ont montré des lésions analogues, avec une réparation cicatricielle un peu plus avancée ».

Nous faisons quelques réserves au sujet de ces expériences, qui ne répondent pas absolument à ce que nous observons dans la pratique chirurgicale. Les expérimentateurs en effet ont abandonné la section à elle-même après ligature du canal cystique. Or ce n'est jamais de cette façon que les choses se passent chez nos blessés. Ou bien la plaie des voies biliaires est reconnue immédiatement après l'accident et la laparotomie pratiquée d'urgence, permet d'en faire la suture; ou bien la plaie a été méconnue, la bile s'écoule librement dans la cavité abdominale où elle se collecte et le chirurgien intervient tardivement par la ponction ou la laparotomie secondaire.

C'est en se plaçant à ce double point de vue qu'il serait intéressant d'étudier le mode de réparation de la vésicule, et c'est dans ce sens que de nouvelles recherches doivent être poursuivies.

Index bibliographique.

A. — Cas traités par la ponction

Barlow. In *Med. chirurg. Transactions*, Lond., 1844, vol. IX. p. 378.

Bigue-Villeneuve (de la). Thèse de Paris, 1869.

Cohnheim. *Traité de pathologie*, 1882. p. 72.

Drysdale, *American Journal*, 1861, vol. XLI, p. 399.

Fitz-Patrickl. *Australasian med. Gaz.*, 1885-86, p. 175.

Fizeau. *Journal de médecine, chir. et pharm.*. Paris, 1806, t. XII. II.

Fryer. *Medical and surg. Society*, t. IV, 1813, p. 330.

'Gibson. *Edinburgher med. Versuche u. Bemerkungen*, Altenberg, 1750, t. II, nᵒ 30 p. 464-474. — Cité par Courvoisier.

Heaton. *Lancet*, London, 1878.

Jacob. Cité par Ratzen in *Deutsche medic. Wochenschrift*, Berlin et Leipzig, 1887.

Kirmisson. *Bulletins et mém. de la Société de Chirurgie*, Paris, 1892, p. 800.

Kulenkampff. *Centralblatt. f. Chir.*, 1885, p. 757.

Landerer. *Deut. Zeitschr. f. Chir.*, Berl. 1886, vol. XXIX, p. 611.

Prolls. Thèse de Wurzbourg, 1880.

Ratzen. *Deut. med. Woch.*, 1887, p. 155.

Sabatier. Cité dans la Thèse d'Auregan, 1876.

Skeete. Cité par Thompson, *Traité des maladies du foie et des voies biliaires*, 1841.

Thiersch. 8ᵉ Congrès, Berlin, 1879, p. 117-120.

Thompson. *Traité des maladies du foie*, Edimbourg, 1841 (In Communication de Routier à la Soc. de Chirurgie, Paris, 1892, p. 773).

Uhde. 1880. In Communication de Routier à la Soc. de Chirurgie, Paris, 1892, p. 773.

B. — Cas traités par la laparotomie

Arbuthnot Lane W. *Lancet*, London, 1891, vol. I, p. 1091.

Battle. *Transactions of the clinical Society*, 1894, t. XXVII, p. 144-148.

Briddon. *Medical News*, 31 janv. 1885, p. 117.

Czerny. Cité dans le travail de Karl Hess, *Arch. f. Path. Anat. und Physiol.*, Berlin, 1890, vol. II, p. 154-175.

Dixon A. *Annals of Surgery*, avril 1887, p. 321-325.

Hermes. *Deut. med. Wochens.*, 14 juillet 1892, nᵒ 28, p. 643.

Imbert. *Bulletins et mém. de la Société de Chirurgie*, Paris, 1900. p. 190 (Rapport de Schwartz).

Michaux. *Bulletins et mém. de la Société de Chirurgie*, Paris, 1893, p. 243.

Routier. *Bulletins et mém. de la Société de Chirurgie*, Paris, 1892, p. 773.

Russel Aldridge. *The Lancet*, Lond. 1898, vol. I, p. 1616.

Whipple C. *The Lancet*, Lond. 1898, t. I. p. 719.

Colson et Walton. *Belgique médicale*, 1897, p. 65.

Dalton. *Trans. of med. Assoc. of Missouri*, 35ᵉ réunion, 17 mai 1892.

Kehr. *Centr. f. Chir.*, Liepz, 1892, nᵒ 31. p. 645-647.

NOM de L'AUTEUR	AGE. SEXE	CAUSE	SIGNES	OPÉRATIONS	RÉSULTATS
Barlow, 1844.	H. 54 ans.	Choc violent de la région du foie.	Vives douleurs dans la région du foie ; selles presque blanches, urines ictériques. Collection liquide dans l'hypochondre droit.	1re ponction = 7 litres 1/2 de bile. 2e ponction = 7 litres. 3e ponction = 7 litres 1/2. 4e ponction = 7 litres. 5e ponction = 10 litres. 6e ponction = 4 litres 1/2.	*Guérison.* Obtenue au bout de 4 mois.
De la Bigne-Villeneuve. 1869.	H.	Coup de pied de cheval.	Signes de réaction péritonéale. Douleur très vive au niveau de la vésicule biliaire. Matité. Fluctuation abdominale. Ictère.	1re ponction = 9 à 10 litres de bile. Reproduction et 2e ponction.	*Mort* de péritonite. La vésicule présentait une déchirure à bords déchiquetés et inégaux de 3 à 4 centimètres d'étendue.

Cohnheim. 1882. *Traité de pathologie*, 1882, p. 72.

NOM de L'AUTEUR	AGE. SEXE	CAUSE	SIGNES	OPÉRATIONS	RÉSULTATS
Drysdale, 1861.	H. 13 ans.	Choc violent sur la région hépatique.	Vomissements, selles, urines sanglantes. Plus tard selles décolorées et urines ictériques. Signes d'épanchement abdominal. Ictère.	Ponction 6 jours après l'accident, donne 9 litres de bile.	*Mort* 27 jours après l'accident.
Fitz-Patrick, 1885-86.	H. 26 ans.	Écrasement.	État de collapsus. Douleurs. Ictère. Vomissements. Décoloration des matières. Tumeur abdominale fluctuante.	Ponction = 8 quarts de bile (6 jours après l'accident).	*Guérison.*

Fizeau, 1806. Rapporte *deux* cas dans le *Journal de médecine, chirurgie et pharmacie*, Paris, 1806, t. XII.

NOM de L'AUTEUR	AGE. SEXE	CAUSE	SIGNES	OPÉRATIONS	RÉSULTATS
Fryer, 1806.	H. 13 ans.	Coup de brancard violent dans la région du foie.	État très grave. Vomissements incessants. Météorisme abdominal. Pouls petit; ictère. Signes d'épanchement dans la moitié droite de l'abdomen.	1re ponction = 7 litres de bile. 2e ponction = 8 litres de bile. 3e ponction = 7 litres de bile. 4e ponction = 3 litres de bile.	*Guérison* en 2 mois.

[...], 1830.			...ration des feces. Tumeur développée dans la partie droite de l'abdomen.	1/2 de bile.	...l'opération.
Heaton, 1878.	H. 22 ans.	Chute sur le côté droit.	Tumeur fluctuante de la région du foie. Ictère. Vomissements.	3 ponctions. La 1re = près de 3 litres de liquide biliaire, et est pratiquée 17 jours après l'accident.	Guérison.
Jacob, 1887.	H. 22 ans.	Chute sur le côté droit.	Vomissements. Ictère. Tumeur élastique dans l'hyponchondre droit. Décoloration des selles.	1re ponction (17 jours après l'accident) = 5 pintes et demie de bile. 2e ponction = 7 pintes de bile. 3e ponction.	Guérison.
Kirmisson, 1892.	H. 24 ans.	Chute d'un lieu élevé.	Blessures multiples. Douleurs abdominales. Ictère. Signes d'épanchement abdominal. Gêne de la respiration.	Ponction = 8 litres 1/2 de liquide (25 jours après l'accident).	Guérison en 45 jours.
Kulenkampff, 1885.	H. 26 ans.	Chute sur le ventre.	Etat de schock. Douleurs. Vomissements. Ictère Décoloration des matières. Tumeur abdominale.	1re ponction = 6 litres de bile. 2e ponction = 3/4 de litre. Des accidents pleurétiques étant survenus du côté droit au cours du traitement on ponctionne dans le 5e espace intercostal gauche et on retire 1/4 de litre de liquide légèrement teinté de bile.	Guérison en un mois.
Landerer, 1889.	H. 16 ans.	Chute sur l'abdomen.	Blessures multiples. Epanchement abdominal à droite. Douleur. Gêne respiratoire.	1re ponction (4 semaines après l'accident) = 8 litres de bile. 4 nouvelles ponctions sont nécessaires en l'espace de 29 jours. Les ponctions ont retiré du péritoine 27 litres de liquide.	Guérison en six semaines.

Prölls, 1880. Thèse de Wurzbourg.

Ratzen, 1887.	H. 13 ans.	Choc de l'hypochondre droit.	Symptômes d'une légère réaction péritonéale dans la fosse iliaque droite, qui font songer à une appendicite. C'était en mars. Au mois d'août, on remarque que le ventre avait beaucoup grossi. Tumeur molle, fluctuante remplissant presque toute la cavité abdominale.	1re ponction = 3 400 centim. cubes de liquide biliaire. 2e ponction et introduction d'une sonde de Nélaton = 3 300 centim. cubes. Par la suite il s'écoula de la bile, en assez grande quantité par la sonde laissée à demeure.	Guérison au bout de 7 mois.

NOM de L'AUTEUR	AGE, SEXE	CAUSES	SIGNES	OPÉRATIONS	RÉSULTATS
Sabatier, 1832.	H.	Coup d'épée.	Symptômes de réaction péritonéale. Distension du ventre. Dyspnée. Vomissements. Tumeur fluctuante à droite.	Ponction et extraction d'un liquide verdâtre.	*Mort* 3 heures après.
Skeele.	H. 14 ans.	Chute d'un lieu élevé.	Symptômes graves suivis d'un gonflement énorme du ventre.	1re ponction (24 jours après l'accident) = 9 litres de bile. 2e ponction (24 jours après. = 9 litres de bile.	*Mort* six semaines après l'accident. Autopsie : on trouve 10 litres de bile dans l'abdomen formant un pseudo-kyste.
Thiersch, 1879.	H. 20 ans.	Ecrasé par une voiture.	Pendant quatorze jours continue la vie normale, puis douleurs apparaissent, ictère, décoloration des matières, vomissements.	1re ponction = 9 litres de liquide (12 jours après l'accident). 2e ponction = 5,9 litres. 3e ponction = 5,3 litres.	*Mort* par épuisement.
Thompson, 1841.	H.	Chute d'un lieu élevé.	Etat général très grave. Gonflement énorme du ventre. Respiration gênée.	1re ponction (24 jours après l'accident) = 16 pintes de bile. 2e ponction.	*Mort*.
Uhde, 1880.	H. 29 ans.	Coup de tampon.	Perte de connaissance. Violentes douleurs. Vomissements. Ictère. Météorisme et fluctuation abdominale. Fièvre.	1re ponction = 14 kilogr. de bile (22 jours après l'accident). 2e ponction = 9 kilogr. 1/4.	*Guérison* en trois mois.

Laparatomies secondaires pour traumatismes des voies biliaires.

NOM de L'AUTEUR	AGE, SEXE	CAUSE	SIGNES	OPÉRATIONS	RÉSULTATS
Arbuthnot Lane, 1891.	H. 48 ans.	Coup de timon sur l'abdomen.	État général très grave; le sujet est moribond, le pouls misérable, le ventre distendu outre mesure par du liquide.	*Laparotomie* pratiquée 4 semaines après l'accident et suivie de drainage. Consécutivement il apparut dans la région du foie une zone de matité qui augmenta ne descendant pas plus bas que l'ombilic. *Ponction* fut faite au bord du thorax et = 6 pintes de bile. La zone de matité s'étant reproduite, *incision* le long du bord libre des côtes on enfonce le doigt dans une cavité qui donne la sensation d'une vésicule distendue et adhérente. Un tube à drainage fut placé dans la vésicule et retiré peu après.	*Guérison* environ 40 jours après l'accident.
Battle, 1898.	E. 6 ans.	Choc violent.	Signes ordinaires Signes d'un épanchement abdominal.	*Laparotomie*. Évacuation de bile. On respecte les adhérences. La cavité fut lavée à l'eau boriquée. Drainage.	*Mort* quelques heures après l'opération.
Briddon, 1885.	H.	Chute dans un wagon.	Tumeur de l'hypochondre droit développé en une semaine.	Plusieurs ponctions ont d'abord été pratiquées. Secondairement large *laparotomie*, on retire de la bile, on draine la cavité.	*Mort* peu après.
Briddon, 1885.	H. 29 ans.	Chute d'un 3e étage.	Au début collapsus profond. Douleurs abdominales du côté droit. 3 semaines après on constate l'existence d'une tumeur fluctuante, à droite, au bord inférieur des fausses côtes.	*Ponction* = 69 onces de bile. Reproduction du liquide. *Incision* de la poche. On retire 65 onces de bile. Drainage.	*Guérison*. Le malade sortit de l'hôpital après dix mois de séjour, portant encore une fistule donnant simplement un peu de pus.

NOM de L'AUTEUR	AGE, SEXE	CAUSE	SIGNES	OPÉRATONS	RÉSULTATS
Czerny cité par Hess. 1890.	H. 36 ans.	Écrasement.	Douleurs abdominales. Gonflement du ventre. Matité. Fluctuation. Ictère.	*Laparotomie* 14 jours après l'accident, en présence des phénomènes de collapsus. 6 litres de bile s'écoulent à l'ouverture. Lavage de la poche. *Tampon iodoformé.* On dut changer le pansement traversé toutes les 2 heures.	*Mort* le lendemain de l'opération dans le collapsus.
Dixon. 1887.	H. 32 ans.	Chute de la hauteur d'un 3e étage.	Blessures multiples. Douleurs très vives dans l'abdomen, vomissements, fièvre, tuméfaction au-dessus du cæcum. On pense à une pértiyphlite suppurée.	Ponction exploratrice permet de retirer de la bile. Puis *laparotomie* 8 jours après l'accident. *Cholécystectomie.* A la suite de l'opération ictère de plus en plus marqué.	*Mort* 17 jours après l'opération. On trouve à l'autopsie deux calculs enclavés dans le cholédoque.
Hermes, 1892.	H. 25 ans.	Coup de timon. "	Douleurs. Météorisme abdominal. Gêne respiratoire. Ictère. Signes d'épanchement.	*Ponction* = 2 litres de bile. Le liquide se reproduit, alors, *Laparotomie,* évacuation de 3 litres d'un liquide brunâtre.	*Guérison.*
Imbert. 1900.	H. 16 ans.	Choc violent sur l'hypocondre droit.	L'accident a eu lieu 15 jours avant l'entrée du malade à l'hôpital. Douleur assez vive. Tuméfaction du volume d'une tête dans l'hypochondre droit. Diagnostic : péritonite enkystée, consécutive probablement à une rupture de la vésicule biliaire.	*Laparotomie.* Ouverture d'une poche contenant environ 2 litres de liquide qui parut être un mélange de sang et de sérosité ; elle était complètement isolée de la cavité péritonéale. Lavage à l'eau stérilisée et drainage.	*Mort* 3 jours après de péritonite généralisée. L'auteur admet qu'il s'agissait d'une péritonite circonscrite enkystée, produite par une rupture de la vésicule ; celle-ci était déjà cicatrisée 20 jours après l'accident.
Michaux, 1893.	H. 36 ans.	Écrasement.	Phénomènes de réaction péritonéale.	*Laparotomie* sans anesthésie, 17 jours après l'accident. Issue de 300 grammes de bile. Lavage de la poche à l'eau boriquée. Drainage.	*Guérison.*
Routier, 1892.	E. 12 ans.	Coup de pied.	A la suite de l'accident le blessé éprouve des périodes alternatives de mieux et de pis. Le chirurgien croit une péritonite tuberculeuse et propose la laparotomie.	*Laparotomie.* Difficulté de l'incision de la paroi, à cause des adhérences intestinales à cette paroi. Il s'écoule 1 litre 1/2 de bile. On frotte les parois de la poche avec une éponge saupoudrée d'iodoforme, en respectant les adhérences voisines.	*Guérison* rapide ; pas de reproduction de liquide.

NOM de L'AUTEUR	AGE, SEXE	CAUSE	SIGNES	OPÉRATIONS	RÉSULTATS
...1898.			...droit et peu après formation d'une tumeur au-dessous du rebord costal.	...tenant des pigments biliaires et à la 3° du pus ; *ouverture de la cavité*. Drainage.	
Whipple, 1898.	H. 16 ans.	Coup de pied de cheval.	Douleur immédiate légère. Le lendemain : vomissements. 8 jours après, tumeur dans l'abdomen.	Ultérieurement on fait la *laparotomie* : on trouve un kyste s'étendant profondément. Marsupialisation et drain. Le liquide du kyste contenait des pigments biliaires.	*Guérison* deux mois après.

Laparatomies immédiates pour traumatismes des voies biliaires.

NOM de L'AUTEUR	AGE, SEXE	CAUSE	SIGNES	OPÉRATIONS	RÉSULTATS
Colson et Walton, 1897.	H. 34 ans.	Plaie par coup de couteau.	Plaie de l'hypochondre droit un peu au-dessus du nombril. Signes de péritonite. Vomissements bilieux. Abdomen ballonné et douloureux.	Laparotomie médiane *48 heures après l'accident*. Il s'échappe à l'ouverture du liquide biliaire collecté dans une loge formée autour de la vésicule biliaire. Il n'y a pas de pus, ni de membranes fibrineuses sur l'intestin ni sur le péritoine. La vésicule présente à la partie déclive une incision de 1 centimètre de longueur. Cette petite plaie est *suturée au catgut*. La loge désinfectée.	*Mort* le 42° jour. Autopsie : péritonite purulente circonscrite à l'hypochondre droit. La suture de la vésicule est parfaite, elle subit avec succès l'épreuve de l'eau.
Dalton, 1892.	H. 30 ans.	Coup de couteau.	Issue de l'intestin par la plaie de la paroi abdominale.	*Laparotomie immédiate*. Sang épanché dans la cavité abdominale. Plaie de 2 centimètres sur la face antérieure de la vésicule biliaire. *Cholécystorrhaphie et drainage à la gaze*. Plaie de l'estomac suturée.	*Guérison*.
Kehr, 1892.	H. 30 ans.	Coup de revolver.	On croit à la pénétration de la balle et on décide d'intervenir.	*Laparotomie immédiate*. Plaie de la vésicule biliaire. *Cholécystorrhaphie* (procédé de Czerny).	*Guérison*.

CHAPITRE IV

FOIE MOBILE ET SON TRAITEMENT CHIRURGICAL

I. — FOIE TOTALEMENT MOBILE (HÉPATOPTOSE TOTALE)

II. — FOIE PARTIELLEMENT MOBILE (LOBES FLOTTANTS,
HÉPATOPTOSE PARTIELLE)

Le foie mobile, désigné encore sous le nom d'*hépatoptose* (Glénard),
de *foie ambulant* (Marino), *volant* (Soutougouin), *errant* (Chvostek),
est une affection considérée généralement comme rare, au moins à
son degré le plus avancé, celui qui nous intéresse vraiment au point
de vue chirurgical. Cette lésion est d'un diagnostic difficile, ainsi que
le prouvent les observations où le chirurgien constata seulement, au
cours d'une laparotomie pratiquée dans un autre but, l'existence d'un
foie mobile : la plupart des opérations d'hépatopexie n'ont-elles pas
été faites par surprise à la suite d'une erreur de diagnostic?

Le foie mobile peut se manifester sous deux formes :

Le foie totalement mobile et *le foie partiellement mobile.*

On a désigné encore la première de ces formes sous le nom d'*hépatoptose totale* et la seconde sous les noms d'*hépatoptose partielle* ou
de *lobe flottant.* Il convient donc, au commencement de cette étude,
d'être bien fixé sur la valeur de ces différents termes : d'une part les
expressions de foie totalement mobile et d'hépatoptose totale sont
synonymes; d'autre part les termes de foie partiellement mobile,
d'hépatoptose partielle et de lobe flottant, peuvent être également
employés indistinctement l'un pour l'autre.

Dans l'hépatoptose totale, le foie émigre en masse; il y a une véritable *luxation du foie, avec mobilité anormale.* Nous appuyant
sur cette définition, nous laisserons de côté, dans l'étude qui va suivre, les abaissements du foie, produits par des collections ou des
tumeurs de voisinage, déplacements qui n'ont rien de commun avec
l'affection qui nous occupe.

Dans l'hépatoptose partielle, la masse hépatique restant en place
une de ses parties seule s'hypertrophie, se pédiculise plus ou moins

sous des influences diverses, pour donner naissance à un lobe anormal qui est mobile, alors que la portion principale de la glande est fixe.

Nous allons envisager successivement ces deux formes du foie mobile, qui l'une et l'autre intéressent également le chirurgien.

Notre intention n'est pas de nous arrêter longuement à leur étude clinique, qui commence à être bien connue depuis les intéressants travaux de Glénard sur les *ptoses viscérales* en général et la publication d'un certain nombre d'ouvrages où cette partie de la question a été soigneusement étudiée; nous voulons surtout consacrer une part importante au traitement chirurgical du foie mobile, dont aucune étude complète n'a été faite en ces derniers temps.

La thèse de Faure, soutenue à Paris en 1892, ne contenait en effet qu'une seule observation de fixation pour hépatoptose totale; or, depuis cette époque, les progrès de la chirurgie se sont manifestés sur ce point comme sur tant d'autres et l'on a publié plusieurs observations que nous rapporterons *in extenso*, où des procédés opératoires différents furent mis en usage. Ce sont ces procédés que nous tenons à décrire, que nous voulons comparer entre eux, et dont nous apprécierons les résultats, essayant d'en tirer des conclusions utiles.

Aperçu historique.

L'*histoire* de l'hépatoptose est restée longtemps dans le domaine de la médecine pure. La première observation semble due à Heister (1754) et Lubanski, en 1843, avait publié un travail intitulé : « Recherches pratiques sur les déplacements du foie ». En 1866, Cantani (*Ann. univ. di Milan*, p. 373) relatait une deuxième observation et Blet faisait le premier travail d'ensemble sur ce sujet dans sa thèse (Paris, 1876).

Puis viennent les publications de Legg Wickham (1846), Muller (1882), Landau (1885), Glénard (1885) ; cette dernière a pour but l'étude de l'*entéroptose* et l'auteur n'y aborde qu'incidemment la question de l'hépatoptose. Toutefois il y revient en 1886, et examine la fréquence du foie mobile, qu'il désigne dès lors par le terme d'hépatoptose, chez les sujets atteints de maladies de la nutrition. Glénard aborde de nouveau la question dans des publications parues en 1887, 1890 et 1892; dans cette dernière, il estimait, à la suite de recherches ayant porté sur 3500 malades atteints de troubles de la nutrition, que la fréquence du foie mobile était de 20 p. 100 des malades, 25 p. 100 des hommes, 15 p. 100 des femmes. Il avait envisagé tous les degrés de mobilité, depuis les plus faibles jusqu'aux plus accentués. Cette fréquence, comparée au petit nombre de cas connus avant cette époque, et surtout le renversement de la proportion suivant les sexes pouvaient paraître exagérés. Sur ces entrefaites parut en Allemagne la thèse de Curtius (Halle, 1889).

Mais déjà avait été pratiquée, à deux reprises différentes, après ouverture du ventre, la fixation à la paroi abdominale d'un lobe flottant du foie. Ces opérations partielles faites par Billroth en 1884 et Tscherning en 1886, constituaient une première étape dans le traitement chirurgical.

Enfin, en 1891, Gérard-Marchant, pour remédier à une hépatoptose totale, pratiquait la première hépatopexie totale. Cette observation était publiée peu après dans la thèse de Faure (1892), qui règle le manuel opératoire de l'hépatopexie et consacre deux chapitres importants, basés sur de nombreuses recherches personnelles, à l'anatomie et à la pathogénie de l'hépatoptose.

Plusieurs opérations destinées à remédier à la chute du foie ont été publiées depuis cette époque par Desguin (Anvers, 1892); G. Richelot, (1893); Depage, (1893); Lanelongue et Faguet, (1895); Bobroff, (1895;) Areilza, (1896); Franke, (1896); Péan, (1896); H. Delagénière (du Mans, 1897); Just. Lucas-Championnière, (1897); Blanc, (1897); Romsay, (1897); Legueu, Routier, (1898); Lermandier. F. Terrier, (1900).

Depuis 1897, époque où parut notre première publication sur le foie mobile dans la *Revue de chirurgie*, plusieurs travaux ont été faits sur le même sujet. Nous signalerons le travail de Defontaine (du Creuzot) sur la chirurgie du foie dans les *Archives provinciales de chirurgie*, 1897; les thèses de Chevallier (Paris, 1898), de Robin Massé (Paris, 1898) et enfin le *Traité de chirurgie* de Pantaloni, (Paris, 1899).

Au point de vue médical, nous ne saurions omettre la discussion qui eut lieu en 1893 à la Société médicale des hôpitaux de Paris, à propos d'un cas de foie flottant présenté par Mathieu; les cinq observations rapportées en 1894 par Godard; les thèses récentes de Couturier (Bordeaux, 1895), Sangline (Paris, 1895) et Duvernoy (Paris, 1897).

Enfin Glénard, dans la *Revue des maladies de la nutrition* (1896-1897), reprend l'étude de la palpation du foie et de la mobilité de cet organe dans des articles sur lesquels nous reviendrons.

Des moyens de suspension du foie[1].

La glande hépatique, dont le poids est d'environ deux kilogrammes à l'état physiologique, c'est-à-dire lorsqu'elle est gorgée de sang et de bile, est maintenue en place par des moyens de fixité multiples sur la valeur respective desquels on discute encore beaucoup.

Ces moyens de fixité sont représentés d'abord par des replis du péritoine, qu'on désigne sous le nom de ligaments. Ce sont le *ligament suspenseur* ou *falciforme*, le *ligament coronaire* et les deux *ligaments triangulaires* qui le prolongent de chaque côté. On a l'habitude de citer en même temps que ces ligaments, bien que leur rôle semble être bien accessoire dans la fixité de l'organe, les divers épiploons : gastro-hépatique, hépato-rénal, hépato-colique.

A côté de ces replis péritonéaux, il convient, d'après les travaux intéressants de Faure, de faire jouer dans la suspension du foie un rôle important à la veine cave inférieure, dont les parois sont intimement adhérentes au centre aponévrotique du diaphragme, et qui reçoit immédiatement à leur sortie du parenchyme hépatique, les veines sus-hépatiques.

D'après Faure, le rôle de l'appareil suspenseur du foie (ligaments et veine cave inférieure) serait prépondérant. Recherchant expérimentalement quelle était la solidité des divers liens unissant le foie à la concavité du diaphragme, il trouve que le foie, pour se détacher du diaphragme, exige une surchage moyenne d'environ 35 à 40 kilogrammes. Après section de la veine cave, les ligaments agissant seuls soutiennent 20 kilogrammes environ, tandis que la veine cave isolée supporte une moyenne de 27 à 28 kilogrammes.

Les résultats de ses expériences ont permis à l'auteur de combattre l'influence attribuée par Sappey, A. Richet, J. Cruveilhier, Paulet, Chrétien, Landau, etc., *à la paroi abdominale et à la masse intestinale dans la fixité du foie.* Pour ces auteurs, les muscles antérieurs de l'abdomen agiraient en maintenant la masse intestinale à un certain degré de pression et en la refoulant pour ainsi dire dans toutes les parties de l'abdomen, et en particulier vers le haut; celle-ci jouerait, selon l'expression consacrée, le rôle d'un véritable « coussinet élastique » à l'égard du foie. En sorte que, pour Landau, qui

---

[1] Il nous paraît utile de décrire ici, en quelques mots, l'appareil suspenseur du foie dont il sera plus d'une fois question au cours de ce chapitre.

considère la paroi abdominale comme le principal soutien non seulement des intestins, mais encore des autres viscères, en particulier du foie, c'est la *distension primitive* de la paroi qui cause la chute de l'intestin et celle du foie.

Pour Faure, l'influence de la paroi abdominale et de la masse intestinale n'est pas absolument nulle; elle existe; mais elle est très faible par rapport à celle des autres moyens de fixité; aussi la fait-il passer au dernier plan.

« Le matelas intestinal ne peut donc servir qu'à soulager l'appareil suspenseur véritable, à empêcher qu'à l'état normal le poids du foie se fasse trop sentir dans ses ligaments et surtout sur la veine cave, à amortir, dans une certaine limite, les secousses et tiraillements que le foie ne manque pas d'exercer sur ses ligaments dans les mouvements brusques ».

Glénard conclut de ses expériences que la masse intestinale exerce une action manifeste pour soutenir le foie; elle supporte le bord antéro-inférieur et les extrémités latérales de l'organe; la paroi antérieure de l'abdomen sert alors de point d'appui à l'intestin. Et, pour cet auteur, dans la chute des organes sous-diaphragmatiques, c'est la *diminution primitive* de volume de l'intestin qu'il faut incriminer, et non, comme le voulait Landau, la *distension primitive* de la paroi.

Quoi qu'il en soit, qu'il y ait distension réelle, primitive de la paroi (Landau) ou qu'il y ait distension apparente de la paroi devenue trop grande pour un contenu réduit (Glénard), sachons qu'il y a dans le relâchement de cette paroi un élément dont nous devons tenir grand compte au point de vue du traitement chirurgical du foie mobile.

Nous aurons à décrire ultérieurement le procédé très ingénieux employé par Depage pour reconstituer, en même temps qu'il fixe le foie, une paroi abdominale solide.

Anatomie pathologique.

L'anatomie pathologique du foie mobile est assez mal connue; ce qui tient évidemment à la rareté des autopsies, et au petit nombre des opérations pratiquées pour remédier au déplacement du foie. Nous verrons cependant dans quelques instants que ces opérations nous ont déjà fourni des renseignements utiles.

La partie de l'anatomie pathologique, qui concerne le foie particlelement mobile, est la mieux connue.

Assez fréquemment en effet, on a constaté au cours d'interventions chirurgicales, l'existence de lobes flottants du foie de forme variable attachés à la masse hépatique par un pédicule plus ou moins large; leur mobilité était telle dans certains cas qu'on a pu les prendre pour un rein mobile. Telles sont les observations bien connues de

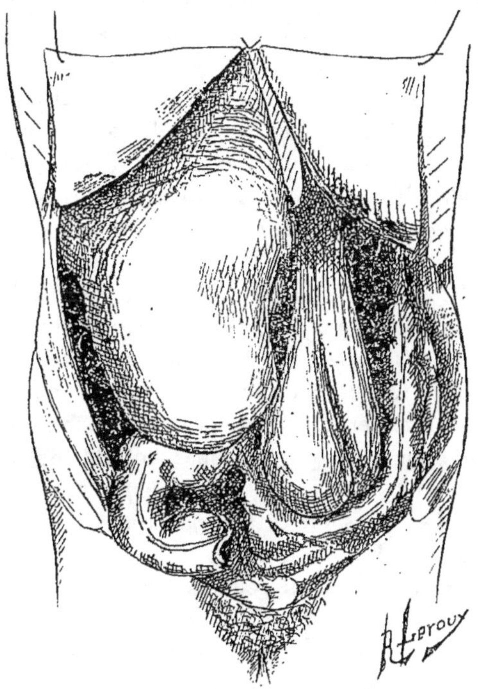

Fig. 17. — Lobe flottant. Entéroptose. (D'après une figure de la thèse de Faure.)

Ritter von Hacker, 1886; F. Terrier et M. Baudouin, 1888; Tscherning, 1888; Pichevin, 1888; Faure, 1892.

Ces lobes (fig. 17) siègent habituellement au niveau du bord tranchant du foie ou du lobe droit, recouvrant immédiatement le rein, se laissant dévier en divers sens et descendant plus ou moins bas dans la cavité abdominale. Dans un cas rapporté par Faure, l'extrémité inférieure était dans le grand bassin à 20 centimètres au-dessous de l'appendice xiphoïde, à 14 centimètres au-dessous de la partie moyenne du rebord costal.

: L'aspect extérieur de la tumeur formée par le lobe flottant est variable ; chez l'opéré de von Hacker apparaît, après ouverture de la cavité abdominale, une tumeur irrégulièrement lobulée, bosselée, de couleur rouge brunâtre, tenant au foie par l'intermédiaire d'un tractus de substance, large de 3 à 4 travers de doigt et d'aspect calleux. L'opéré de F. Terrier présente une tumeur brunâtre, qui a tous les caractères d'une portion du foie; toutefois ce lobe hépatique paraît un peu malade; il est dur, comme sclérosé, mais sans irrégularités à sa surface. Tscherning décrit une tumeur solide, gris blanchâtre, couverte d'un revêtement fibreux, dans laquelle il pratique une incision exploratrice profonde d'un centimètre et demi, et qui lui montre du tissu hépatique avec des modifications interstitielles.

Mais, fait important sur lequel nous avons déjà insisté, dans le cas de foie partiellement mobile, *l'appareil suspenseur ne présente aucune modification, et la masse de l'organe ne subit aucun abaissement.*

La coïncidence d'un rein mobile et d'un lobe flottant du foie est constatée dans quelques observations (Pichevin et Faure). Plus intéressantes à signaler sont les lésions concomitantes observées du côté de la vésicule biliaire, qui, ainsi que Riedel l'a fait remarquer le premier en 1888, doivent être regardées comme la cause de toute une catégorie de lobes flottants du foie. On a vu en effet assez souvent, au contact d'une vésicule biliaire hypertrophiée, quelle que soit la cause de cette hypertrophie (et le plus souvent elle réside dans l'oblitération du canal cystique par un calcul), la portion voisine du foie la suivre dans son accroissement et acquérir un volume considérable. Dans l'observation rapportée en 1888 par F. Terrier et M. Baudouin on trouve la vésicule biliaire non distendue, mais occupée par un assez volumineux calcul; ses parois sont exactement appliquées sur le calcul.

Du reste, ce qui prouve nettement l'influence de la maladie de la vésicule, c'est que, lorsque celle-ci est traitée chirurgicalement, le lobe flottant disparaît.

Abordons maintenant l'étude des lésions anatomo-pathologiques observées dans les cas d'hépatoptose totale.

« L'appareil suspenseur proprement dit, les ligaments et la veine cave, nous dit Faure, n'ont jamais présenté d'altérations bien nettes. Les observations sont du moins muettes sur ce point ». Il en est une, cependant, publiée par l'auteur, unique en son genre, et dans laquelle il signale les lésions suivantes du côté de la veine cave :

« Celle-ci nous a paru extraordinairement lâche et comme allongée, se laissant écarter sans peine du flanc droit de la colonne vertébrale. Quand on imprime au foie des mouvements divers, il les suit sans difficulté, en formant, au niveau de son adhérence hépatique, un coude prononcé, grâce auquel elle s'écarte de la colonne lombaire, au point qu'il est facile, en rompant à peine quelques fibres conjonctives, de passer le doigt entre la face postérieure de la veine cave et les vertèbres sous-jacentes ». Plus loin il ajoute : « Personne n'avait encore signalé le relâchement de ce vaisseau, qui, d'ailleurs, n'est peut-être que consécutif à la chute du viscère. Il serait par conséquent téméraire de lui accorder trop d'importance et de vouloir généraliser cette lésion ». Le fait n'en est pas moins fort intéressant, et il est à souhaiter que de nouvelles recherches soient dirigées en ce sens, tant au cours des autopsies que lors des opérations pratiquées pour hépatoptose totale.

Des renseignements utiles nous sont encore fournis sur l'état de l'appareil suspenseur par Kirmisson et Symanowsky, qui constatent dans leurs observations, le premier, la laxité; le second, l'allongement des ligaments.

Péan voit la veine cave repliée sur elle-même, et le ligament suspenseur très allongé et vascularisé.

H. Delagénière trouve le ligament suspenseur énormément hypertrophié et il a l'aspect œdémateux; il paraît s'étendre de haut en bas, de l'ombilic vers le rebord du foie. Le bord postérieur du foie, devenu supérieur, paraît retenu en arrière par une sorte de *mëso*, qui n'est autre que le ligament coronaire très allongé et attiré en avant.

D'autre part, on a relevé du côté de l'appareil ligamenteux un certain nombre d'*anomalies congénitales*.

Longuet a relaté à la Société anatomique de Paris, en 1874 (p. 186), un cas où le ligament coronaire et les ligaments latéraux n'existaient pas; l'organe, parfaitement libre par tous ses bords, n'adhérait nullement au diaphragme. L'épiploon gastro-hépatique faisait également défaut.

Kirmisson, en 1880, signalait également à la Société anatomique de Paris (p. 112-114) l'absence du ligament coronaire rencontrée par lui dans une autopsie.

Enfin, au cours de la laparotomie faite par Lanelongue (de Bordeaux) (1895), et dans laquelle il pratiqua l'hépatopexie, l'opérateur constata l'absence du ligament suspenseur ou falciforme.

Mais on n'a pu retrouver l'existence de cet allongement congénital du ligament coronaire, dont les deux feuillets se seraient juxtaposés, comme ceux des ligaments triangulaires, de façon à constituer ce que Meisner désignait sous le nom de *mésohépar*, disposition que Wassiljew prétend avoir rencontrée dans un cas. Ce mésohépar permettant un abaissement et une mobilité d'autant plus considérables qu'il aurait été plus long.

Quant à la position que peut occuper le foie dans son déplacement, elle est essentiellement variable. Tous les degrés de mobilité peuvent en effet être observés depuis les plus légers jusqu'aux plus prononcés, et c'est parce qu'on n'est pas habitué à rechercher les faibles degrés de mobilité qu'ils passent si souvent inaperçus. Le plus souvent la position du foie n'a été révélée que par l'exploration clinique ; il a été donné cependant de l'observer directement dans les quelques autopsies pratiquées ; c'est à quelques-uns de ces cas curieux que nous voulons faire allusion :

Demarquay a signalé un renversement tel de l'organe que la vésicule occupait la partie supérieure, tandis que le sillon transversal regardait en avant et en haut. Griffiths et Trush ont constaté la disposition inverse ; le foie tournant sur son axe transversal, sa face supérieure était venue se mettre en rapport avec la paroi antérieure de l'abdomen et son bord antérieur occupait la fosse iliaque. L'un de nous a observé une disposition tout à fait analogue, chez une jeune femme, qu'il opéra et guérit complètement ; nous reviendrons sur cette opération.

Heister a vu un foie dont la face convexe répondait nettement au flanc droit, le bord tranchant était vertical et la face profonde regardait vers la gauche (fig. 18).

Les désordres observés par Kirmisson dans le déplacement du foie sont plus curieux encore : « Le foie, situé comme à l'ordinaire dans l'hypochondre droit, présente en avant un bord épais ayant tous les caractères du bord postérieur d'un foie normal, tandis qu'en arrière, dans la concavité du diaphragme, il possède un bord mince et tranchant sur lequel s'insère la vésicule biliaire ; pour remettre l'organe en position, il faut le placer dans l'hypochondre gauche ». L'auteur admet que le foie, primitivement placé dans l'hypochondre gauche, a subi, autour d'un axe vertical, un mouvement de rotation de haut en bas et de gauche à droite qui a eu pour effet d'amener son bord antérieur mince et tranchant en arrière, et son bord postérieur épais en avant.

Ces exemples, puisés pour la plupart dans les observations de foie
mobile suivies d'autopsie, n'excluent pas la possibilité d'autres
situations anormales du foie. L'organe peut occuper dans l'abdomen
toutes les positions et il en existe qui n'ont pu être constatées sur le
cadavre, mais que la palpation semble avoir révélées. Nous n'y
insisterons pas; il nous suffira de faire remarquer que le plus

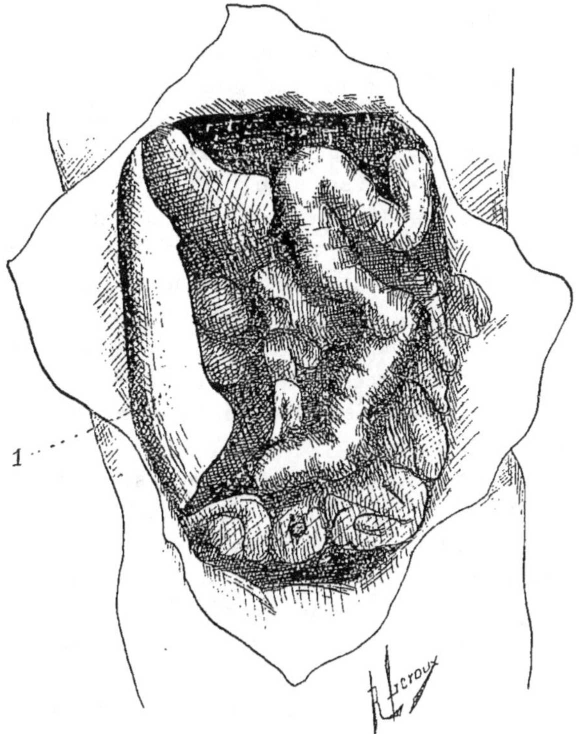

Fig. 18. — Fac-similé du dessin qui accompagne l'observation de Heister. 1. Foie
déplacé en totalité. (D'après une figure de la thèse de Faure.)

souvent le foie s'abaisse en subissant un mouvement de bascule,
qui porte l'extrémité inférieure du lobe droit vers la ligne médiane,
la face supérieure convexe s'écartant du flanc droit et le bord tranchant restant en avant.

L'existence d'adhérences péri-hépatiques est signalée dans quelques
observations.

Demarquay rencontre des adhérences intimes et générales établies
entre le diaphragme et la face supérieure du foie déplacé; Syma-

nowsky constate des adhérences entre le foie et les viscères voisins de la cavité abdominale. Bobroff retrouve les mêmes lésions chez une malade à laquelle il pratique l'hépatopexie.

G. Richelot, dans un cas où il fit également la fixation du foie, trouva l'organe immobilisé dans la fosse iliaque droite par une adhérence large comme la paume de la main, au niveau de laquelle la capsule de Glisson était blanche, fibreuse, de telle façon que cette minime partie du foie, qui d'ailleurs ne contenait aucun produit morbide, simulait par sa dureté une tumeur nettement circonscrite, La cause de cette péri-hépatite localisée échappait à l'auteur.

Ce qu'il y a de certain, c'est que l'existence de ces adhérences peut devenir une cause d'erreur de diagnostic; le foie déplacé perd en effet dans ces cas, son caractère essentiel de mobilité, et ressemble à une tumeur fixée dans la position qu'il occupe. C'est ce qui arriva dans l'observation de G. Richelot, à laquelle nous venons de faire allusion; le chirurgien crut à une typhlite tuberculeuse.

Des affections concomitantes ont été observées sur le foie mobile lui-même, et sur les viscères de la cavité abdominales. Le foie était atteint d'un cancer chez le malade de Trush; de cirrhose atrophique chez l'opéré de Lanclongue.

Très fréquemment on trouve chez les sujets atteints d'hépatoptose, des troubles marqués de la paroi abdominale; celle-ci flasque, pendante, est parfois le siège d'une véritable éventration; c'est à la déformation qui en est la conséquence que Landau donne le nom de « *ventre pendant* ». La chute des viscères abdominaux, la *splanchnoptose*, accompagne d'une façon constante la chute du foie. L'hépatoptose, en effet, et nous reviendrons sur ce point ultérieurement, doit être considérée comme relevant des mêmes causes générales que la splanchnoptose; elle n'est en somme qu'une manifestation de même ordre.

Nous en aurons fini avec l'anatomie pathologique lorsque nous aurons signalé la coïncidence fréquente chez ces malades, du rein mobile, des déviations et du prolapsus de l'utérus, des hernies, des varices, etc.

Telles sont les lésions anatomiques dont nous pouvons donner la description; nous allons voir au paragraphe qui suit à quelle théorie elles nous permettront d'accorder la préférence dans la pathogénie du foie mobile.

Étiologie et pathogénie.

Nous suivons dans cette étude la division que nous avons précédemment admise, nous occupant d'abord des causes du foie partiellement mobile, pour nous consacrer ensuite d'une façon plus complète à l'étiologie du foie mobile total.

Le *foie partiellement mobile* est assez fréquent. Parfois sa cause a échappé à l'investigation du clinicien; mais le plus souvent c'est à l'allongement hypertrophique provoqué par le tiraillement d'une tumeur viscérale du voisinage, adhérente au tissu hépatique ou d'une vésicule biliaire malade qu'il faut rattacher la formation des lobes mobiles. Nous avons déjà montré à propos de l'anatomie pathologique, l'influence que Riedel avait attribuée aux lésions de la vésicule dans le développement des lobes flottants.

Corbin, en 1883, dans un travail intitulé : « Des effets produits par le corset sur le foie » et plus tard, Chapotot, dans sa thèse (Lyon, 1891), ont insisté sur le rôle problématique que peut jouer le corset dans le développement du foie partiellement mobile. L'abus du corset trop serré aurait produit dans certains cas des déformations considérables du foie; telle l'observation suivante où l'autopsie permit de constater que « le lobe droit laminé descendait jusqu'à la crête iliaque, sans que la matité hépatique eût changé de siège, quant à sa limite supérieure. La taille de cette femme était extrêmement mince et les fausses côtes, chevauchant les unes sur les autres, imprimaient des sillons profonds sur la face convexe. L'estomac était bilobé et en ptose, la portion inférieure du ventre bombait, tous les organes des hypocondres et de l'épigastre étant en ptose générale, le lobe prolabé du foie était mobile ».

L'*hépatoptose totale* est considérée par la plupart des auteurs comme beaucoup plus fréquente chez la femme que chez l'homme. N'avons-nous pas vu, au contraire, que, dès 1892, Glénard admet la fréquence du foie mobile dans les proportions de 25 p. 100 chez les hommes, 15 p. 100 chez les femmes ?

On la regarde aussi généralement comme une affection rare; cette opinion est vraie, si l'on ne considère que le degré le plus avancé de la maladie, celui qui s'accompagne d'un cortège symptomatique sérieux. Mais pour qui sait déceler les faibles degrés de mobilité du foie, l'affection doit être notée comme très fréquente; et nous dirions assez volontiers avec Glénard (*Revue des maladies de la nutrition*, 1896) : « Il en sera bientôt de l'hépatoptose comme du rein mobile; les cas en seront si fréquemment observés qu'on ne les publiera plus. Il est d'ailleurs certain que l'interprétation de ptose enlève à toutes ces maladies ce caractère de bizarrerie tératologique, qui, jusqu'ici, leur avait donné l'attrait d'une énigme. »

L'hépatoptose totale peut être *congénitale* ou *acquise* :

L'origine *congénitale* reconnaît pour cause l'absence de certains ligaments (ligament coronaire, ligament suspenseur), signalée dans le chapitre précédent, et privant le foie d'un de ses moyens de suspension; nous avons vu que l'existence d'un mésohépar, admise par quelques auteurs, n'avait pu être démontrée, il convient donc d'abandonner cette cause invoquée dans la pathogénie du foie flottant.

Le plus souvent l'hépatoptose est *acquise*, et il faut alors, suivant les cas, rattacher l'abaissement de l'organe au relâchement de l'appareil suspenseur, tel que nous en avons signalé des exemples au chapitre précédent, accompagné d'entéroptose, ou à la ptose intestinale seule. Car il importe de répéter ici que si l'allongement des ligaments n'a été que rarement observé, l'abaissement du foie l'a été fréquemment. C'est qu'alors le foie, privé par l'entéroptose du soutien que la masse intestinale offre à son bord antérieur, bascule suivant son axe transversal autour du ligament coronaire qui résiste, et maintient son bord postéro-supérieur.

Quoi qu'il en soit, qu'il y ait hépatoptose avec ou sans modification des ligaments, l'hépatoptose peut être la conséquence des troubles généraux de la nutrition qui se révèlent ici par l'entéroptose seule, ailleurs par l'entéroptose accompagnée d'affaiblissement et d'allongement des ligaments du foie, avec hernies, varices, déviations utérines, etc. Que ces troubles de la nutrition soient le fait d'une viciation primitive des humeurs, congénitale et héréditaire, parfois acquise (théorie de l'arthritisme ou de l'herpétisme); ou bien que ces troubles de la nutrition soient « le fait d'une perturbation fonctionnelle du foie, tantôt héréditaire, tantôt et souvent acquise, primitive, amenant la viciation secondaire des humeurs (théorie de l'hépatisme, Glénard) »; nous ne saurions nous prononcer ici en faveur de l'une ou l'autre de ces théories.

En fait, ces troubles de la nutrition apportent dans l'appareil suspenseur du foie (ligaments et veine cave) et dans la statique

des viscères abdominaux (affaiblissement de la paroi abdominale,
entéroptose concomitante) des modifications telles que le foie
n'attend plus, pour ainsi dire, que l'occasion de tomber, il est dans
un état de prédisposition pour subir l'influence des moindres causes
mécaniques.

Ce sont ces causes mécaniques qui vont jouer le rôle de causes
déterminantes, dont il nous reste à parler ici. Ce sont elles qui vont
produire, tantôt d'une façon lente, tantôt brusquement, le déplacement de l'organe.

Parmi les *causes déterminantes*, il convient de citer en première
ligne les efforts répétés, les travaux pénibles, les exercices violents
(tels que l'équitation, le saut) qui sont incriminés dans bon nombre
d'observations. C'est souvent, en effet, à la suite d'un violent effort
que les premiers symptômes de la maladie ont apparu, revêtant
parfois même un caractère aigu.

Faure attribue surtout un rôle important aux efforts d'expiration
répétés et violents « dans lesquels le diaphragme, en se soulevant
brusquement, entraîne le foie, en l'attirant par l'intermédiaire de
son appareil suspenseur, qui se trouve brusquement distendu ».
C'est en agissant de la sorte que le vomissement, le rire, l'éternue-
ment pourraient être incriminés dans la pathogénie du foie flottant.
L'auteur cite à l'appui de sa thèse le cas de Landau dans lequel on
ne trouve, pour expliquer la chute du foie, que des éternuements
répétés, incessants, qui secouaient violemment le malade depuis
trois ans.

Beaucoup d'auteurs, parmi lesquels A. Richet, Vogelsang, Depage, etc., ont fait jouer un rôle important au *corset* dans la pathogénie du foie flottant. Ils ont admis que la compression exercée par
le corset sur la paroi costale avait pour effet de la rapprocher de la
ligne médiane, et de repousser le foie vers le bas. Tel n'est pas l'avis
de Landau, de Curtius, de Faure et de Glénard, et nous croyons avec
ces auteurs qu'un corset bien appliqué exerce son maximum de stric-
tion immédiatement au-dessus de la crête iliaque, et non au niveau
de la paroi thoracique, si bien que, dans ces conditions, le foie serait
plutôt maintenu dans sa position normale qu'abaissé.

De toutes les causes mécaniques, celle à laquelle on a fait jouer le
rôle principal dans la chute du foie, c'est la *grossesse suivie d'éventration*. Landau lui attribue une importance capitale : que la paroi
abdominale, considérée comme un organe de soutien des viscères
abdominaux, n'agisse plus, la masse intestinale, n'étant plus sou-

tenue, ne pourra plus jouer, vis-à-vis du foie, le rôle de coussinet qu'on lui attribue ; les ligaments de cet organe, sollicités à faire un effort plus grand que de coutume, verront leur résistance vaincue et s'allongeront peu à peu ; telle est la théorie. Elle est vraie assurément, mais à une condition : c'est que les troubles de nutrition qui frappent la paroi abdominale, qui se traduisent par son relâchement, et dont la grossesse a favorisé l'apparition, aient frappé en même temps les moyens de suspension des viscères abdominaux, les aient mis eux aussi dans un état d'affaiblissement qui favorise leur allongement. Alors seulement, la sangle abdominale venant à faire défaut, on assistera à la chute de l'intestin, du foie, de la rate, etc. Ce n'est donc pas la suppression de l'action de la paroi abdominale, simple cause locale considérée isolément, qu'il faut incriminer ; il faut chercher plus loin et voir dans les troubles généraux de la nutrition dont nous avons déjà parlé la véritable cause des désordres constatés.

On ne peut dire du reste que la cause de l'hépatoptose soit uniquement due au relâchement de la paroi abdominale, puisque le foie mobile a été observé chez des sujets qui ne présentaient aucune altération de leur paroi, et que d'autre part cette altération de la paroi a pu être constatée sans qu'il existât aucune trace d'hépatoptose.

Il n'en faut pas moins considérer l'*éventration* comme une cause mécanique accessoire favorisant l'apparition du foie mobile, et dont on doit tenir grand compte dans le traitement chirurgical.

Signalons en terminant l'influence que l'on a attribuée dans la chute du foie à l'augmentation du poids et du volume de la glande ; à l'action d'un processus inflammatoire qui, en se terminant par un raccourcissement des tissus enflammés, attirerait le foie en bas, ce qui provoquerait consécutivement l'allongement de son appareil de maintien (opinion du professeur Botkine, émise dans l'observation de Symanowsky) ; enfin à l'atrophie du tissu conjonctif unissant le foie au diaphragme (Müller).

Il semble donc, en résumé, que les causes mécaniques que nous venons de passer en revue ne doivent agir et ne deviennent causes déterminantes qu'à une condition, c'est qu'une cause d'ordre général ait prédisposé les organes à la ptose ; c'est la théorie à laquelle semblent se rallier aujourd'hui la plupart des auteurs.

Du reste, ce que nous venons de dire du foie est applicable aussi aux autres organes ; n'est-ce point la même cause prédisposante, ne sont-ce point les mêmes troubles de la nutrition, qui mettent la paroi abdominale dans un état de faiblesse favorisant l'issue des viscères, la production des hernies, sous l'influence d'un effort? Ne doit-on pas de même, dans la production des varices, mettre au premier plan la cause prédisposante, les troubles nutritifs qui altèrent la paroi veineuse et permettent à la cause mécanique (station verticale prolongée dans certains cas, utérus gravide dans d'autres), de produire la dilatation veineuse.

Pourquoi ne se passerait-il pas du côté de la paroi veineuse de la veine cave des modifications analogues à celles des parois veineuses en général dans les varices? Faure l'admet et cette hypothèse est très plausible.

Enfin, ne constatons-nous pas la coïncidence de l'hépatoptose avec les hernies, les varices, les hémorroïdes, le rein mobile, toutes manifestations morbides qui semblent relever d'un même processus général, des mêmes troubles de nutrition? N'est-ce pas encore aux mêmes troubles que l'on doit rattacher ces malformations acquises que signale Létienne du côté du squelette?

Maintenant, quelle est en elle-même la nature de ces accidents, c'est un problème qu'il nous paraît impossible de résoudre en l'état actuel de nos connaissances ; à ce sujet il n'existe que des hypothèses sur lesquelles nous n'insisterons pas.

Symptômes et diagnostic.

Nous conformant au plan général que nous avons suivi jusqu'ici nous allons envisager successivement et séparément les symptômes propres au foie partiellement et totalement mobile.

Symptomatologie des lobes flottants du foie (foie partiellement mobile). — Le plus souvent, dans les observations de lobes flottants, les malades sont venus consulter le chirurgien pour une tumeur qu'ils ont vue se développer peu à peu dans la région abdominale droite et à laquelle ils rattachent les troubles fonctionnels souvent très graves qu'ils éprouvent.

L'évolution de la tumeur est lente : celle-ci existait depuis cinq ans chez la malade de Tscherning, depuis huit ans dans le cas rapporté par Langenbuch.

C'est la *douleur* qui est l'élément dominant dans le tableau clinique.

Tantôt les douleurs du ventre sont à peu près continues; tantôt, sans jamais cesser complètement, elles se présentent sous forme de vrais accès, très pénibles durant deux à trois jours ; les douleurs irradient de la tumeur vers le dos, les flancs, les cuisses, etc. Ces accidents douloureux ne tardent pas à empêcher les malades de se livrer à leurs occupations habituelles, à leurs travaux ; ils les immobilisent et parfois le repos atténue ces accidents. Mais parfois aussi le séjour au lit dans le décubitus dorsal est difficilement supporté ; les malades recherchent une position qui puisse calmer leurs souffrances ; c'est ainsi que la malade de Langenbuch éprouvait un réel soulagement à rester couchée sur le ventre.

Ces douleurs peuvent s'accompagner de palpitations, de bouffées de chaleur à la tête, d'accès de fièvre intense, enfin de troubles digestifs consistant en inappétence, vomissements, douleurs gastriques.

Le malade maigrit, éprouve une lassitude extrême, et présente parfois des tendances aux syncopes.

L'examen physique fait constater une augmentation de volume du ventre, plus ou moins marquée suivant les dimensions du lobe flottant, en même temps que la percussion permet de délimiter la tumeur, montre sa continuité avec la matité du foie, et révèle que cette matité de la glande considérée dans son ensemble est normale; que le foie en un mot est bien dans la situation qu'il doit occuper. La main explorant la cavité abdominale reconnaîtra les limites du lobe hépatique, appréciera son véritable siège variable avec son point d'implantation, bien que le plus souvent la tumeur occupe la moitié droite de l'abdomen ; enfin ses dimensions et ses connexions. Tantôt la tumeur sera lisse, formée d'un tissu compact, élastique mais non fluctuant, sans pulsations, sans frémissement ou bruit de frottement ; tantôt elle se présentera avec une surface inégale, bosselée ; elle suivra les mouvements respiratoires comme le foie lui-même auquel elle est suspendue par son pédicule ; elle présentera un certain degré de ballottement, se laissera déplacer dans le sens transversal et aussi dans le sens antéro-postérieur. Ritter von Hacker, dans son observation, nous dit : « La tumeur peut être refoulée en arrière vers le rein, où l'autre main sent nettement le choc qu'elle produit » ; et Tscherning, chez sa malade, constate « qu'on pouvait refouler la tumeur de la région lombaire en avant ».

C'est en se basant sur l'ensemble des symptômes que nous venons d'énumérer qu'on est parvenu, dans certains cas, à poser le diagnostic probable d'un lobe hépatique, car le diagnostic en pareil cas reste toujours très délicat, en raison même de la rareté de ces lobes flottants.

Langenbuch, dans l'intéressante observation qu'il a publiée et dans laquelle il pratiqua l'extirpation d'un lobe flottant, considère que les lobes hépatiques pédiculés gauches s'accompagnent d'un cortège symptomatique beaucoup plus grave que ceux du côté droit : « S'il existe du côté droit un lobe hépatique pédiculé, dit-il, il ne pourra jamais provoquer de phénomènes douloureux intenses, puisque, d'une part, aucun organe d'une sensibilité particulière n'est placé au-dessous de lui, et que, d'autre part, la concavité de la paroi abdominale latérale s'oppose à toute pression venant d'en bas ou de la région postérieure. Mais lorsqu'il s'agit d'un lobe hépatique gauche, les conditions sont inverses. Surtout dans le décubitus dorsal, la région pylorique de l'estomac, les parties correspondantes du duodénum, les anses intestinales de l'intestin grêle, un peu du côlon transverse, le pancréas, l'aorte avec beaucoup d'autres gros vaisseaux artériels et veineux, les gros troncs nerveux et les plexus ganglionnaires sont exposés à la pression du lobe, pression qui s'exerce d'avant en arrière, d'autant mieux que la concavité de la colonne vertébrale lui oppose une résistance rigide. »

Cette distinction entre les lobes hépatiques droit et gauche ne nous parait pas justifiée, car, de la lecture des observations de lobes flottants que nous avons consultées il ressort que le tableau clinique est le même dans les deux cas, et tel que nous l'avons décrit précédemment ; du reste, pour peu qu'un lobe hépatique devienne volumineux, il ne tarde pas à amener la compression des viscères énumérés par Langenbuch et à déterminer des accidents analogues à ceux que l'auteur attribue aux seuls lobes hépatiques gauches.

L'histoire clinique de la variété de lobes flottants, *dont l'origine se rattache à des lésions de la vésicule biliaire*, se présente avec des caractères spéciaux, sur lesquels il est utile d'insister. Les caractères physiques du lobe flottant sont analogues à ceux que nous avons décrits précédemment ; les accidents douloureux sont les mêmes : témoin le fait rapporté par l'un de nous (F. Terrier et M. Baudouin, *Progrès médical*, 1888, n° 33) ; mais on retrouve, dans les antécédents pathologiques des malades, l'existence d'accidents du côté de la vésicule biliaire ; sur les cas qu'il rapporte, Riedel signale que, quatre fois, à côté de l'appendice, on pouvait constater la présence d'une tumeur de la vésicule biliaire. Nous ne saurions mieux faire que de reproduire ici la description clinique fournie par Riedel lui-même. « Ces lobules acquièrent une valeur diagnostique incontestable dans le cas où, malgré l'absence d'une tumeur caractéristique palpable, on observe les autres symptômes d'une affection de la vésicule biliaire. »

Quand, sous l'appendice, on constate une sensibilité spontanée ou à la pression ; quand existent des symptômes de colique hépatique ou des accès répétés et intenses de vomissement, le lobule appendiculaire du foie indiquera certainement la présence au-dessous de lui d'une tumeur de la vésicule biliaire et servira d'indication à la cholécystotomie. Quand, par contre, les signes sus-mentionnés font défaut, le lobule appendiculaire du foie perd toute valeur diagnostique, relativement à une affection de la vésicule biliaire.

Abordons maintenant l'étude clinique du *foie totalement mobile*, et distinguons nettement les cas où la chute du foie s'est faite *brusquement* de ceux où l'affection évolue *lentement* et *progressivement*.

La chute *brusque* du foie est consécutive à un effort, et, comme le dit avec raison Létienne, il s'agit alors d'une véritable luxation traumatique. Les accidents sont survenus dans un cas au cours de quintes de coqueluche ; ailleurs chez une femme qui se baissait précipitamment pour ramasser un objet sur le sol.

Quelle que soit la cause, les accidents se présentent avec un caractère particulièrement aigu. Les malades éprouvent dans le côté droit une sensation brusque de décrochement, de torsion (Garnett), qui bientôt s'accompagne de vives douleurs dans l'abdomen et la poitrine, avec respiration difficile, nausées, phénomènes de suffocation, sensation de plénitude dans l'abdomen. Il y a tendance aux syncopes ; le pouls est précipité, petit, arythmique ; le malade est en proie à une très grande agitation nerveuse. La constatation des signes physiques de la luxation du foie, joints à ce cortège symptomatique si spécial, permet d'arriver aisément au diagnostic.

Ce diagnostic est loin d'être aussi facile lorsque la chute du foie s'est produite *lentement* et *progressivement*.

Le plus souvent, les malades, avant de constater l'existence d'une tumeur flottante dans la cavité abdominale, ont éprouvé depuis longtemps des troubles fonctionnels variables pour chacun d'eux, plus ou moins intenses, imprimant une physionomie toute particulière à l'affection qui nous occupe.

Les douleurs qui constituent un signe presque constant — nous disons « presque », car on a noté leur absence dans certains cas, —

sont tantôt très atténuées, consistant alors en pesanteurs, tiraillements, dans la cavité abdominale, dans les reins, exagérées par le
mouvement, disparaissant au contraire par le repos et parfois seulement lorsque les malades se couchent dans certaines positions. Tantôt, au contraire, ces douleurs se présentent avec un caractère particulièrement violent ; elles éclatent sous forme de crises plus ou
moins fréquentes avec vomissements, ictère, rappelant de tous points
les crises de colique hépatique ; et l'erreur de diagnostic est d'autant
plus facile que l'ictère existe dans un cas comme dans l'autre. Cet
ictère est en général léger, ou le plus souvent c'est une teinte subic-
térique que l'on observe ; il est probablement dû à la coudure des
voies biliaires sous l'influence de l'abaissement du foie, s'opposant
ainsi au déversement de la bile dans l'intestin, et déterminant sa
résorption par le torrent circulatoire.

Guéniot a récemment insisté sur un tiraillement douloureux à distance observé dans le foie mobile. Ce tiraillement s'exerce en arrière
du sternum et jusqu'au niveau de la base du cou ; il trouverait son
explication dans ce fait que le foie est suspendu au diaphragme, qui,
par son centre phrénique, adhère intimement au péricarde, et que le
péricarde lui-même présente des connexions fibreuses bien connues
avec les aponévroses cervicales.

Les accidents douloureux peuvent s'accompagner de gêne respiratoire, de dyspnée, de troubles digestifs caractérisés par de l'inappétence, des digestions pénibles accompagnées de gonflement du ventre,
de la constipation, etc.

Les malades sont dans l'impossibilité de se livrer à leur travail
habituel ; ils ont des sensations de vapeurs, des vertiges, de la cépha-
lalgie, des battements de cœur, des troubles visuels ; aussi ne doit-
on pas s'étonner de voir au bout d'un certain temps ces malades
devenir tristes, irritables, présenter parfois même des manifestations franchement hystériques et s'adonner à la morphine, comme
dans le cas rapporté par Frank.

On a signalé encore l'ascite et l'œdème malléolaire ; l'ascite recon-
naîtrait une cause analogue à celle qui a déterminé l'ictère, c'est-à-
dire une coudure amenant en arrière du point rétréci une augmentation de pression et une filtration du sérum sanguin à travers les
parois vasculaires. Peut-être l'œdème malléolaire est-il attribuable,
comme Faure l'admet, « à une coudure de la veine cave amenant
des troubles de la circulation veineuse de la moitié inférieure du
corps ».

Dans un cas rapporté par Godart, on constatait avec l'œdème des jambes l'existence de purpura.

On peut noter aussi des troubles de l'appareil génito-urinaire : de la fréquence des mictions, de l'albuminurie, des pertes blanches abondantes, des métrorragies.

Tous ces troubles fonctionnels n'ont rien de pathognomonique ; ils sont l'apanage des ptoses viscérales en général, on les voit se combiner de façons différentes, prendre un caractère plus ou moins marqué, au cours de l'entéroptose, du rein mobile ou de l'hépatoptose, et nous ne pouvons que répéter à ce sujet ce qui a été bien décrit déjà par les auteurs qui nous ont précédé.

Seul l'*examen physique* des malades et l'emploi en particulier de certaines méthodes, qu'on a peut-être trop négligées jusqu'à ce jour, permettront d'affirmer l'existence de l'hépatoptose.

Les signes fournis par l'*inspection* de l'abdomen ont en l'espèce une assez grande importance. On constate *souvent* un amincissement et une flaccidité très marquée de la paroi abdominale ; la peau est ridée, fanée, parsemée de vergetures ; cette paroi n'offre que bien peu de résistance à la masse intestinale sous-jacente ; dans la station verticale, les intestins la refoulent devant eux et la font tomber au-devant du pubis, jusque sur la racine des cuisses, donnant naissance à cette déformation que Landau a désignée sous le nom de « *ventre pendant* ». Dans la position horizontale, l'amincissement de la paroi est tel, qu'on voit parfois se dessiner au-dessous d'elle les anses intestinales.

Ces modifications sont souvent accompagnées d'une véritable éventration, d'un écartement des muscles droits, facile à constater lorsqu'on invite les malades à passer de la position horizontale à la position verticale ; la contraction des muscles droits rend alors l'éventration très apparente. Cette éventration est le fait de grossesses multiples qu'on observe souvent dans les antécédents de femmes atteintes d'hépatoptose.

Mais l'amincissement de la paroi et l'éventration, ne doivent pas être considérés comme constants chez les malades atteints d'hépatoptose ; ils manquent chez les hommes et même chez beaucoup de femmes.

A l'inspection, on peut constater l'existence d'une voussure au-dessous des côtes avec évasement du flanc droit.

Enfin, Glénard insiste sur l'aspect spécial que peut présenter l'ombilic ; l'orifice ombilical est masqué à sa partie inférieure par un repli cutané, qui est dû aux tractions que le foie déplacé exerce de haut en bas dans le sens antéro-postérieur par l'intermédiaire du ligament suspenseur sur l'ombilic.

Les renseignements fournis par la seule inspection seraient bien insuffisants s'ils n'étaient complétés par les divers procédés d'examen de la cavité abdominale, dont il nous reste à parler : la *percussion* et la *palpation*, à propos de laquelle nous aurons à insister sur le procédé dit : *procédé du pouce*.

La *percussion* révélera l'absence de la matité hépatique dans la zone où on la constate habituellement, sauf pour le cas très rare où il y aurait transposition des viscères. Cette matité, qui s'étend sur une hauteur de 10 centimètres environ au niveau de la ligne axillaire, de cinq à six au niveau de la ligne mammaire, est remplacée lorsque le foie est déplacé, par une zone de sonorité pulmonaire qui, en bas au niveau du rebord costal, se continue avec le son tympanique que fournit la percussion de la masse intestinale. Mais en un point variable de la cavité abdominale, quelquefois très éloigné de celui qu'occupe normalement le foie (fosse iliaque droite, hypochondre gauche), on rencontre une zone de matité, dont la forme générale rappelle celle du foie, qui est comme isolée au milieu du son tympanique fourni par l'intestin et qui, caractère très important, se déplace comme le foie lui-même dans les mouvements du malade.

Il est bon d'être prévenu que la matité peut manquer lorsque, par exemple, le foie étant refoulé dans les parties profondes de l'abdomen, des anses intestinales s'interposent entre lui et la paroi abdominale.

La *palpation* à laquelle nous rattachons le *procédé du pouce* est de tous les moyens d'exploration celui qui va nous fournir les renseignements les plus précieux.

La palpation sera pratiquée, le malade reposant dans le décubitus dorsal, les genoux demi-fléchis.

Dans le point où siège la zone de matité anormale dont la percussion a révélé l'existence, la main rencontre une masse de consistance ferme, élastique, dont la surface est lisse et dont la forme générale rappelle celle du foie. Cette masse peut être dans certains cas très facilement délimitée et dans un assez grand nombre d'observations, il a été facile de reconnaître le bord antérieur de la glande aux caractères suivants: il apparaît sous forme d'un bord tranchant qu'on peut saisir quelquefois entre le pouce et les doigts enfoncés profondément, il porte deux échancrures bien nettes, l'une répondant au fond de la vésicule biliaire, parfois elle-même perceptible, l'autre répondant au sillon de la face inférieure qui loge le cordon de la veine ombilicale.

Létienne ne se contente pas de la palpation dans le décubitus dorsal, il conseille aussi de la pratiquer dans le décubitus latéral, dans la station verticale, dans la position assise.

C'est encore la palpation qui nous fournira l'un des signes caractéristiques de l'affection, *la mobilité*. La tumeur peut être mobilisée par la main qui explore l'abdomen, parfois même il est possible de réduire le foie sous les côtes, dans la position qu'il doit normalement occuper ; dans un certain nombre d'observations on constate que cette réductibilité pouvait être pratiquée par les malades eux-mêmes. Toutefois, nous tenons à rappeler que des lésions de périhépatite peuvent déterminer des adhérences entre le foie déplacé et les parties voisines, comme chez la malade opérée par G. Richelot, et amener une fixité de la tumeur qui, en lui faisant perdre un de ses caractères principaux, peut induire le chirurgien en erreur.

Glénard a insisté dans ces dernières années sur un procédé d'exploration qu'il a décrit pour la première fois en 1887, le « *procédé du pouce* », qui fournit au clinicien des renseignements fort utiles dans les cas où il n'existe qu'un faible degré de mobilité du foie.

Voici, d'après cet auteur, quelle est la technique de ce procédé : « La main gauche serrant la taille, avec les quatre derniers doigts sous la région lombaire et le pouce gauche en avant, la main droite déprimant la paroi antérieure de l'abdomen, si l'on vient, pendant un mouvement d'inspiration, à tourner en haut du côté de l'hypochondre, la pulpe du pouce, il peut arriver que l'on sente descendre un organe en avant du pouce, qui s'en trouve comme coiffé ; que l'on ramène alors le pouce d'arrière en avant et de bas en haut, des parties profondes aux parties superficielles, on fera sauter très nettement une crête qui ne peut être que le bord du foie [1]. » Et plus loin il ajoute : « Chez un malade dont on allait déclarer que le foie est normal, le pouce permettra de noter que le bord du foie s'abaisse au-dessous de la côte de 2, 3, même 4 centimètres pendant chaque inspiration, pour reprendre sa place pendant l'expiration : il s'agit donc d'un foie abaissé, d'un cas de *mobilité* du foie. »

Or, il y a bien des degrés intermédiaires entre les cas où le foie dépasse à peine de 3 à 4 centimètres le rebord costal, et ceux où il

---

(1) GLÉNARD. *Revue des maladies de la nutrition*, juin 1896.

occupe les parties déclives de la cavité abdominale. Ce sont ces derniers seuls que le chirurgien a l'occasion d'observer et lorsque la maladie est arrivée à un degré aussi avancé la fixation du foie semble être l'unique moyen de remédier aux accidents graves que présentent les malades.

Le procédé du pouce, en permettant de révéler la maladie à son début, rendra peut-être possible l'emploi d'un traitement médical s'adressant surtout à la constitution générale du sujet, et capable de lutter avantageusement contre les progrès de l'affection.

Enfin, pour compléter le tableau clinique de l'hépatoptose, rappelons qu'il est fréquent d'observer chez ces malades d'autres affections relevant des mêmes troubles de la nutrition que la chute du foie elle-même. On a fréquemment noté la coïncidence de l'entéroptose et du rein mobile avec le foie mobile ; on constate aussi l'existence chez ces malades de déviation et de prolapsus de l'utérus, la présence de varices, d'hémorrhoïdes. Létienne insiste sur des altérations du côté de squelette et en particulier du rachis: la colonne vertébrale est sensible à la pression et l'axe vertébral est dévié, la déviation affectant le type scoliotique?

En somme le *diagnostic* reposera sur la constation des signes suivants : l'existence dans la cavité abdominale d'une tumeur dont la consistance et la forme rappellent celles du foie, tumeur qui est mobile, et l'absence d'une zone de matité dans la place qu'occupe normalement la glande hépatique. Et cependant, peut-être parce que jusqu'ici l'affection qui nous occupe était considérée comme rare, à la lecture des observations dans lesquelles on a pu constater *de visu* la nature des lésions, on voit que bien souvent des erreurs de diagnostic ont été commises. Nous n'en voulons comme preuve que quelques cas où on a eu recours à l'intervention chirurgicale : nous voyons d'après les tableaux de statistique que nous publions ultérieurement que sur 14 cas où la fixation du foie a été pratiquée, *neuf* fois un diagnostic erroné avait été porté avant l'opération, et c'est la laparotomie seule qui a permis de constater le déplacement du foie.

Le foie déplacé a pu être confondu avec la plupart des tumeurs qu'on rencontre dans la cavité abdominale : aussi insisterons-nous peu sur le diagnostic différentiel qui ne présente ici rien de particulier, et qui est celui des tumeurs abdominales en général.

L'une des erreurs le plus fréquemment commises est celle qui consiste à prendre le foie mobile pour le *rein mobile ;* les deux affections présentent en effet sur plus d'un point un tableau symptomatique presque identique ; ce sont des accidents analogues que l'on observe dans les deux cas, et comme le déplacement du rein est chose fréquente, le clinicien songe à la possibilité d'un rein mobile et oublie la possibilité d'un déplacement du foie considéré jusqu'à ce jour comme un fait exceptionnel.

Il faut bien reconnaître cependant que les signes fournis par un examen minutieux de l'abdomen et en particulier de la fosse lombaire doivent permettre le diagnostic différentiel. Le volume de la tumeur est moindre dans le cas de rein déplacé, et les résultats fournis par l'examen bimanuel de la région lombaire, la percussion de la région hépatique, la recherche soigneuse de certains troubles dans la fonction urinaire, doivent mettre sur la voie du diagnostic.

Nous rappelons encore une fois la coïncidence fréquente du rein mobile et de l'hépatoptose ; le diagnostic du double déplacement devient alors particulièrement difficile, les symptômes des deux affections se combinant entre eux, rendent obscur le diagnostic.

Un foie déplacé a été pris à plusieurs reprises pour un *kyste hydatique* de l'organe ; la forme de la matité, la consistance de la tumeur, l'existence du frémissement hydatique — s'il peut être perçu, — la présence dans le reste de l'organisme de tumeurs de même nature, un examen soigneux de la région occupée normalement par le foie, permettront d'éviter l'erreur qui avait été commise dans deux cas où l'opération eut lieu (Obs. de Gérard-Marchant et d'Arcilza).

Packard, rapporte qu'il a pris un foie mobile pour un *abcès du foie sous-diaphragmatique*, suite de fièvre typhoïde, ayant déterminé l'abaissement de l'organe. Pour confirmer son diagnostic, il pratiqua une ponction qui ne ramena aucun liquide, et c'est seulement à l'autopsie qu'il reconnut son erreur : la ponction avait été faite dans la face convexe du foie déplacé.

Des tumeurs du mésentère, du grand épiploon, peuvent être confondues avec le foie mobile. C'est ainsi que Lanelongue (de Bordeaux) avait porté chez son opéré le diagnostic de tumeur de l'épiploon ; c'est qu'en général les tumeurs de l'épiploon sont mobiles comme le foie déplacé ; on leur imprime des mouvements de latéralité et de bas en haut ; mais les mouvements de haut en bas sont limités par suite de la fixité supérieure de l'épiploon. Toutefois, caractère important, la matité de la tumeur épiploïque est séparée de celle du foie par une zone sonore.

Les tumeurs du mésentère sont situées en arrière du paquet intestinal ; il est vrai que c'est là un caractère que l'on peut observer dans le foie mobile, circonstance qui vient encore obscurcir le diagnostic : de plus une tumeur du mésentère est mobile comme le foie déplacé, elle se porte à droite, à gauche, en haut, en bas. C'est, en somme, à la forme de la tumeur hépatique, à la présence des incisures, à la situation occupée par le foie déplacé qui siège de préférence dans la région abdominale droite tandis que la tumeur du mésentère se trouve, pour ainsi dire, à cheval au-devant de la colonne vertébrale, enfin à l'absence de matité, dans la région qu'occupe normalement la glande, qu'il faudra se rapporter pour trancher les difficultés du diagnostic.

N'oublions pas que le foie déplacé peut être confondu dans certains cas avec des tumeurs parties du petit bassin, et qui s'élèvent plus ou moins haut dans la cavité abdominale, en particulier avec les kystes de l'ovaire ; c'est en interrogeant soigneusement la malade sur la façon dont s'est développée la tumeur, c'est par le résultat que fourniront le toucher vaginal, l'examen sur un plan incliné et la percussion de la région hépatique qu'on pourra éclaircir le diagnostic.

Rappelons que la fixité de l'organe déplacé peut conduire à un faux diagnostic tel le cas rapporté par G. Richelot, où ce chirurgien crut à une *typhlite tuberculeuse*, et reconnut en opérant qu'il s'agissait d'un foie fixé dans la fosse iliaque par des adhérences.

Nous venons d'énumérer les causes principales d'erreur en ce qui concerne le diagnostic du *foie totalement mobile ;* pour ce qui est du *diagnostic des lobes flottants du foie* nous avons suffisamment insisté sur les symptômes propres à toute une catégorie relevant de lésions de la vésicule pour ne plus y revenir ici.

Le diagnostic nous paraît au contraire plus délicat pour les lobes flottants dont l'existence n'est liée à aucune lésion de la vésicule : nous rappelons que ces lobes étant rattachés au foie par un pédicule plus ou moins large, leur matité se continue avec celle du foie, qui est normale, ce qui veut dire que l'organe a conservé sa situation ordinaire, de plus ils suivent les mouvements de la respiration comme le foie lui-même et présentent un certain degré de ballottement.

Il n'en est pas moins vrai que le diagnostic est délicat, d'abord parce qu'on ne songe pas à la possibilité d'un lobe flottant, affection rare, puis parce que les symptômes que nous venons d'énumérer sont communs à toutes les tumeurs du foie. L'erreur sera souvent commise avec les kystes hydatiques du foie, nous nous contentons de la signaler, sans y insister à nouveau.

C'est par un examen approfondi des caractères de la tumeur, par un interrogatoire soigneux du malade sur ses antécédents, par les modifications de son état général, qu'on pourra peut-être dans certains cas, diagnostiquer la nature d'une des nombreuses tumeurs solides qu'on peut rencontrer dans le tissu du foie (tumeurs syphilitiques, tumeurs vasculaires, adénomes, carcinomes, sarcomes).

Nous nous réservons de revenir, sur cette intéressante question des tumeurs solides du foie, et insister alors sur les caractères cliniques de ces néoformations qui, du reste, prêtent beaucoup à confusion avec les lobes flottants.

Le lobe hépatique peut être pris encore pour une tumeur *de la région du rein ;* n'avons-nous pas vu, en effet, dans l'observation de Ritter von Hacker et de Tscherning, que la tumeur pouvait être refoulée en arrière, où l'autre main sentait le choc qu'elle déterminait ? Aussi le doute peut-il être permis sur le point d'origine de la néoformation ; c'est encore par l'étude de la tumeur et par l'examen de l'appareil urinaire que la question peut être résolue.

Traitement.

Dans l'histoire du traitement nous passerons successivement en revue, ainsi que nous l'avons fait jusqu'ici, le traitement de l'hépatoptose partielle et celui de l'hépatoptose totale.

Nous décrirons d'abord les diverses méthodes employées pour remédier à ces deux formes du foie mobile, et nous envisagerons ensuite pour chacune d'elles les résultats et les indications du traitement chirurgical.

I. *Traitement de l'hépatoptose partielle.* — Trois modes de traitement ont été employés pour remédier chirurgicalement à la mobilité partielle du foie. Ce sont :

1° La résection du lobe flottant du foie ;

2° La fixation de ce lobe flottant, ou *hépatotexie partielle,* à la paroi abdominale ;

3° La *cholécystotomie* pratiquée dans le but d'amener indirectement la régression de certains lobes flottants.

1° La *résection* d'un lobe flottant a été pratiquée par Langenbuch en 1887. L'auteur divisa le pont ligamenteux qui réunissait le lobe mobile au parenchyme hépatique en plusieurs pédicules qu'il ligatura, puis il sectionna ces pédicules en laissant un bout assez long au-dessous de la ligature. Mais le soir même de l'opération survenaient des signes inquiétants d'une hémorragie interne ; le ventre dut être ouvert à nouveau, on parvint à arrêter l'hémorragie et la malade guérit.

Plus récemment, Bastianelli (1895) a rapporté un cas dans lequel, au cours d'une laparotomie, il rencontra un lobe pédiculé du foie dont il pratiqua l'*extirpation*, après avoir placé un tube élastique sur la partie du tissu hépatique qui servait de pont. Une légère hémorragie se produisit, qui put être arrêtée par le thermo-cautère. La guérison survint comme dans le cas de Langenbuch, avec disparition complète des accidents.

Il ne nous paraît pas utile d'insister ici sur la résection du foie, nous nous contentons de signaler ces deux cas dans lesquels elle fut employée, et nous renvoyons la technique de cette opération à l'étude des résections du foie que nous ferons à propos des tumeurs de cet organe.

Nous considérons toutefois que la résection du foie est une opération délicate, regardée dans ces dernières années et en particulier à l'époque où Langenbuch se hasarda à la pratiquer, comme redoutable ; la méthode dont nous allons faire l'étude, la fixation du lobe mobile, est au contraire une opération facile à réaliser, sans gravité — à condition que les règles de l'asepsie soient rigoureusement observées, — ayant donné de beaux résultats, et qui doit être préférée à la résection.

2° L'*hépatopexie partielle* ou fixation d'un foie partiellement mobile, d'un lobe flottant du foie, fut employée longtemps avant l'hépatopexie totale, qui a pour but de fixer un foie mobile dans sa totalité. En effet, tandis que cette dernière opération était pratiquée pour la première fois en 1891 par Gérard Marchant, l'hépatopexie partielle l'avait été dès 1884 par Billroth (cité par Von Hacker) et par Tscherning de Copenhague, en 1886 ; Langenbuch, en 1890, l'employait pour une de ses malades, et tout récemment Genouville en publiait une intéressante observation.

Cette opération, dans les cas auxquels nous venons de faire allusion, fut faite deux fois au cours d'une laparotomie exploratrice pratiquée après erreur de diagnostic.

Elle présente la plus grande analogie avec l'hépatopexie totale, à cette seule différence qui est en faveur de l'hépatopexie partielle, c'est que, dans cette dernière, c'est une simple portion du foie qui est mobile et dont il s'agit d'assurer la fixité, la plus grande partie de la glande hépatique restant solidement fixée dans sa position normale ; tandis que dans l'hépatopexie totale, c'est l'organe entier devenu flottant qu'il faut immobiliser, résultat plus difficile à atteindre. Mais, comme dans l'un et l'autre cas la technique opératoire ne saurait différer, nous n'y consacrerons qu'une courte description, nous réservant d'y insister plus longuement lorsque nous ferons la description de l'hépatopexie totale.

L'ouverture de la paroi abdominale, dans les cas cités, a été faite en rapport avec le siège occupé par la tumeur. Billroth pratiquait une incision oblique de 13 centimètres de longueur, suivant une ligne allant de l'appendice xyphoïde à la crête iliaque, et Tscherning une incision allant de la 12ᵉ côte jusqu'à l'épine iliaque antérieure et supérieure droite. L'incision la plus rationnelle en effet est celle qui répond à la partie la plus saillante de la tumeur ; grâce à elle le chirurgien explore à son aise la région sur laquelle il doit opérer, et se rouve dans les meilleures conditions pour pratiquer la fixation du lobe flottant.

Cette fixation se fait à la paroi abdominale latérale, dans le point de cette paroi qui est en rapport avec la tumeur. Elle consiste dans le passage à travers le lobe du foie d'un ou plusieurs fils à suture, dont les deux extrémités sont passées dans la paroi abdominale et nouées ensemble avec précaution, de façon à assurer le contact du péritoine viscéral recouvrant le tissu du foie avec le péritoine pariétal. Ainsi s'établiront les adhérences chargées d'assurer l'immobilisation du lobe flottant.

Dans son cas, Genouville croyant avoir à opérer un rein mobile pratiqua l'incision lombaire de la néphropexie, et reconnut que la tumeur était formée par un lobe hépatique aberrant. Il se servit de cette incision pour fixer la portion libre du foie aux plaies profondes de la paroi abdominale postérieure.

L'opération fut suivie de succès dans les cas auxquels nous avons fait précédemment allusion.

3° Enfin la *cholécystotomie* a été appliquée au traitement de toute cette catégorie de lobes flottants, qui relèvent, nous l'avons vu, de lésions de la vésicule biliaire (dilatation de la vésicule ou simple cholécystite). Nous n'insisterons pas sur le manuel opératoire de la cholécystotomie, nous réservant de la décrire ultérieurement lorsqu'il sera question de la chirurgie des voies biliaires.

Chez quatre des malades opérés par Riedel, le chirurgien put, à l'aide du doigt introduit par l'incision exploratrice, reconnaître l'existence d'une tumeur fluctuante dissimulée sous le lobe appendiculaire. Dans deux autres cas rapportés par le même auteur, on ne constatait ni tumeur, ni fluctuation de nature à indiquer une affection de la vésicule biliaire, et cependant à l'opération on constata de la cholécystite. L'incision de la vésicule biliaire permit, dans les cas de Riedel, l'évacuation d'une quantité plus ou moins considérable de liquide séro-purulent et de calculs biliaires.

Dans l'observation rapportée par F. Terrier et M. Baudouin, la vésicule biliaire n'était pas distendue, mais occupée par un assez volumineux calcul.

Ces diverses interventions donnèrent les résultats les plus satisfaisants. Riedel fut l'un des premiers à constater que le lobe appendiculaire s'atrophiait après l'évacuation artificielle de la vésicule : il diminua progressivement de volume, pour disparaître complètement au bout de quelques mois.

Nous donnons ci-dessous un tableau résumé des opérations pratiquées dans les cas de lobes flottants du foie.

Tableau résumé des opérations pratiquées pour lobes flottants du foie.

NOM de L'AUTEUR	AGE, SEXE	CLINIQUE	OPÉRATIONS	RÉSULTATS
		I. — *Résection d'un lobe flottant du foie.*		
Bastianelli, 1895.	F. 37 ans.	Douleur de la région abdominale droite avec irradiations vers les parties voisines. Perte de l'appétit, amaigrissement. Tumeur de la région abdominale droite, dure, bosselée, mobile. Une zone de sonorité sépare la tumeur, en haut, de la matité hépatique. Diagnostic. Rein mobile devenu cancéreux.	*Laparotomie latérale.* Lobe pédiculé du foie. On *l'extirpe*, un tube élastique ayant été placé sur la partie du tissu hépatique qui servait de pont. Légère hémorragie arrêtée au thermocautère.	*Guérison.* Etat général excellent. La malade se sent plus forte, les douleurs ont disparu, l'appétit est bon, les digestions se font bien. Revue un an après, elle est enceinte de 7 mois et bien portante.
Langenbuch, 1886.	F. 30 ans.	On reconnaît la présence d'une tumeur abdominale sans pouvoir en préciser la nature, on décide l'incision exploratrice.	On trouve un gros lobe hépatique pédiculé. On en pratique la *résection* en divisant le pont ligamenteux en plusieurs pédicules qu'on ligature, puis sectionnant ces pédicules en laissant un bout assez long au-dessous de la ligature.	Le soir apparaissent des signes d'hémorragie interne. Réouverture du ventre; on parvient à lier le vaisseau qui donnait. *Guérison.*
		II. — *Hépatopexie partielle.*		
Genouville, 1898.	F. 37 ans.	On relève dans les antécédents, une chute suivie d'une douleur vive dans le flanc droit. Depuis cette époque, crises douloureuses à droite. M. Lyot pratique la néphropexie. Plus tard, reprise des douleurs dans le flanc droit. Tumeur qui paraît être le rein droit. Diagnostic : récidive du rein mobile.	Incision lombaire de la néphropexie. La tumeur était constituée par le foie ; le doigt suivait une sorte de languette, qui était un lobe hépatique aberrant. Le rein n'était nullement mobile. Les troubles observés devaient être imputés à la languette hépatique flottante. Celle-ci fut fixée presque en place, parce qu'elle ne pouvait remonter complètement, au moyen de deux anses de catgut.	*Guérison.*

		néales.	le fixe à la paroi abdominale à l'aide d'un seul fil passé profondément dans le parenchyme hépatique.	fixe à la paroi abdominale. Les troubles généraux ont complètement disparu et la malade a repris son travail.
Langenbuch, 1890.	F. 50 ans.	Crises douloureuses de plus en plus fréquentes, vomissements, céphalée, constipation, tumeur vésicale, œdème chronique des jambes, amaigrissement, tumeur lisse, dure, dans la moitié de l'abdomen, rattachée au foie. Le diagnostic est lobe flottant du foie.	*Laparotomie.* Lobe flottant du lobe droit du foie, fixé à la paroi abdominale à l'aide de fils de soie assez rapprochés les uns des autres et embrassant une grande épaisseur de tissu hépatique. Ces fils sont noués solidement. La piqûre du foie donne très peu de sang.	*Guérison.* Tous les troubles disparaissent, et, au moment où elle quitte l'hôpital, la malade a engraissé de 9 livres.
Tscherning, 1890.	F. 36 ans.	Diagnostic probable : tumeur hépatique, peut-être un lobe hépatique pédiculé, avec restriction en faveur d'une tumeur rénale ou d'un lymphadénome ?	*Laparotomie.* Lobe supplémentaire du foie, relié au lobe droit par un large pédicule. Fixation à la paroi abdominale par deux fils passant profondément dans le tissu hépatique.	*Guérison.* La malade revue deux ans après dans un bon état.

III. — *Cholécystotomies applicables à toute une série de lobes flottants.*

Mauclaire, 1897.	F. 40 ans.	Souffre depuis 2 ans de douleurs dans l'hypochondre droit. Foie augmenté de volume et descendu à moitié chemin entre le rebord costal et la crête iliaque. Diagnostic : hypertrophie du foie, hépatoptose, calcul biliaire.	*Laparotomie latérale.* Vésicule dilatée. On la ponctionne et on en retirée 80 grammes de liquide blanchâtre, filant ; on en extrait des calculs. *Cholécystostomie.* A la suite, écoulement de bile par la fistule pendant quinze jours ; plus de douleurs. Compression de la région fistuleuse, dont l'ouverture s'oblitère en 2 à 3 jours. Disparition de l'hépatoptose et de l'hépatomégalie.	*Guérison*
Riedel, 1888.	F. 30 ans.	Appendice du foie descendant du lobe droit jusqu'à la région ombilicale. Long de 40 centimètres, large de 4 centimètres à sa partie inférieure et de 8 centimètres à sa base. Il suit les mouvements respiratoires. On sent nettement ses bords tranchants sensibles à la pression, mais on ne trouve pas au-dessous de lui une tumeur palpable.	Incision exploratrice. Lobe appendiculaire du foie. Le doigt explorateur découvre dans l'appendice une tumeur fluctuante qui est la vésicule biliaire fortement distendue. Cholécystotomie en 2 temps. Incision de la vésicule donnant 500 grammes de pus inodore.	*Guérison.* Mais persistance d'une fistulette.

NOM de L'AUTEUR	AGE, SEXE	CLINIQUE	OPÉRATIONS	RÉSULTATS
Riedel. 1888.	F. 49 ans.	Appendice dur et lisse descendant plus bas que l'ombilic. Large de 10 centimètres à sa pointe. Près du bord interne de l'appendice on sent une tumeur bosselée, douloureuse et qui se déplace pendant la respiration. Diagnostic : empyème de la vésicule biliaire.	Cholécystotomie en 2 temps. Issue de liquide séro-purulent et de trois calculs biliaires.	*Guérison.*
Riedel.	F. 39 ans.	Appendice en languette du lobe droit du foie descendant jusqu'à 2 centimètres au-dessous de l'ombilic.	Cholécystotomie. Issue de 200 grammes de sérosité purulente et de 130 cholélythes.	*Guérison.*
Riedel.	F. 30 ans.	Le prolongement hépatique accompagnant la vésicule descendait à plusieurs centimètres au-dessous de l'ombilic et dépassait la ligne médiane de 2 centimètres environ.	Cholécystotomie. La vésicule renfermait une grande quantité de liquide visqueux, du pus et des cholélythes.	*Guérison.*
Riedel.	F. 42 ans.	Appendice en languette au-dessous duquel on suit distinctement la vésicule grosse comme le poing.	Cholécystotomie. Issue d'une grande quantité de sérosité. Pas de calculs.	*Guérison.*
Riedel.	F. 40 ans.	On constate au lobe droit du foie un appendice en languette, de forme arrondie, à bords tranchants et dépassant par son bord inférieur la ligne qui va de l'ombilic à l'épine iliaque antérieure et supérieure.	Cholécystotomie en deux temps. Issue de sérosité, puis de pus et extraction de deux cholélythes volumineux.	*Guérison.*
Terrier et Baudouin.	F. 52 ans.	Diagnostic posé : rein flottant à droite.	Laparotomie exploratrice médiane. Incision sus-ombilicale. On trouve un lobe du foie très développé qui descend vers l'ombilic et la fosse iliaque droite. Il est dur, sclérosé. La vésicule biliaire n'est pas distendue, mais occupée par un assez volumineux calcul. Les parois sont exactement appliquées sur le calcul. Cholécystotomie, extraction d'un calcul de 11 grammes.	*Guérison.*

Résultats.

De ces tableaux, il ressort nettement que, quelle qu'ait été la méthode employée dans le traitement des lobes flottants, les résultats ont toujours été très satisfaisants.

Toute une catégorie de ces lobes mobiles relève de la chirurgie des voies biliaires ; nous en rapportons 8 cas démonstratifs, tous suivis de guérison, et dans lesquels la cholécystotomie seule a été pratiquée. .

Des deux autres méthodes en présence, la résection et l'hépatopexie, qui l'une et l'autre ont été suivies de succès, nous pensons que c'est à l'hépatopexie qu'il est préférable d'avoir recours, la résection devant être réservée à certaines tumeurs du foie dont la nature exige l'extirpation. Nous avons suffisamment insisté sur ce point, à propos des observations de Langenbuch et de Bastianelli, pour ne point y revenir.

L'hépatopexie partielle reste l'opération de choix à laquelle il faudra recourir de parti pris toutes les fois que le diagnostic de lobe flottant du foie ayant pu être posé chez un malade, les troubles généraux et les accidents douloureux rendront l'intervention nécessaire, ou encore lorsque, et c'est le cas le plus fréquent, on rencontrera au cours d'une laparotomie exploratrice pratiquée pour une tumeur abdominale mal déterminée un lobe flottant auquel on pourra rattacher les accidents observés.

L'intervention chirurgicale nous a paru, d'autant plus indiquée dans les cas rapportés jusqu'ici, que les malades la réclamaient ; que pendant l'opération on ne trouva aucune autre lésion capable d'expliquer les accidents qu'il fallait attribuer alors à la présence du lobe flottant ; que ces accidents disparurent après l'intervention et qu'enfin l'opération en elle-même ne présente aucune gravité.

II. *Traitement de l'hépatoptose totale.* — Les moyens destinés à combattre les accidents déterminés par le foie totalement mobile sont d'ordre médical et d'ordre chirurgical.

Les moyens médicaux ne doivent jamais être négligés et seront les premiers à employer. On s'efforcera de lutter, avant tout, contre les troubles généraux de la nutrition, qui jouent dans la pathogénie de la maladie un rôle si important, et dans ce but un traitement tonique et l'hydrothérapie devront être conseillés aux malades. Le séjour dans certaines stations thermales, et en particulier le séjour à Vichy, semble indiqué, surtout si, comme l'admettent certains auteurs et en particulier Glénard, les troubles nutritifs en question relèvent d'une viciation secondaire des humeurs liée à une altération primitive du foie (théorie de l'hépatisme) (?). Mais pour que les moyens médicaux puissent être de quelque utilité, il faut qu'ils soient employés dès le début de la maladie, à une époque où malheureusement elle passe souvent inaperçue, car l'hépatoptose, considérée généralement comme une affection exceptionnelle n'est aussi rare que parce qu'on la méconnaît dans ses formes atténuées.

Pour remédier aux accidents provoqués par le déplacement de la glande hépatique, on a eu recours à l'électrisation et au port de ceintures spéciales.

L'*électrisation*, a été préconisée par Curtius et d'autres contre le relâchement de la paroi abdominale, si souvent signalé dans l'histoire de l'hépatoptose. Le but poursuivi est de restituer à la sangle abdominale la tonicité nécessaire pour soutenir la masse intestinale et, par son intermédiaire, le foie. Afin de réveiller la contractilité musculaire, on a eu recours aux courants interrompus. Ce sont ces courants qu'employa Griffith, dans une observation publiée en 1878 dans le *British medical Journal;* voici ce que dit l'auteur : « En vue d'améliorer la condition atrophique des muscles droits en particulier et de toute la paroi abdominale, un courant interrompu fut appliqué pendant cinq à dix minutes, tous les deux jours durant trois mois. Ce ne fut qu'après des applications répétées que la partie inférieure des muscles droits répondit au courant. Au bout de trois mois, l'état de la paroi abdominale s'était beaucoup amélioré. » Ce sont les seuls renseignements que nous avons pu nous procurer sur les résultats de l'électrisation, et encore sont-ils, on le voit, assez incomplets.

Pour notre part, nous sommes tentés d'admettre, avec Faure, que des muscles aussi atrophiés et dégénérés ne peuvent retirer grand bénéfice de l'électrisation ; elle pourra néanmoins être employée comme moyen adjuvant.

Pour soutenir le foie déplacé, on a eu fréquemment recours au port de *bandages spéciaux*.

Les ceintures sans pelote, qui ne font que doubler la paroi abdominale, peuvent évidemment rendre des services en soutenant la masse intestinale et, par son intermédiaire, le foie ; mais elles sont loin d'être aussi efficaces que le sont les ceintures munies d'une pelote dont la saillie directement appliquée au-dessous de l'organe prolabé peut en partie le maintenir réduit. Malheureusement les ceintures orthopédiques ne seront pas toujours facilement supportées par les malades, aussi sommes-nous tentés de croire qu'il convient souvent de laisser au patient la direction du traitement, qu'il peut effectuer aisément à l'aide d'un bandage en flanelle et d'un tampon d'ouate. Le malade pourra lui-même, après réduction du foie prolabé, maintenir l'organe réduit dans sa nouvelle position par un tampon d'ouate qu'il maintiendra en bonne position par le bandage de flanelle serré à son gré.

On peut obtenir, dans certains cas, par le port des bandages, un réel soulagement, une atténuation très grande des phénomènes douloureux. Des succès sont enregistrés dans un assez grand nombre d'observations et dans un article publié dans la *New-York Medical Review*, 1895, Graham (de Toronto) signale seize guérisons obtenues par l'emploi d'un bandage.

Toutefois, il faut bien reconnaître que souvent les traitements médicaux les mieux conduits, aidés de l'électrisation et des bandages, sont restés sans résultat. C'est alors, qu'en présence d'accidents persistants, on a cru devoir intervenir chirurgicalement et pratiquer la fixation du foie, c'est-à-dire l'*hépatopexie totale* par opposition à l'opération que nous avons décrite précédemment sous le nom d'*hépatopexie partielle*.

Cette opération, sur les indications de laquelle nous reviendrons après en avoir donné la description et en avoir apprécié les résultats, a été pratiquée pour la première fois, le 28 mars 1891, par Gérard Marchant ; c'était la seule opération qui fût connue au moment où parut la thèse de Faure en 1892. Depuis cette époque vingt-quatre observations nouvelles ont été publiées ; nous comptons donc actuellement dans la littérature médicale vingt-cinq cas d'hépatoptose totale traités chirurgicalement.

Sur ces 25 cas, il y en a 18 où la conduite tenue par les chirurgiens ne varie que dans des questions de détail ; la lecture de ces observations nous permettra de régler d'une façon à peu près définitive la technique opératoire de l'hépatopexie totale.

Dans trois cas dus à Depage, de Bruxelles le chirurgien ne se contenta pas de soutenir le foie indirectement, ainsi que nous le verrons plus tard, par la fixation de son ligament suspenseur, mais encore il s'efforça de reconstituer une paroi abdominale solide complétant ainsi son intervention de la façon la plus heureuse.

Enfin dans quatre cas, Péan et F. Terrier ont eu recours à un procédé de suspension du foie assez spécial, qui méritera une description à part.

Voyons d'abord la description de l'*hépatopexie totale*.

Lorsque l'anesthésie est assurée et que le sommeil est assez profond pour que toute cause capable de gêner la manœuvre opératoire ait été supprimée (mouvements, efforts de vomissement, etc.), ce qui arriva dans l'observation rapportée par Desguin ; lorsque, d'autre part, les précautions d'asepsie mises en usage dans toute ouverture de la cavité abominale ont été prises, le chirurgien procède à l'incision de la paroi abdominale.

Cette incision varie avec les auteurs ; l'incision verticale sur le bord externe du muscle droit fut employée par Gérard Marchant, Desguin, G. Richelot, H. Delagénière, Blanc, Legueu : c'est à l'incision médiane qu'ont eu recours Areilza, Lanelongue et J. Lucas-Championnière ; enfin Langenbuch, Franke et Lennander se sont servis de l'incision transversale parallèle au rebord costal du côté droit, qui, de toutes les incisions, est celle qui permet au chirurgien de fixer le plus facilement le foie à ce rebord ou aux lèvres de la plaie. G. Richelot la repousse catégoriquement.

Nous lui préférons l'incision verticale, plus ou moins longue, suivant les besoins de l'opérateur, qui, dans les cas où elle a été employée, n'en a pas moins permis la suture du foie dans une étendue suffisante, puisque les résultats ont été satisfaisants, et qui a le grand avantage de favoriser l'exploration de toute la région voisine du foie, dans les cas où la laparotomie exploratrice est faite dans le but d'éclaircir un diagnostic incertain. Or n'est-ce point au cours d'une laparotomie pratiquée dans ces conditions, qu'on a constaté le plus souvent et avec surprise l'existence d'un foie mobile ?

Mais on n'hésitera pas à faire tomber sur l'incision verticale une incision transversale, parallèle au rebord costal, si cette manœuvre sans grand inconvénient, doit simplifier l'acte opératoire et permettre une fixation plus solide du foie à la paroi. L'essentiel c'est de fixer solidement l'organe, et il ne faut rien épargner pour obtenir ce résultat.

Dans le cas de G. Richelot, la tumeur formée par le foie mobile adhérait à la paroi dans toute la hauteur de l'incision ; on put la décoller sans peine. C'est une complication dont le chirurgien doit être prévenu, car elle pourrait rendre difficile l'ouverture de la cavité péritonéale, et exposer le foie à une blessure toujours regrettable.

Cette ouverture du ventre pratiquée, il reste à fixer le foie ; c'est le point délicat de l'opération. Le foie est trouvé généralement très mobile ; le premier soin du chirurgien sera de le réduire à peu près dans la position qu'il doit occuper normalement, et de l'y faire maintenir par les doigts d'un aide jusqu'au moment où les sutures assureront sa fixation définitive.

Le plus souvent cette réduction du foie se fait sans difficultés.

Cependant, dans l'observation rapportée par G. Richelot, le lobe droit avait contracté une adhérence, large comme la paume de la main, avec la paroi abdominale un peu au-dessus du cæcum ; en ce point la capsule de Glisson était blanche, épaisse, fibreuse. Cette adhérence immobilisait le foie déplacé ; il fallut donc, pour rendre à l'organe sa mobilité, rompre l'adhérence.

De plus, chez la malade opérée par Lanelongue et Faguet, « les tentatives de réduction ne permirent pas de maintenir le foie dans la situation normale » par suite de l'hypertrophie cirrhotique dont il était atteint ; nous verrons bientôt comment ils procédèrent néanmoins à la fixation de la glande hépatique.

Cette fixation a pour but d'assurer le contact entre la surface externe du foie, représentée par sa face convexe, et les parties voisines de la cavité abdominale tapissées par le péritoine pariétal, et la formation consécutive d'adhérences destinées à maintenir l'organe dans sa nouvelle situation.

La fixation s'opère à l'aide de fils passés en plein parenchyme hépatique et noués d'autre part, soit au rebord costal droit, soit à la paroi abdominale. Les fils employés peuvent être des fils de catgut de gros volume et par conséquent lentement résorbables, ou de préférence des fils de grosse soie plate ; on évitera de cette façon, ainsi que nous l'avons dit à propos des plaies du foie, la section du tissu hépatique, qui ne manquerait pas de se produire avec du fil fin. La soie, à la condition d'être parfaitement aseptique, pourra être laissée à demeure dans la cavité péritonéale sans inconvénient ; elle ne pourra même que rendre plus intime l'adhésion entre le foie et la paroi voisine.

Ces fils seront en nombre variable. Langenbuch passait 8 fils de soie à travers le bord inférieur du foie ; G. Richelot, Lanelongue, Lennander se sont servis de trois fils ; Gérard Marchant et Arcilza eurent recours à quatre, tandis que Bobroff n'en employa que deux.

Il faut en somme utiliser un nombre de fils suffisant pour soutenir d'une façon aussi énergique que possible le foie, dont le poids est assez considérable et particulièrement son lobe droit ; plus le nombre de fils sera grand, plus ces fils se viendront en aide réciproquement, et moins l'effort supporté par chacun d'eux sera considérable, moins par conséquent le fil aura de tendance à couper le tissu du foie. Enfin le nombre des fils variera avec la surface du foie abordable pour l'opérateur par l'incision abdominale.

Le passage des fils à travers le tissu du foie sera pratiqué de préférence à l'aide d'aiguilles courbes, telles que l'aiguille courbe de Jacques Reverdin, ou plus avantageusement encore l'aiguille courbée d'Emmet. Mieux vaudrait peut-être, comme l'ont indiqué Kousnetzoff et Pensky, et ainsi que nous l'avons dit à propos des plaies du foie, substituer à l'emploi des aiguilles pointues, qui peuvent percer les parois d'un vaisseau, celui des aiguilles mousses droites ou un peu courbées, telle l'aiguille de M. Auvray. Celle-ci, jouant le rôle d'une sonde, rencontre la paroi des vaisseaux hépatiques, la contourne et évite ainsi des piqûres regrettables. Notons que dans nos vivisections nous n'avons jamais vu survenir d'hémorragie redoutable avec l'emploi des aiguilles pointues : à peine un léger suintement qui s'arrêtait de lui-même.

Les fils doivent pénétrer dans le tissu de la face convexe du foie à une profondeur suffisante pour que les tractions lentes et saccadées exercées sur eux au moment où on veut assurer le contact de la surface du foie avec la paroi abdominale n'amènent pas la déchirure du tissu hépatique compris dans l'anse. Les fils seront parallèles les uns aux autres et situés à un intervalle de 2 à 3 centimètres. Ils seront serrés, lorsque le blessé aura été placé dans *position déclive*, ainsi que le conseille H. Delagénière, position qui maintient le foie réduit, et permet d'éviter le tiraillement des anses nouées les premières. Ces anses, suivant le précepte de Defontaine (du Creuzot), doivent subir la même traction, car lorsque le foie est abandonné à leur soutien, celles qui seraient moins serrées, laisseraient porter tout le poids de l'organe sur leurs voisines au niveau desquelles le tissu hépatique céderait.

Procédé de Gérard Marchant. — Il fait passer les fils qui doivent servir à la fixation, *à travers toute l'épaisseur du bord antérieur du foie ;* il pratique ainsi une *transfixion totale marginale.* Les deux chefs de chaque fil ainsi passé dans la glande vont servir à la suspendre, soit à la paroi costale, soit à la paroi abdominale, soit aux deux à la fois. C'est ce dernier procédé qu'employa pour la première fois Gérard Marchant : « Les fils furent passés dans l'épaisseur du cartilage périchondral de la côte inférieure et à travers la paroi abdominale. » Bobroff fixa ses deux fils au cartilage chondro-sternal de la neuvième côte. Dans la suspension du foie aux côtes, on se rappellera qu'une blessure de la plèvre est toujours possible au moment du passage des fils ; cet accident sera facile à éviter si l'on a soin de se tenir aussi près que possible du rebord costal, dont le cul-de-sac pleural, d'après Canniot (Th. de Paris, 1891), reste distant de 3 centimètres au moins au niveau de la ligne du mamelon.

Au surplus, cet accident se produirait-il, qu'il n'y aurait pas lieu de s'en inquiéter outre mesure ; à propos des plaies du foie, en effet, nous avons indiqué que, dans certains cas, la voie transpleurale avait été suivie pour pratiquer la suture de la plaie hépatique, or l'air avait pénétré largement dans la cavité pleurale et la guérison n'en était pas moins observée.

Dans la fixation du foie à la paroi abdominale, les deux chefs du fil passé à travers le parenchyme hépatique doivent être passés d'autre part à travers les couches profondes de la paroi abdominale, et noués entre ces couches profondes et la couche cutanée ; ce sont donc des sutures perdues sous-cutanées, qui assurent la suspension du foie à la paroi abdominale.

Le procédé de Gérard Marchant a été suivi par Langenbuch, Desguin, Areilza, Lanelongue et par Just Lucas-Championnière qui a apporté une légère modification à la technique que nous venons de décrire. Chaque fil est d'abord passé dans le foie, en prenant assez largement le tissu hépatique ; le fil introduit par l'une des faces de l'organe sort par l'autre face et les *deux chefs sont noués en avant du bord antérieur.* Ce bord antérieur est soulevé, de manière à réduire le foie autant que possible dans la position normale ; et les chefs ramenés dans l'épaisseur de la paroi, comme nous venons de l'indiquer. J. Championnière complète son opération en passant ses fils dans le ligament suspenseur, de manière à le soulever et à le fixer lui aussi à la paroi.

Procédé de Legueu. — C'est également à la transfixion complète du foie que ce chirurgien a eu recours dans son procédé que Chevalier a décrit dans sa thèse (Paris, 1898) et qui diffère assez sensiblement de ceux que nous venons d'étudier. « Il consiste à suspendre le foie au moyen d'un vaste échelon de fil double soulevant l'organe par sa face inférieure. Le fil dont on se sert est un fil de grosse soie qu'on double de manière à augmenter sa résistance; ainsi doublé le fil a une longueur de 75 centimètres. Le passage est pratiqué à l'aide de l'aiguille de Jacques Reverdin.

On pratique une incision le long du bord externe du muscle grand droit, l'extrémité supérieure de l'incision dépasse de 5 à 6 centimètres le bord inférieur de la cage thoracique. L'extrémité droite du lobe droit étant découverte aussi loin que possible, on fait péné-

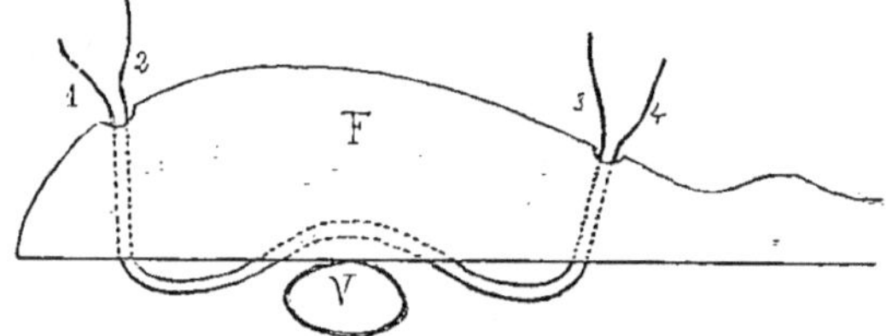

Fig. 19. — Mode de fixation du foie. dans le procédé de Legueu.

trer l'aiguille de J. Reverdin de la face inférieure à la face supérieure du foie à 4 ou 5 centimètres en arrière du bord antérieur.

Le fil est accroché et l'aiguille retirée fait sortir l'anse à la face inférieure (fig. 19), laissant les deux chefs du fil 1 et 2 émerger d'une longueur suffisante à la face supérieure. C'est cette anse qu'il faut conduire sur la face inférieure du foie en évitant la vésicule biliaire. Pour cela l'aiguille de J. Reverdin pénètre dans le parenchyme hépatique à gauche de la vésicule aussi loin que possible, contourne la face supérieure de cette vésicule et vient ressortir à la droite; là, elle prend le fil double et, le conduisant de droite à gauche, le fait émerger sur la face inférieure du foie en dedans de la vésicule biliaire.

Repassant de nouveau à travers l'épaisseur de la glande, mais cette fois de la face inférieure à la face supérieure, l'aiguille fait ressortir l'anse à la face supérieure du foie. Le fil double forme une anse continue embrassant sur une large surface la face inférieure du foie et se terminant à la face supérieure par quatre chefs, deux à l'extrémité droite du foie 1 et 2, deux à l'extrémité gauche, 3 et 4. Ce vaste échelon va être fixé aux côtes et à la paroi abdominale.

Pour les chefs de droite l'aiguille de J. Reverdin passée dans les espaces intercostaux les fait revenir dans le tissu sous-cutané l'un après l'autre, à quelques centimètres de distance. Les fils de gauche sont passés à travers les couches profondes de la paroi abdominale.

On serre ensemble les deux chefs de droite 1 et 2; on fait de même pour les chefs de gauche 3 et 4; on assure ainsi par des sutures perdues sous-cutanées la fixation du foie aux côtes et à la paroi abdominale. Ces fils ne doivent pas être trop serrés; on s'arrête dès que le foie suffisamment relevé vient au contact de la concavité du diaphragme.

Procédé de G. Richelot, Faure, Defontaine. — G. Richelot combat la transfixion complète employée par Gérard Marchant le premier : « Les fils, dit-il, doivent être passés entre les couches profondes de la paroi abdominale et la face convexe du foie, et appliquer celle-ci au péritoine pariétal *sans traverser l'organe de part en part, car le contact arrête l'hémorragie,* tandis que les trous de la face inférieure pourraient saigner gravement. » G. Richelot fait en somme une *transfixion partielle;* et profitant chez sa malade des altérations que nous avons précédemment signalées du côté de la capsule de Glisson, passe ses fils à travers cette enveloppe blanche, épaisse et fibreuse, et trouve là un tissu bien plus résistant que le tissu normal du foie, et particulièrement favorable à la fixation de l'organe. En pareille circonstance la conduite de ce chirurgien devrait toujours être suivie.

Faure et Defontaine conseillent également d'opérer sur la face supérieure du foie, le fil entrant et sortant par la face convexe, en pénétrant de un à deux centimètres dans l'épaisseur du tissu hépatique.

Procédés de H. Delagénière (du Mans). — C'est également à la transfixion partielle que H. Delagénière a eu recours dans son procédé. La technique nous paraît assez spéciale pour que nous reproduisions textuellement la description de l'auteur :

« Le foie est refoulé en haut dans sa position normale. Sur la face convexe du foie, je place six catguts destinés à la fixation de l'organe, selon la méthode enseignée par F. Guyon pour la fixation du rein. Ces fils sont distants les uns des autres environ de 15 millimètres. Chaque fil est double et un nœud est fait à son entrée et à sa sortie du parenchyme. Quatre sont à faux fil, deux en anse simple. Les anses plongent dans le tissu hépatique à 1 centimètre de profondeur et il y a 20 à 25 millimètres entre l'orifice d'entrée et celui de la sortie. Chaque faux fil comprend quatre orifices. Les deux du milieu laissent à découvert 1 centimètre des deux catguts, tandis que les points hépatiques situés de chaque côté ont de 15 à 28 millimètres d'étendue et environ 1 centimètre de profondeur. Il en résulte que la glande hépatique présente sur sa face externe en dehors de

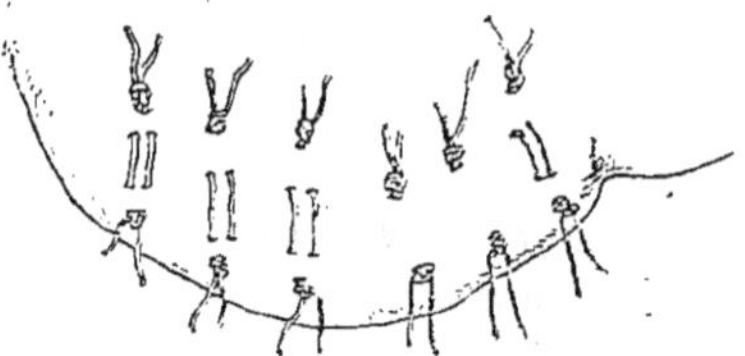

Fig. 20. — Passage des fils dans le procédé de H. Delagénière, du Mans.

son échancrure et près de son bord tranchant une surface quadrilatère longue environ de 7 centimètres et demi et largè de 4 centimètres comprise par les fils et destinée à la fixation. — Il ne s'écoule pas de sang par les points de suture, grâce à la précaution prise d'employer une aiguille à surjet aussi fine que possible pour passer un catgut double aussi gros que possible (n° 3 de Répin). En outre,

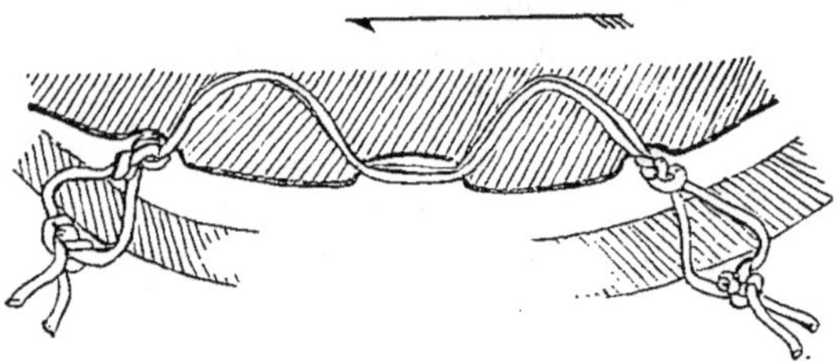

Fig. 21. — Coupe schématique du foie et de la paroi, montrant le mode de suspension du foie dans le procédé de H. Delagénière, du Mans.

les nœuds placés à l'entrée et à la sortie du fil aident encore à l'hémostase.

Chaque fil est placé dans la paroi de la façon suivante. La ligne directrice est le bord costal, qui doit correspondre à l'interstice compris entre les orifices d'entrée et de sortie des fils, de telle sorte que le foie ainsi fixé dépassera un peu plus que normalement le rebord costal. Les deux chefs postérieurs de chaque fil sont passés séparément et à un centimètre de distance l'un de l'autre, à travers le rebord costal et les plans musculaires, la peau exceptée, puis ils sont noués vigoureusement. On fait ainsi six nœuds avec les douze chefs postérieurs. Les douze chefs antérieurs sont placés de la même façon, mais dans l'épaisseur de la paroi abdominale, toujours en exceptant la peau qu'on a préalablement décollée ; les deux premiers répondent à l'incision de la paroi abdominale, mais les suivants s'en éloignent progressivement et suivant l'incurvation du rebord costal ».

Dans le cas dont il vient d'être question, H. Delagénière dans un deuxième temps opératoire avait dû créer une fistule biliaire pour remédier à la cirrhose. Chez deux opérés de Lennander l'hépatopexie fut compliquée également par la *cholécystostomie* rendue nécessaire par une cholécystite calculeuse accompagnant la chute du foie. L'auteur admet que « la fixation de la vésicule à la paroi contribue peut-être à consolider le foie ». La fistule biliaire se ferma spontanément.

Pour assurer une adhérence plus intime entre la surface du foie et la paroi, plusieurs opérateurs ont eu le soin, avant de pratiquer la ligature des fils (quel que soit le procédé employé) d'aviver cette surface. Lanelongue (de Bordeaux), avive au bistouri la face convexe sur une étendue qui mesure environ 6 centimètres de longueur et 3 centimètres de largeur ; ce temps opératoire s'accompagne d'une hémorragie abondante.

Bobroff « laboure » la face supérieure du foie avec l'aiguille à sutures pour déterminer des adhérences inflammatoires ; dans le même but, Areilza, Legueu, cautérisent l'organe au thermocautère.

Ces procédés opératoires me paraissent préférables à celui qu'ont employé Franke et Lennander, qui pour créer des adhérences, disposent en éventail entre la face supérieure du foie et le diaphragme un tampon de gaze iodoformée, qu'il enlève huit jours après (Franke) ou un tampon de gaze stérile trempée dans du sublimé à un millième, qu'il laisse à demeure pendant quinze jours (Lennander). Le contact de ces substances avec le péritoine produirait une irritation aseptique de ce dernier, capable de déterminer la production d'adhérences étendues entre le foie et le diaphragme.

Nous trouvons un grave inconvénient à abandonner ainsi, pendant un temps aussi long, dans l'abdomen, un tampon d'ailleurs inutile qui peut s'infecter, et devenir le point de départ d'accidents septiques.

Ces diverses méthodes ne sont en somme que l'application à l'homme du procédé que Faure avait mis en usage chez le chien dans des expériences intéressantes qu'il relate dans sa thèse. L'auteur se proposait de voir « si le tissu hépatique lui-même était, après dénudation et enlèvement de son enveloppe péritonéale, susceptible de se souder intimement à la paroi de l'abdomen et de fournir des adhérences plus solides que celles de séreuse à séreuse ». Sans entrer dans le détail des expériences, qui rappellent celles que Tuffier pratiqua pour s'assurer de la solidité des adhérences que le rein contracte avec la paroi lombaire, après la néphropexie, nous nous contenterons d'insister sur leurs résultats éloignés.

A l'autopsie, Faure constatait l'union très intime entre le lobe fixé et la paroi abdominale. « Sur toute la périphérie de la zone décortiquée, il y a des adhérences péritonéales simples entre le feuillet hépatique et le feuillet pariétal. Ces adhérences sont déjà solides; cependant lorsqu'on tire sur le lobe du foie elles se laissent assez facilement déchirer.

« Mais entre la zone décortiquée et la paroi abdominale, les adhérences sont beaucoup plus fermes, au point que lorsqu'on vient encore à exercer sur le foie des tractions suffisantes, celui-ci se déchire en plein tissu, laissant une couche d'une certaine épaisseur adhérente à la paroi. » Cette description justifie pleinement les divers procédés décrits précédemment et employés par les chirurgiens dans le but de favoriser une adhérence très intime du foie et de la paroi abdominale.

Si la réduction du foie dans sa situation normale ou à peu près normale ne pouvait être obtenue, il faudrait se contenter de le fixer à la paroi dans le point avec lequel il serait en rapport. C'est ce que fit Lanelongue chez sa malade, et le succès justifia son procédé : « Des tentatives de réduction ne permettent pas de maintenir le foie dans sa situation normale; trois points de suture au catgut, comprenant toute la paroi abdominale et une tranche assez épaisse du tissu hépatique, mettent la région avivée de l'organe en contact avec le feuillet pariétal du péritoine; le plus élevé est situé dans le dernier espace intercostal ». La malade est revue deux ans et neuf mois après l'opération : les douleurs abdominales ont disparu, et elle a repris ses occupations antérieures; *son foie est toujours prolabé, mais il a totalement perdu sa mobilité.* Il semble donc que l'immobilisation seule du foie ait suffi alors même que sa réduction était impossible.

La suture du plan superficiel de la paroi est faite dans les conditions ordinaires, et le pansement ne diffère en aucune façon de celui que l'on emploie à la suite de toute laparotomie.

La fixation du foie à la paroi, pratiquée dans les conditions que nous venons d'indiquer, est en somme une opération facile à réaliser.

Voyons maintenant en quoi consiste le procédé préconisé par Depage (de Bruxelles).

Procédé de Depage. — Cet auteur faisant jouer un rôle capital au relâchement de la paroi du ventre dans l'hépatoptose, ne considère « la fixation du foie que comme une opération secondaire, comme un complément à la résection de la paroi abdominale ».

Nous ne pouvons mieux faire que de reproduire *in extenso* la description de l'opération telle qu'elle est donnée par Depage.

« Nous limitons sur la paroi abdominale un lambeau que nous formons en faisant une incision transversale, allant de l'extrémité inférieure de la onzième côte jusqu'à l'extrémité antérieure de la onzième côte du côté opposé. Des deux extrémités de cette ligne nous menons deux incisions obliques, allant jusqu'à une ligne horizontale passant par l'ombilic, et longues chacune de la moitié de l'incision primitive. Des deux extrémités inférieures des incisions, nous menons alors deux incisions courbes à convexité externe, formant les trois quarts inférieurs d'un losange, terminé par une pointe assez prononcée à la partie inférieure (fig. 22).

Après l'ablation de ce lambeau cutané, nous enlevons la ligne blanche jusqu'au bord antérieur du muscle droit, péritoine compris, puis nous attirons le ligament ombilical du foie avec l'extrémité inférieure du ligament falciforme dans l'angle supérieur de la plaie, où nous le suturons de manière à le raccourcir fortement; nous procédons ensuite à la suture de la paroi abdominale qui doit être faite avec la plus grande minutie, pour éviter toute éventration ultérieure ; il faut reconstituer la paroi abdominale dans son état normal, et pour cela, il faut rétablir les différents plans et les réunir ensuite aux plans sous-jacents. Nous mettons d'abord un plan de suture pour la séreuse, puis un plan comprenant le muscle et la séreuse; un troisième plan comprenant le muscle seul; un quatrième, comprenant l'aponévrose et le muscle; un cinquième, comprenant l'aponévrose seule ; un sixième, comprenant la peau avec les couches sous-jacentes et enfin, un septième plan, comprenant la peau seule.

La suture de la peau doit spécialement attirer notre attention : les deux angles supérieurs du segment de losange sont suturés à la partie moyenne de la lèvre supérieure de la plaie transversale. On obtient une plaie en forme de T, dont la partie inférieure constitue un losange complet; cette plaie est ensuite suturée dans toute son étendue (fig. 23).

Dans ce procédé le chirurgien se propose de raccourcir la paroi abdominale dans tous les sens; il le croit préférable à celui qui con-

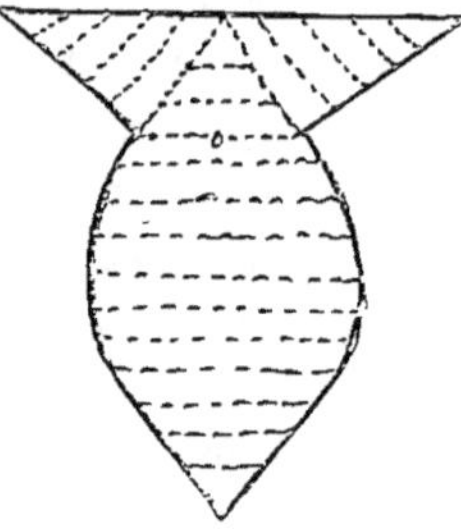

Fig. 22. — Procédé de Depage.
1er temps.

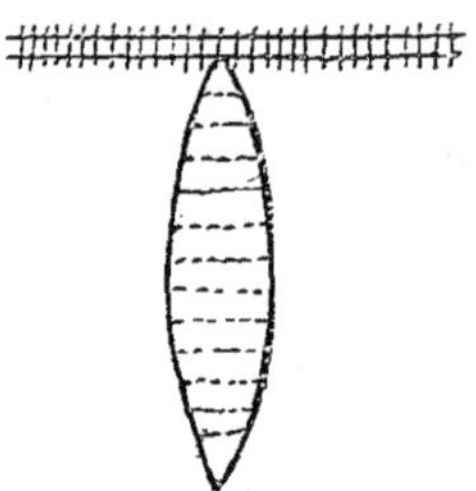

Fig. 23. — Procédé de Depage.
Sutures.

siste à resserrer le ventre en réséquant sur la paroi abdominale un lambeau losangique comprenant ou non l'ombilic; car, dit-il, « en réséquant un lambeau losangique, on raccourcit le ventre dans le sens transversal et on l'allonge dans le sens vertical; il se forme un bourrelet au-dessus ou au-dessous de l'incision; au lieu d'un ventre en besace, on obtient un ventre en bissac, inconvénient qui sans aucun doute favorise la récidive ».

Dans une lettre adressée à l'un de nous [1] et dans laquelle le docteur Depage nous fournit sur ses opérés des renseignements que nous reproduirons ultérieurement, ce chirurgien ajoute à propos de son procédé les observations suivantes.

« Je considère l'hépatopexie comme une manœuvre secondaire dans l'opération; à mon avis, l'acte principal, c'est la *laparectomie*. Grâce à cette opération les organes du ventre sont mieux tenus dans leur situation et ils ne sont pas abandonnés à leur propre poids. Je crois que les douleurs résultent surtout des tiraillements exercés par l'organe, lequel se trouve suspendu en quelque sorte librement dans l'abdomen. Par la laparectomie on tend la paroi du ventre;

____

(1) M. Auvray. Lettre du 21 novembre 1896.

on resserre les viscères entre eux et l'on s'oppose à leur ballottement. »

*Procédé de Péan. — Hépatopexie par formation d'une cloison sé-
reuse sous-hépatique. Péritonéoplastie sous-hépatique.* — Au *Congrès
français de Chirurgie* d'octobre 1896, Péan a décrit de la façon sui-

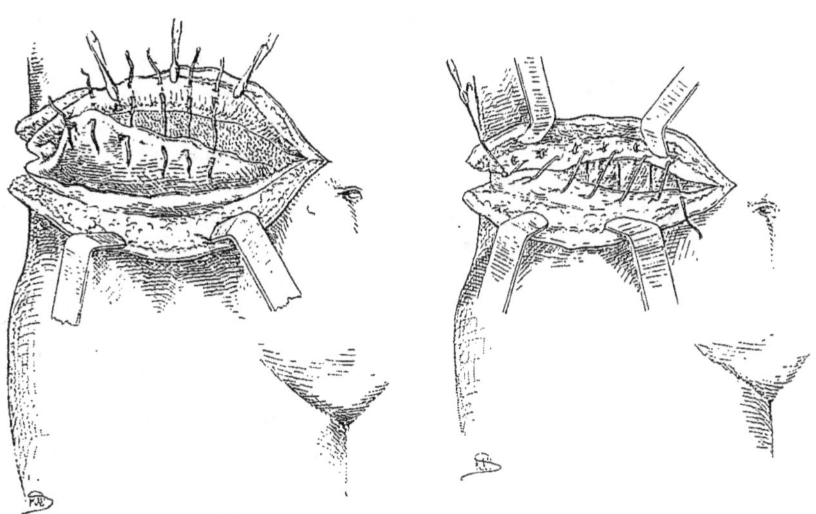

<table>
<tr><td>Fig. 24. — Procédé de Péan
(1er temps).</td><td>Fig. 25. — Procédé de Péan
(2e temps).</td></tr>
</table>

vante le procédé qu'il emploie pour remédier à ce qu'il appelle la
luxation du foie (fig. 24 et 25).

« Vu le siège pelvien de la tumeur, je donne la préférence à l'incision transversale. La section est faite d'arrière en avant, du bord
antérieur du carré lombaire dans la direction de l'ombilic, sur une
longueur de 15 centimètres. La tumeur mobile n'est pas extra-péritonéale (Péan croyait à un rein mobile). La réduction du foie opérée,
il s'agissait de la maintenir. Tout d'abord je fais fixer le foie par la
main d'un aide et je renonce à le transfixer avec des fils de soie,
comme je l'ai souvent fait pour des déplacements de petits lobes
hépatiques ou dans les cas d'excision partielle de la glande, quand
il s'agissait d'hémorragies que ne pouvaient arrêter ni le pincement,
ni les cautérisations. En rattachant le foie aux côtes, on a pu, il est
vrai, dans certains cas, obtenir une bonne hémostase et des adhérences solides, mais pour un déplacement aussi considérable que

celui que nous avons sous les yeux il faudrait transfixer profondément toute la masse du viscère sur plusieurs points et s'exposer ainsi à produire de graves désordres. *Je pense que le mieux est de créer au-dessous du foie une cloison séreuse artificielle, transversale, d'une longueur suffisante pour prévenir tout déplacement ultérieur.* J'y parvins sans difficulté en adossant immédiatement au-dessous de l'organe réduit, le feuillet pariétal antérieur du péritoine avec son feuillet postéro-latéral, au moyen de fils de soie à anses séparées comprenant ces séreuses, et partout où cela est possible une certaine épaisseur de tissu fibro-celluleux ou fibreux. Je renforce ensuite cette suture par un surjet de catgut. Ainsi se trouve formé un plancher solide, séparant complètement la nouvelle loge hépatique du reste de la grande séreuse et ne gênant en rien le fonctionnement des canaux biliaires. Ce cloisonnement artificiel a été d'autant plus facile à établir que la glande hépatique, en se luxant dans le bassin, avait repoussé devant elle le côlon ascendant et le transverse de droite à gauche et qu'elle avait largement dilaté toute la séreuse du côté latéral droit de l'abdomen.

« Bien entendu, les aiguilles et les fils qui ont servi aux sutures ont été passés par l'ouverture faite au péritoine, au niveau de l'incision abdominale ; cela nous permet de refermer ensuite la plaie péritonéale par un nouveau surjet de catgut et d'intercepter toute communication de la cavité avec l'extérieur. »

En somme, comme le dit Robin-Massé [1] qui complète la description de Péan, pendant que d'une main : « un aide soutenait le foie et le maintenait dans sa position normale, de l'autre main il soutenait 3 ou 4 languettes placées transversalement sur le péritoine postérieur, y déterminant un pli dont le sommet pouvait, sans tiraillement, se mettre au contact du péritoine antérieur, un peu au-dessus de la lèvre supérieure de l'incision transversale. Il était suturé en cette position (fig. 24), au moyen d'anses séparées de soie, un surjet de catgut renforçant cette première ligne de suture. L'application temporaire de pinces pour former ce pli péritonéal et l'amener au contact du péritoine présente cet avantage que, jusqu'à la fin de la suture, le péritoine non encore fixé est soutenu par ces pinces et ne pèse pas sur les premiers points. La dernière pince est enlevée quand le dernier fils est rogné. Quand ce temps est achevé, la face

---

(1) ROBIN MASSÉ, *Du traitement chirurgical de l'hépatoptose totale.* (Procédé Péan.) Thèse de doctorat, Paris, 1898.

inférieure du foie se trouve reposer sur une large sangle transversale et antéro-supérieure qui la sépare du reste de la cavité abdominale. »

Reste à savoir si cette méthode sera toujours applicable. La manœuvre est rendue facile par la laxité considérable que présente dans certains cas le péritoine postérieur.

Péan avait apporté à sa première manière d'opérer une légère modification : « Au lieu de pincer le péritoine pariétal postérieur et de former avec lui un pli qu'il amène au contact du péritoine antérieur, il a incisé son péritoine postérieur ; il mobilise la lèvre supérieure et la fixe par des anses séparées de soie fine au péritoine pariétal antérieur en passant ces fils à travers les muscles et le périoste des côtes qui forment le bord antérieur du thorax. Il obtient ainsi une belle cloison transversale qui soutient le gros lobe et la partie voisine du foie. Il ne lui reste plus qu'à fermer la cavité péritonéale au-dessous de cette cloison, ce qui est facile, grâce à la mobilité de la lèvre inférieure du péritoine postérieur divisé qui lui permet de l'attirer et de le suturer au péritoine pariétal antérieur. »

C'est à un procédé analogue de formation d'une cloison séreuse sous-hépatique que F. Terrier a eu recours chez une jeune fille de vingt-cinq ans, qu'il opérait en 1898, pour un foie mobile.

« On relève le foie et on le met en place sous le diaphragme. Un aide maintient l'organe réduit. On attire alors vers la paroi péritonéale latérale droite, la partie droite de l'épiploon, qui vient former une sorte de sangle sous le foie et surtout sous son lobe droit hypertrophié. Cette sangle est maintenue par des sutures en anse attirant l'épiploon et le mettant en contact avec la paroi latérale droite sous-hépatique. Il en résulte un plancher formé par l'union de l'épiploon et du péritoine pariétal, plancher maintenant le foie réduit. »

La malade fut revue plusieurs années (2 ans) après l'opération ; la fixation du foie était parfaite et les troubles digestifs avaient complètement disparu.

TABLEAU I. — Cas d'hépatopexie simple.

NOM de L'AUTEUR	AGE, SEXE	SIGNES	OPÉRATIONS	RÉSULTATS
Arcilza, 1896.	H. 20 ans.	Tumeur hépatique énorme située dans l'hypochondre droit, lisse, mobile, aux crises douloureuses, vomissements, ictère. Diagnostic: kyste hydatique du foie.	*Laparotomie :* on trouve un foie mobile. Fixation du foie à la paroi abdominale avec 4 fils de soie. Cautérisation des organes au thermocautère pour obtenir de solides adhérences.	*Guérison.* Le malade revu *cinq ans* après l'opération est en bon état et le foie est demeuré fixé en place.
Blanc, 1897.	F. 35 ans.	Présente des accès fébriles avec frisson violent, vomissements bilieux qui firent craindre l'existence d'un abcès du foie, volumineux pendant les accès. Entre les accès, foie gros, abaissé, mobile. Un ictère léger était dû à la coudure des voies biliaires et à la rétention qui s'en suivait.	Incision verticale sur le bord externe du muscle droit. Foie dur, étranglé, en sablier. Avant de penser aux sutures, on gratte au bistouri la face antérieure du foie et la face interne des fausses côtes pour adosser des surfaces avivées. 3 fils de soie n° 3 sont introduits à un demi-centimètre de profondeur dans le foie et passés entre les cartilages des fausses côtes. 3 autres fils de soie fixent le foie à la partie supérieure de l'incision en comprenant le péritoine et le plan musculo-aponévrotique.	*Guérison.* Résultat parfait obtenu. Les douleurs et les poussées fébriles n'ont pas reparu depuis l'opération, c'est-à-dire depuis 18 mois.
Bobroff, 1895.	F. 50 ans.	Douleurs violentes à droite. Ictère. Faiblesse générale. Marche et position assise très pénibles. La limite inférieure du foie tombe presque à la crête iliaque. Diagnostic : déplacement du foie.	*Laparotomie :* Sutures du foie avec deux fils de soie très gros passés dans toute l'épaisseur du foie, et fixés à la 9ᵉ côte. On laboure la face supérieure du foie avec l'aiguille à sutures pour favoriser les adhérences.	*Amélioration.* Aussitôt après l'opération l'ictère diminue, la malade marche sans douleur. Mais l'ictère a reparu; la malade ne souffre pas lorsqu'elle est couchée ou qu'elle marche doucement. État général bon.

J. L.-Championnière, 1897.	F. 35 ans.	A la suite du port d'une lourde charge : malaise, sensation d'étouffement, douleur dans le ventre. Le malaise augmentant, le malade reste au lit une huitaine de jours. Depuis lors, constipation, pesanteur dans le ventre. Douleur sous forme de tiraillement au creux épigastrique. Tiraillement en arrière du sternum jusqu'au niveau de la base du cou. Ventre pendant, éventration de la ligne blanche ; le foie facile à reconnaître descend par son lobe droit jusque dans la fosse iliaque ; il est assez mobile.	*Laparotomie médiane sus et sous-ombilicale.* 9 fils de catgut servirent à fixer le foie : 4 pour le lobe droit, 3 pour le lobe gauche, les 2 autres furent passés dans le ligament suspenseur de manière à le soulever et le fixer à la paroi. C'est le bord antérieur du foie qui est fixé à la paroi abdominale. On touche à l'aide d'une éponge trempée dans une solution phéniquée forte (1/20) la surface péritonéale et hépatique.	*Guérison.* La malade, revue quelques semaines après l'opération, était en bon état. Les troubles douloureux avaient disparu. La malade est revue le 1er mai 1897 : son état est excellent, tous les accidents ont disparu. Le foie est demeuré en place.
H. Delagénière, 1897.	F. 30 ans.	Grande faiblesse générale. Troubles de la menstruation. Cachexie. Perte d'appétit, vomissements. Douleur constante au creux de l'estomac. Ventre distendu à droite, par une tumeur ; elle se continue en haut avec le foie, et descend jusque dans la fosse iliaque droite. Dure, résistante, légèrement mobile.	*Opération.* Incision verticale de 15 centimètres. La tumeur est le foie mobile augmenté de volume, cirrhotique. L'organe peut être réduit facilement à sa place normale. Delagénière fait en somme deux opérations. Dans un premier temps il remédie à la chute du foie en fixant l'organe au rebord costal par 6 catguts passés dans son épaisseur. Dans un deuxième temps, il crée une fistule biliaire temporaire pour remédier à la cirrhose.	*Guérison complète.* Les renseignements fournis à la date du 8 mars 1897 (15 mois après l'opération) portent : état général excellent, aucun trouble digestif, le foie occupe sa situation normale. La solidité n'a pas été compromise par une grossesse survenue depuis l'opération.
Desguin, 1892.	H. 23 ans.	Depuis des années, douleurs intolérables du flanc et de l'hypochondre droits. Ces douleurs sont telles que le malade menace d'attenter à ses jours.	Le chirurgien se proposait de fixer la capsule du foie au péritoine pariétal et voulait aussi pratiquer le raccourcissement du ligament falciforme. Des accidents d'origine chloroformique gênèrent les manœuvres chirurgicales ; quelques points de fixation furent placés tant bien que mal.	*Mort* par péritonite aiguë.

NOM de L'AUTEUR	AGE, SEXE	SIGNES	OPÉRATIONS	RÉSULTATS
Franke, 1896.	F. 23 ans.	Depuis un an la malade se plaint de douleurs variables dans la cavité abdominale. Elle sent en même temps une tumeur qui se déplace dans son ventre. On rencontre au-dessus des côtes une tumeur du volume du poing, très mobile. Le diagnostic est : rein mobile malade.	Incision lombaire pour pratiquer la fixation du rein ; on reconnaît l'erreur du diagnostic, le rein est normalement placé. On reconnaît qu'il s'agit du foie. On pratique alors la laparotomie et on incise parallèlement au rebord costal. On trouve le foie tombé et mobile. Le foie fut suspendu à la paroi abdominale par 9 fils de catgut placés à environ un centimètre et demi du bord.	*Guérison.* La malade quitta l'hôpital un mois après l'opération. Le foie est en position normale, les douleurs ont disparu.
Franke, 1896.	F. 41 ans.	Troubles généraux, perte d'appétit, malaises, vomissements, diarrhée, douleurs stomacales. Diagnostic, rein mobile qui fut opéré par la fixation, et dont elle guérit. Réapparition des mêmes accidents ; on trouve dans le côté droit une tumeur mobile, cette fois on pose le diagnostic de foie mobile.	*Laparotomie.* Incision parallèle au rebord costal. Le foie était abaissé et présentait un lobe étranglé gros comme le poing, très mobile et rattaché au lobe droit. Difficulté pour réduire le foie dans sa position. On suture le lobe étranglé au bord supérieur de la plaie par 5 sutures. Le lobe gauche fut également fixé par 3 ou 4 sutures.	*Guérison complète* ayant persisté jusqu'à ce jour.
Lanelongue et Faguet, 1895.	F. 52 ans.	Tumeur volumineuse très mobile dans l'abdomen. Elle affleure presque au niveau du détroit supérieur. Sensation de pesanteur et douleurs abdominales. Troubles intestinaux. Diagnostic : tumeur de l'épiploon, coïncidence avec une cirrhose atrophique probable.	Après laparotomie, on constate qu'il s'agit d'un foie prolabé cirrhotique et très mobile. Pas de ligament falciforme. Avivement de la face convexe du foie. Fixation à la paroi abdominale par 3 points de suture au catgut.	*Guérison.* Résultats immédiats bons. Deux ans et demi après, la malade a repris ses occupations antérieures, les douleurs ont disparu. État général bon. Foie immobilisé. La cirrhose ne paraît pas avoir fait de progrès.

Langenbuch, 1891.	F. (?)	Déjà opérée antérieurement par la néphropexie lombaire pour un rein mobile du côté droit. De nouveau apparaissent des accidents douloureux, localisés à droite et s'irradiant vers les parties voisines. Existence d'une tumeur dans la moitié supérieure droite de l'abdomen. On croit à une récidive du rein mobile.	Une incision *lombaire* montre que la tumeur est développée aux dépens du foie. Le rein est en place. On fait alors une *laparotomie latérale* et on constate l'existence d'un foie mobile ; incision transversale des parois abdominales parallèlement au rebord costal. On passe à travers le bord inférieur du foie 8 *fils de soie*, et on les fixe à la paroi abdominale. Hémorragie à peu près nulle.	*Guérison.* La malade était complètement rétablie six semaines après l'opération et trois mois après le résultat s'est maintenu d'une façon parfaite.
Legueu, 1898.	F. 31 ans.	Vomissements fréquents. Anorexie. Digestions laborieuses, estomac distendu. Faiblesse générale ; état très nerveux. Les deux reins sont mobiles. Le foie est mobile, descendant assez bas dans l'abdomen. Paroi abdominale flasque, relâchée ; rétrodéviation utérine.	Tout d'abord néphropexie droite, suivie de guérison. Plus tard, souffrant d'une douleur fixe à l'hypochondre droit, on propose la laparotomie, qui est acceptée. *Hépatopexie par le procédé* de l'auteur précédemment décrit.	*Guérison.*
Legueu, 1898.	F. 27 ans.	Crises douloureuses aiguës dans l'hypochondre droit, irradiant vers l'épaule et l'ombilic. Subictère. Lassitude extrême. Foie augmenté de volume, régulier, douloureux au palper. Diagnostic. Kyste hydatique probablement central.	*Laparotomie.* Foie abaissé. Réduction dans les fausses côtes. *Fixation par le procédé de* l'auteur, décrit précédemment.	*Guérison.* La malade revue cinq mois après est dans un bon état ; la fixation se maintient, la malade a repris ses forces, son appétit ; les douleurs et les troubles nerveux ont disparu.
Lennander, 1900.	F. 65 ans.	Douleurs dans le flanc droit. Constipation croissante. On ne perçoit aucune tumeur.	Incision transversale au-dessous du rebord costal. Le lobe droit du foie descend jusqu'à E I A S. On sent un calcul dans la vésicule. Incision de la vésicule, on en extrait 33 calculs. *Cholécystostomie et hépatopexie.*	*Guérison.* La malade revue plus de deux ans après l'opération allait très bien et travaillait sans fatigue.

NOM de L'AUTEUR	AGE, SEXE	SIGNES	OPÉRATIONS	RÉSULTATS
			à l'aide de 3 gros fils de catgut. Des compresses trempées dans le sublimé sont insinuées entre le foie et le diaphragme dans le but d'amener des adhérences centrales. Six semaines plus tard, la fistule biliaire était entièrement fermée.	Le foie s'était maintenu en place.
Lennander, 1900.	F. 56 ans.	Péritonite diffuse purulente du flanc droit, dont le point de départ était une cholécystite gangréneuse d'origine lithiasique.	*Laparotomie transversale.* Pendant la chloroformisation difficile, presque tout le foie se prolabe dans la plaie opératoire ; avant de réduire le foie on frotta la surface du diaphragme avec des compresses imbibées de sublimé à 1/1000 ; thermocautérisation de la face convexe sur une étendue grande comme la main. Résection du foie ; fixation de la vésicule à la paroi et drainage. Drainage du ventre avec gaze stérile et tube.	*Guérison.* Quelques mois après, la malade allait bien et le foie se maintenait à sa place.
Gérard-Marchant, 1891.	F. 37 ans.	Opérée antérieurement pour kyste hydatique du foie par la méthode de Récamier. Tumeur mobile de l'hypochondre droit réductible sous les côtes, et au-dessous de laquelle on sent profondément une seconde tumeur mobile aussi, constituée par le rein. Crises très douloureuses. On décide la laparotomie exploratrice avec l'arrière-pensée de trouver un kyste hydatique analogue à celui pour lequel la malade avait été opérée une première fois.	*Laparotomie* en mars 1891. On trouve le foie abaissé et mobile. On le fixe par 4 fils de soie passés dans son bord antérieur et d'autre part dans l'épaisseur du cartilage périchondral de la côte inférieure à travers la paroi abdominale.	Les phénomènes douloureux persistent et cependant le foie reste fixé en place. En juin, on pratique la néphropexie. Disparition à peu près totale des phénomènes douloureux. La malade, revue huit mois après, présente de nouveau un abaissement du foie, et cependant elle est complètement remise.

Ramsay, 1897.	F. 29 ans.	Douleurs abdominales et tumeur dans l'hypochondre gauche. Diagnostic : rein mobile.	1re opération : néphropexie gauche. Guérison. Revient plus tard souffrant de douleurs abdominales dans le côté droit, tumeur du même côté. 2e opération : néphropexie droite. Persistance des douleurs ; alors laparotomie : on trouve le foie mobile. La face supérieure du foie fut frottée avec de la gaze aseptique pour provoquer des adhérences. Suspension du foie à la paroi costale.	*Guérison complète.*
G. Richelot, 1893.	F. 28 ans.	Tumeur dans la fosse iliaque droite, douleurs abdominales, vomissements bilieux. Tout travail impossible. Malade immobilisée, impotente. Porte, en présence de l'examen physique, le diagnostic de typhlite tuberculeuse.	A l'ouverture du ventre on trouve le foie prolabé et fixé dans la fosse iliaque droite par une plaque de périhépatite localisée. On rompt l'adhérence ; on réduit le foie aussi haut que possible et on le fixe à l'aide de 3 fils de catgut passant à travers les couches profondes de la paroi abdominale et d'autre part la zone fibreuse de périhépatite, dont la résistance est supérieure à celle du tissu normal du foie.	*Guérison complète.* Le foie est resté fixé. La malade marche sans fatigue, sa santé est excellente, les douleurs ont disparu. Elle a été revue trois mois après l'opération.
Routier, 1898.	F. 40 ans.	Douleurs rénales des deux côtés ; à droite tumeur mal limitée, qui ne donne pas le vrai ballottement rénal, mais qui ne semble pas être le foie. Il y a comme une zone sonore entre le foie et la tumeur.	*Laparotomie latérale.* La tumeur est sur le foie violacé, mais normal. Le foie basculé autour de son axe transversal se présente par sa face convexe. On le relève et on le fixe par deux points de soie qui le traversent au niveau de son bord libre. Ce bord antérieur est plus gros que normalement et se trouve très au-dessous de l'ombilic.	*Guérison.* Revue deux ans après, elle ne souffre pas, et paraît être en parfait état.

TABLEAU II. — Cas d'hépatopexie avec reconstitution de la paroi abdominale.

NOM de L'AUTEUR	AGE, SEXE	SIGNES	OPÉRATIONS	RÉSULTATS
Depage, 1893.	F. 67 ans.	Crises douloureuses. Vomissements. Subictère. Travail impossible. Foie abaissé. Paroi abdominale très flasque.	Incision de la paroi abdominale par un procédé spécial à l'auteur. Le ligament ombilical est suturé dans l'angle supérieur de la plaie abdominale de manière à le raccourcir fortement. Les bords de l'incision cutanée réunis lui donnent la forme d'un T.	*Guérison.* La malade a repris son travail, ne souffre plus; son ventre ressemble à celui d'une jeune fille et son foie reste fixé dans une situation quasi normale.
Depage, 1893.	F. 36 ans.	Douleurs intolérables. Troubles généraux. Subictère. Abaissement du foie. Éventration. Diagnostic: splanchnoptose et hépatoptose.	Mêmes détails opératoires.	*Guérison complète.* Suppression totale des douleurs.
Depage, 1893.	F. 40 ans.	Crises douloureuses. Vomissements. Subictère. Abaissement du foie. Éventration. Signes de l'entéroptose.	Mêmes détails opératoires. Mais ici l'opération est compliquée par la nécessité où l'on se trouve de pratiquer une cholédocotomie pour extraire un calcul du cholédoque.	*Mort* de shock, 32 heures après l'opération.

TABLEAU III. — Suspension par formation d'une cloison séreuse artificielle.

(Procédé de Péan.)

NOM de L'AUTEUR	AGE, SEXE	SIGNES	OPÉRATIONS	RÉSULTATS
Péan, 1896.	F. 29 ans.	Douleurs abdominales intenses depuis deux ans. Troubles digestifs. Troubles urinaires. Tumeur dans la fosse iliaque, très mobile, qu'on réduit facilement sous les côtes. La forme et la consistance de la tumeur sont celles d'un rein hypertrophié et luxé. On intervient chirurgicalement, en raison des douleurs.	30 juin 1896. Incision transversale se portant du bord antérieur du carré lombaire dans la direction de l'ombilic, sur une longueur de 15 centimètres. On s'aperçoit qu'on est en présence d'un foie mobile. Le foie est réduit dans l'hypochondre droit; pour l'y maintenir, Péan crée au-dessous de lui une cloison séreuse artificielle, transversale, suffisamment longue. Il adosse le feuillet pariétal antérieur du péritoine avec son feuillet postéro-latéral, au moyen de fils de soie comprenant ces séreuses et une certaine épaisseur de tissu fibro-celluleux ou fibreux.	*Guérison.* Au Congrès de Chirurgie de Paris, octobre 1896, Péan déclarait la malade complètement guérie. L'opération datait de 3 mois.
Péan, 1897.	F. 49 ans.	11 accouchements. Névralgies très aiguës, troubles dyspeptiques, amaigrissement considérable, nervosisme inquiétant. Le foie est abaissé en totalité jusqu'à la crête iliaque. Diagnostic : luxation totale du foie.	Incision parallèle au rebord costal, à 3 centimètres au-dessous, longue de 15 centimètres. Réduction du foie augmenté de volume sous les côtes. Formation de la sangle péritonéale par le procédé décrit.	*Mort* le deuxième jour après l'opération.

NOM de L'AUTEUR	AGE, SEXE	SIGNES	OPÉRATIONS	RÉSULTATS
Péan, 1897.	F. 43 ans.	Nervosité extrême, digestions laborieuses, constipation opiniâtre. Utérus antéversé. Foie douloureux à la pression, semble petit.	Incision transversale de la paroi. Le foie est abaissé de façon que sa face supérieure est antérieure, son bord inférieur tourné en dedans et en arrière. La masse hépatique est refoulée difficilement sous les côtes. Formation d'une cloison transversale, qui soutient le gros lobe et la partie voisine du foie.	*Guérison.*
F. Terrier, 1898.	F. 25 ans.	Troubles de l'estomac qui font penser à une sténose du pylore. Tumeur de l'hypochondre droit, attribuée par les uns à un rein mobile, par d'autres, à une néoformation du foie. Nervosisme très accusé.	*Laparotomie.* Le foie est abaissé ; il a basculé autour de son axe transversal. La face convexe regarde en avant. Le lobe droit est très hypertrophié. Vésicule normale. Le duodénum est abaissé et probablement comprimé, d'où les troubles gastriques. Le foie est mis en place sous le diaphragme; un aide le maintient réduit. On attire vers la paroi péritonéale latérale droite, la partie droite de l'épiploon, qui vient former une sorte de sangle sous le foie et surtout sous son lobe droit. Cette sangle est maintenue par des sutures en anses attirant l'épiploon et le mettant en contact avec la paroi latérale droite sous-hépatique. C'est en somme un plancher formé par l'union de l'épiploon et du péritoine pariétal, qui maintient le foie réduit.	*Guérison.* Revue plusieurs mois après, la fixation du foie était parfaite. Les troubles digestifs étaient disparus. La guérison se maintient depuis 2 années.

Résultats.

Considérés dans leur ensemble, les résultats des dix-huit observations où l'hépatopexie totale seule a été pratiquée, sont les suivants :

Sur 18 cas, on compte : 15 guérisons, 1 mort, 2 cas incertains.

La mort (observation de Desguin) est imputable à des accidents de péritonite aiguë, de sorte qu'on ne peut tirer de cette observation aucune conclusion sur la valeur thérapeutique de l'hépatopexie.

Il nous reste à examiner dans quelles conditions se sont rétablis les malades que nous considérons comme guéris.

Dans 15 cas, ceux de Langenbuch, G. Richelot, Lanelongue, Enrique Arcilza, Franke, H. Delagénière, Just Lucas-Championnière, Blanc, Legueu, Lennander, Ramsay et Routier, l'état des malades est devenu et s'est maintenu très satisfaisant à la suite de l'opération, à tel point qu'on peut considérer ces 15 cas comme 15 guérisons. Il sera facile d'en juger du reste par les renseignements suivants puisés dans les observations des auteurs :

Langenbuch constate que sa malade était complètement rétablie six semaines après l'opération et trois mois après le résultat s'était maintenu d'une façon parfaite.

La malade de G. Richelot était atteinte de fréquents accès de douleur avec vomissements bilieux ; au moment de l'opération elle avait cessé tout travail, elle était immobilisée, impotente et réclamait le secours de la chirurgie. « Les suites opératoires ont été nulles ; la malade est revue plus de trois mois après l'intervention ; la guérison est complète ; le foie, resté suspendu où on l'a fixé, déborde les fausses côtes de trois travers de doigt. Le ventre est souple, insensible, et la malade qui avait pris une ceinture et la trouvait gênante, ne veut déjà plus la porter. Elle marche longtemps sans fatigue, et se déclare aussi bien portante que jamais. »

Lanelongue opère sa malade en juin 1892 et a l'occasion de la voir en mars 1895. Depuis son opération (deux ans et neuf mois) les douleurs abdominales ont disparu et elle a pu reprendre ses occupations antérieures. Son foie est prolabé, mais il a totalement perdu sa mobilité. L'état général est bon. De plus, il est un détail important à noter et qui devait assombrir le pronostic : le foie au moment de l'opération était cirrhotique ; or la fixation n'en a pas moins réussi et la cirrhose ne paraît pas avoir fait de progrès appréciables.

L'opéré d'Enrique Arcilza sort de l'hôpital quinze jours après l'opération, il est perdu de vue pendant cinq ans, et au moment où l'observation est publiée en juillet 1896, le malade est en bon état, le foie est fixé en place.

H. Delagénière a reçu des nouvelles de son opérée treize mois après l'opération : « l'état général est excellent, la malade ne présente aucun trouble digestif ; du côté du ventre le foie occupe la situation normale, il ne paraît pas déborder les fausses côtes. » Au moment de l'intervention le foie fut trouvé cirrhotique, A. Delagénière combina à l'hépatopexie, l'abouchement de la vésicule biliaire à la paroi en vue de tenter la guérison de la cirrhose et il a obtenu un plein succès.

L'opérée de J. Lucas-Championnière revue deux ans après l'opération est dans un parfait état ; tous les accidents antérieurs ont disparu, et le foie est demeuré en place.

Chez ses deux opérés, Legueu constata à la suite de l'opération une légère douleur diaphragmatique correspondant aux attaches anormales données au foie, mais cette douleur disparut rapidement. Une seule des deux malades a été revue cinq mois après l'opération : son état général est excellent, ses forces sont revenues, les crises douloureuses hépatiques avec irradiations vers l'épaule et l'ombilic ont cessé, les troubles nerveux et digestifs ont disparu, la malade a engraissé. La fixation du foie s'est maintenue : l'organe dépasse de trois travers de doigt le rebord des fausses côtes, du reste la réduction complète du foie avait été impossible à cause de la déformation. Ceci prouve que ce n'est pas tant la réduction que l'immobilisation du foie qu'il est utile d'obtenir.

Chez les deux malades de Lennander, observés l'une deux ans après la fixation du foie, l'autre six mois après, le foie s'était maintenu dans sa nouvelle situation ; l'état général était satisfaisant, et le travail possible sans fatigue.

Ces 15 cas doivent être considérés comme de *vraies guérisons*. Nous ferons remarquer que dans ces observations le foie n'a pu toujours être fixé dans sa position normale ; dans l'observation de G. Richelot il déborde de trois travers de doigt le rebord costal, chez l'opéré de Lanelongue il n'a pu être réduit et a été fixé dans la position qu'il occupait, de sorte qu'il faut conclure de ces faits que ce n'est pas tant à la réduction de l'organe dans la situation normale, qu'à son immobilisation qu'il faut attribuer les bienfaits de l'intervention.

Restent les deux observations de Gérard Marchant et de Bobroff, qui ne sont très probantes ni l'une ni l'autre.

En effet dans le cas de Gérard Marchant, les phénomènes douloureux persistent, bien que la fixation du foie semble d'abord avoir parfaitement réussi ; et l'état ne s'améliorant pas, le chirurgien pratique au bout de quelque temps la néphropexie ; à partir de ce moment les phénomènes douloureux ont presque complètement disparu ; et cependant chez cette malade, revue huit mois après la dernière opération, le foie semble dépasser de nouveau le rebord costal d'environ trois travers de doigt. Dans le cas actuel c'est à la néphropexie qu'il faut attribuer les bienfaits de l'intervention ; l'hépatopexie semble n'avoir amené aucun résultat.

De la lecture de l'observation publiée par Bobroff, il nous paraît résulter que la malade s'est trouvée *améliorée* à la suite de l'opération, sans être complètement guérie. Cette malade présentait depuis longtemps des phénomènes douloureux avec ictère, de la faiblesse générale, elle était dans l'impossibilité de marcher et de s'asseoir à cause des douleurs qu'elle éprouvait dans le côté droit. Après l'opération l'ictère diminue, pour reparaître bientôt avec la même intensité. La malade a été opérée le 29 janvier 1894, et à la date du 1er avril on constate qu'elle marche bien et sans éprouver de douleurs. Au moment où l'observation est publiée en 1895, l'ictère persiste assez prononcé ; lorsque la patiente est couchée tranquillement ou qu'elle marche doucement, elle ne souffre pas ; son état général est bon. Assurément il y a eu amélioration, mais elle ne nous paraît pas suffisante pour classer ce cas parmi les guérisons.

En sorte que sur les dix-huit cas où l'hépatopexie a été pratiquée, nous considérons que *quinze fois les suites de l'opération ont été très satisfaisantes, il y a eu vraie guérison ;* dans *un cas,* on a constaté seulement une *amélioration* des symptômes antérieurs ; *deux fois* l'opération est *restée sans résultat.*

Enfin dans une des interventions ce sont les accidents septiques qui ont emporté la malade quelques heures après l'opération, de sorte qu'il est impossible de préjuger du résultat possible.

La statistique publiée par Depage porte sur 3 cas dans lesquels l'auteur employa son procédé.

Sur ces *3 cas,* il y a eu *2 guérisons, 1 mort.*

Dans le cas où il y a eu mort, l'opération se présentait dans des circonstances particulièrement défavorables ; elle fut compliquée en effet par la nécessité où se trouva l'opérateur de pratiquer la cholédocotomie et la résection de la vésicule biliaire ; l'opération fut longue et la malade mourut de shock.

Dans les 2 cas où il y a eu guérison, voici les résultats donnés par l'auteur au moment où il publiait sa brochure sur l'*Intervention chirurgicale dans la splanchnoptose* (Bruxelles, 1893). « L'une des opérées, revue un certain temps après l'intervention, vaque à toutes ses occupations du ménage sans jamais souffrir ; elle est heureuse de l'opération ; elle a sensiblement augmenté de poids, son ventre ressemble à celui d'une jeune fille et son foie reste fixé dans une situation quasi normale » ; l'autre opérée, revue de temps en temps, « ne ressent plus la moindre douleur ».

Le Dr Depage a bien voulu nous donner à la date du 21 novembre 1896, c'est-à-dire trois ans et demi après l'opération, des renseignements sur l'état actuel de ses opérées, qu'il a revues sur notre demande la veille du jour où il nous écrit ; nous ne saurions mieux faire du reste que de rapporter ici textuellement ce qu'il dit : « 1º La nommée C... (c'est la 1re opérée) n'a plus ressenti la moindre douleur depuis l'opération. Cette femme *depuis vingt ans* ne pouvait plus travailler, tant elle souffrait ; actuellement elle vaque à ses occupations de ménage, travaille aux champs, porte des fardeaux sans éprouver de fatigue malgré son âge (elle a maintenant soixante-dix ans) ; elle est complètement transformée et son état général est excellent.

« A l'examen le ventre est arrondi, légèrement proéminent ; la peau est tendue et il n'y a pas apparence d'éventration. A la palpation on parvient à sentir le bord inférieur du foie, qui est situé dans son ensemble 2 à 3 travers de doigt plus haut que normalement. En haut la matité absolue se limite à la huitième côte sur la ligne mamillaire. Au niveau de la ligne médiane le bord inférieur du foie se trouve à 1 centimètre 1/2 au-dessous de la cicatrice de l'incision horizontale de l'opération, c'est-à-dire que l'organe à ce niveau est descendu depuis mon intervention.

« 2º La nommée L... est aussi complètement guérie ; elle non plus n'a plus jamais éprouvé de douleur, tandis qu'avant l'opération elle avait la main constamment portée à la région hépatique, tant ses souffrances étaient fortes. Les digestions qui étaient pénibles se font actuellement d'une façon normale et les garde-robes sont régulières. A l'examen, le ventre est un peu proéminent, la peau est tendue et il n'y a pas trace d'éventration.

« La matité absolue du foie mesure 11 centimètres. Sur la ligne mamillàire et 7 centimètres sur la ligne médiane, elle atteint la ligne parasternale à gauche. Le foie dans son ensemble est situé plus bas que normalement, mais sa direction est normale ; il n'est pas descendu depuis l'opération. On ne sent plus la tumeur formée par son bord postérieur que l'on percevait dans la fosse iliaque. »

Péan opéra par son procédé « suspension du foie par formation d'une cloison séreuse artificielle » trois malades, dont une succomba aux suites de l'opération, et dont les deux autres sont restées guéries, d'après les renseignements éloignés que nous fournit Robin Massé dans sa thèse. F. Terrier, par un procédé analogue à celui de Péan, a obtenu une guérison persistant depuis plus de 2 années.

Nous venons de le voir, les observations publiées jusqu'à ce jour sont encore bien peu nombreuses, aussi pensons-nous qu'il est difficile de se prononcer actuellement d'une façon définitive sur la valeur de la fixation du foie. On peut cependant tirer quelques conclusions utiles dès observations, dont nous avons à dessein apprécié longuement les résultats.

Il nous semble, en principe, que la fixation du foie est possible sans grandes difficultés, c'est une opération très logique, qu'il faudra entreprendre dans certaines conditions que nous allons indiquer, et dont les résultats semblent parfaitement justifier l'emploi, puisqu'en définitive sur vingt-cinq cas, que nous considérons en bloc, vingt et une fois il y a eu une guérison *absolue,* et que dans les deux cas où il y a eu mort, peut-être le dénouement fatal eût pu être évité, si les règles de l'asepsie eussent été mieux suivies ; car il reste bien acquis que l'opération ne devra être pratiquée que si la plus rigoureuse asepsie peut être observée.

Ceci dit, *dans quel cas faut-il intervenir chirurgicalement?*

Nous pensons que pour appliquer un traitement efficace à l'hépatoptose, il faut s'efforcer de reconnaître la maladie dès son début, c'est-à-dire à une époque où on pourra peut-être, par un traitement médical sérieux s'adressant aux troubles de la nutrition dont l'hépatoptose paraît une des manifestations et aidé de bandages, obtenir un résultat ou au moins enrayer les progrès de la maladie.

Mais lorsqu'on aura attendu trop longtemps, que la vie des malades leur sera devenue intolérable par les douleurs qu'ils éprouveront et le repos auquel ils seront condamnés, que le déplacement du foie sera notable, c'est à l'hépatopexie qu'il faudra avoir recours, et c'est dans des conditions analogues, le plus souvent sur la demande des malades qu'on est intervenu.

Évidemment l'opération n'aura pas pour but de remédier aux troubles nutritifs, elle sera dirigée uniquement contre les phénomènes mécaniques (tiraillements, compression) qui accompagnent les ptoses viscérales, et peuvent être considérés comme la cause des désordres observés.

Une fois l'opération décidée, *à laquelle des méthodes devrons-nous avoir recours ?*

Toutes les méthodes comptent des succès, et cependant surtout chez les sujets âgés, nous serions tentés d'expérimenter le procédé de Depage, qui lutte à la fois contre la chute du foie en le fixant et contre la ptose de l'intestin qui l'accompagne par la réfection de la paroi abdominale. Cette reconstitution de la paroi nous paraît un bon moyen de venir en aide à la fixation du foie. Car, ainsi que nous l'avons dit à propos de la pathogénie, il faut considérer le relâchement de la paroi comme une cause mécanique accessoire favorisant l'apparition du foie mobile chez des sujets prédisposés, et dont il faut tenir grand compte dans le traitement chirurgical.

En somme, les *conclusions* auxquelles nous arrivons à la fin de ce travail, et que nous admettons jusqu'à nouvel ordre, sont les suivantes :

L'hépatopexie est une opération très rationnelle, dont on est en droit d'attendre de très bons résultats, qu'il faudra réserver aux cas où les accidents condamnent les malades à l'immobilité et empêchent tout travail, et qu'il sera parfois utile de compléter par la reconstitution d'une paroi abdominale solide.

Index bibliographique des cas où il y a eu opération pratiquée.

RÉSECTION D'UN LOBE FLOTTANT

LANGENBUCH, *Med. chir. Centralblatt.* (*La première résection du foie.*) Vienne, 1888, XVIII, p. 231.
BASTIANELLI, *Il Policlinico*, Rome, 1895. p. 151.

HÉPATOPEXIE PARTIELLE

GENOUVILLE, *Association française d'urologie.* 3e session, Paris, 1898.
VON HACKER et VON BILLROTH, *Wien. med. Wochenschrift*, 1886. nos 14 et 15.

Langenbuch, *Deut. med. Wochenschrift*, 1891, p. 1241.
Mauclaire, *Bull. Soc. An.* Paris, 1897, XI, 785-786.
Riedel, *Berlin. Klin. Wochenschrift*, 1888, n°s 29 et 30, p. 576 et 602.
Bulletin médical. Paris, 1888, t. II, p. 1177.
Terrier (F.) et Baudouin (M.), *Progrès médical.* Paris, 18 août 1888, n° 33,
t. VIII, p. 121.
Tschernxing, *Central. f. Chirurg.* Leipz., 1888, XV, p. 426.

HÉPATOPEXIE TOTALE

Areilza (E.), *Rivissa di medicina y cirurgia practica*, 5 juillet 1896, p. 24.
Blanc, *Lyon médical*, 1896, t. 86, p. 227.
Bobroff, *Wratch*, 1895, t. 16, n° 46, p. 1299.
Lucas-Championnière (J.). Cité par Guéniot, article sur le foie mobile, in
Gazette des Hôpitaux. Paris, 1er avril 1897, p. 375.
Delagénière (H.). *Archives provinc. de Chirurgie.* Paris, 1897, t. VI, p. 310-316, et
Bull. et mém. de la Société de Chirurgie de Paris, avril 1897, t. XXIII, p. 232.
Desguin, *Annales de la Société de Médecine d'Anvers*, 1892, t. LIV, p. 205.
Franke, *Centralblatt f. Chirurgie*, Leipz., 1896, p. 776-770.
Laxelongue et Faguet. Cité dans la Thèse de Couturier. Bordeaux, 1895, et Con-
grès de Bordeaux, 1895,
Langenbuch, *Deut. med. Wochenschrift*, 1891, p. 1241.
Legueu, Thèse de Chevallier. Paris, 1898, p. 38.
Lennander, *Gazette des Hôpitaux.* Paris, 10 mai 1900, p. 545-546.
G. Marchant. *Bull. de l'Académie de Médecine*, Paris, 11 août 1891, t. 26, p. 200,
et Thèse de Faure. Paris, 1892.
Ramsay, *British. med. Journ.* Lond., 1897, I, p. 1152.
Richelot (G.), *Gazette hebdomadaire de Médecine et de Chirurgie.* Paris, 1893 ,
XXX, p. 342-344.
Routier, Cité par Genouville. *Associat. franç. d'Urologie.* 3e Session. Paris, 1898.
Depage, *De l'intervention chirurgicale dans la splanchnoptose.* Bruxelles, 1893.
Péan, *Congrès de Chirurgie.* Paris, octobre 1896, t. X, p. 490-498 et thèse de
Robin-Massé. Paris, 1898.
Terrier (F.), Observation inédite.

CHAPITRE V

LES TUMEURS DU FOIE AU POINT DE VUE CHIRURGICAL

ÉTUDE SUR LA RÉSECTION DU FOIE

Toutes les tumeurs du foie, solides ou liquides, à l'exception des kystes hydatiques, qui feront l'objet d'une étude spéciale, nous occuperont dans ce chapitre.

Nous n'envisagerons que le côté chirurgical de cette question, qui au point de vue purement médical a été longuement étudiée à des titres divers. En ce qui concerne l'anatomie pathologique, nous ne retiendrons de l'étude des tumeurs du foie, que ce qui peut intéresser le chirurgien, c'est-à-dire l'anatomie macroscopique sans entrer dans les détails histologiques. De même au point de vue du diagnostic, sans faire une étude approfondie de la question, nous nous bornerons à montrer les difficultés du diagnostic et la fréquence des surprises au cours d'interventions chirurgicales, question soulevée récemment devant la Société de chirurgie de Paris (1897).

Notre sujet se trouve donc nettement délimité: ne donner que les notions nécessaires sur la pathologie médicale des tumeurs du foie, et nous attacher spécialement à l'étude encore peu connue de leur chirurgie.

A propos du traitement, nous ferons d'une façon complète l'exposé de la *résection du foie*, et tout ce que nous dirons de cette importante question sera applicable non seulement aux tumeurs du foie, mais aussi aux lobes flottants qu'on a traités dans quelques cas par la résection (nous l'avons vu dans le chapitre précédent sur l'*hépatoptose*), aux kystes hydatiques pour lesquels la résection semble appelée à prendre une certaine place, enfin aux cas de cancer de la vésicule biliaire propagé aux parties voisines du foie.

L'*histoire chirurgicale* des tumeurs hépatiques, et par conséquent celle de la résection du foie, est de date récente. On a publié, dans ces dernières années, un certain nombre d'observations relatives à des opérations pratiquées pour des tumeurs du foie ; il nous paraît inutile de citer ici les noms des opérateurs, car ils figurent dans les tableaux statistiques que nous publions à la fin de ce chapitre. Qu'il nous suffise de dire que Lius est le premier qui, en 1886, fit l'ablation d'une tumeur solide du foie. Depuis, la résection a été appliquée, non seulement au traitement des tumeurs, mais aussi, comme nous venons de le dire, à celui des lobes flottants et des kystes hydatiques.

Ce n'était pas toutefois la première tentative de résection du foie qui ait été faite, car pendant la guerre de 1870-71, Bruns sur un soldat blessé d'une balle au ventre, avait déjà pratiqué l'ablation d'une portion de foie grosse comme une noix, et son malade avait guéri.

De plus des expériences importantes avaient été faites sur l'animal vivant; la résection avait été pratiquée par des procédés divers, des portions assez volumineuses de foie avaient été extirpées, et la régénération du tissu enlevé avait été constatée. A cette étude expérimentale se rattachent les noms de Glück, Tizzoni, Griffini, Podvisotzky, Ponfick, Meister, Ceccherelli et plus récemment de Sneguireff, Giancola, Schneider, etc...

Nous ne saurions omettre le travail publié par Keen, en 1892, dans le *Boston medical and surgical Journal*, cet auteur y donne à propos d'un fait personnel, le relevé des opérations de même nature pratiquées avant lui.

Dans la *Revue de chirurgie* en 1896, pages 52 et 954, deux auteurs russes, Kousnetzoff et Pensky, ont donné le résultat d'expériences personnelles sur la résection du foie, et, envisageant la question à un point de vue général, ils ont tenté de réunir toutes les observations où la résection avait éte mise en pratique pour des kystes hydatiques, des lobes flottants et des tumeurs diverses.

A la même époque, l'un de nous[1] communiqua à la Société de chirurgie et publia dans la *Revue de chirurgie* le résultat d'expériences personnelles poursuivies sur l'animal. Par un procédé différent, il arrivait aux mêmes conclusions que les auteurs russes. Peu de temps après, il fit paraître un travail où étaient étudiés et com-

---

(1) M. Auvray. Communication à la Société de chirurgie (janvier 1897) ; *Description d'un procédé nouveau de résection du foie* (*Revue de Chirurgie*, Paris, p. 319 1897); *Études sur les divers procédés de résection du foie*, Paris, 1897. H. Jouve, éditeur.

parée les nombreux procédés de résection connus jusqu'à ce jour.

En décembre 1897, la question des tumeurs hépatiques envisagées au point de vue chirurgical fut posée devant la Société de chirurgie de Paris ; dans les discussions qui eurent lieu à cette époque, et auxquelles prirent part P. Segond, Quénu, Ricard, Michaux, Routier et A. Broca, on se préoccupa surtout des difficultés que présentait dans certains cas le diagnostic des tumeurs du foie.

Nous signalerons encore les articles récemment publiés sur la résection du foie par John Wheelock Elliot, de Boston[1], 1896 ; par E. Ulmann, de Vienne[2], 1898 ; par Tricomi, de Padoue[3], 1899 ; et les recherches expérimentales sur un nouveau procédé d'hémostase présentées par Segale, de Gênes, au Congrès international tenu à Paris en 1900.

Nous devons une mention spéciale au procédé de résection que Chapot-Prévost, de Rio-Janeiro a récemment décrit devant l'Académie de médecine de Paris (octobre 1900) à propos de la séparation de deux êtres xiphopages. Cette manière de faire nous a paru applicable non seulement à ce cas particulier, mais à l'ablation des tumeurs du foie dans certaines conditions déterminées.

Anatomie pathologique.

Les diverses variétés des tumeurs que l'on peut rencontrer dans le foie sont les suivantes : le *syphilome*, le *cancer* sous ses différentes formes, le *tubercule*, l'*angiome*, le *lymphadénome*, et certains *kystes* de nature particulière qu'on désigne sous le nom de *kystes biliaires*.

Syphilis. — La syphilis hépatique est *héréditaire* ou *acquise*.

Bien entendu, il ne saurait être question dans ce travail de la syphilis héréditaire du nouveau-né. Seules, la syphilis héréditaire tardive et surtout la syphilis acquise doivent nous arrêter; nous verrons en effet que dans les observations de tumeurs du foie opérées, figurent un certain nombre de *gommes*. Or ces gommes apparaissent

---

(1) *Traitement chirurgical des tumeurs du foie*, par J.-W. Elliot, de Boston (*Transactions of the american surgical Association*, 1897, vol. XV).

(2) *De la résection du foie*, par Emerich Ullmann (*Centb. f. Chirurg.* Liep., 1898, n° 31. p. 612).

(3) *Expériences sur l'hémostase du foie*, par Tricomi (*il Policlinico*, Rome, 1899, p. 381).

aux époques avancées de la période tertiaire (dix, quinze et même vingt ans après l'accident primitif) et parfois lorsque les premières manifestations de la syphilis ont été remarquablement bénignes.

Ces gommes ont des dimensions variant de celles d'un grain de chènevis à une grosse noix ; leur forme est tantôt arrondie, tantôt irrégulière; elles peuvent être isolées au sein du parenchyme hépatique, d'autres fois elles sont plus nombreuses et leur groupement très variable. Elles sont formées d'un tissu assez ferme, de coloration gris jaunâtre ou jaune paille ; elles sont toujours entourées d'une coque fibreuse, dont on ne peut les énucléer. Il est rare qu'elles soient entourées d'un tissu hépatique normal, le plus souvent elles sont associées à des lésions de cirrhose hépatique. Souvent aussi il existe des lésions de périhépatite adhésive fixant l'organe par des brides fibreuses résistantes au diaphragme et aux viscères avoisinants.

CANCER. — Une première division s'impose : le cancer du foie est *primitif* ou *secondaire*.

Or le cancer secondaire, dû à la généralisation du cancer d'un organe plus ou moins éloigné, doit être laissé de côté, toute intervention chirurgicale en pareil cas devant être à peu près inutile ; dans cette catégorie rentre le cancer mélanique, qui presque toujours est un cancer secondaire. Seul le *cancer primitif* a donc pu dans quelques cas être l'objet d'une tentative chirurgicale.

Il se présente macroscopiquement sous deux aspects : la *forme massive* et la *forme nodulaire*.

La forme *massive* est caractérisée par une hypertrophie du foie en masse ou au niveau d'un de ses lobes; l'organe ne présente aucune déformation, sa surface reste lisse, et à la coupe, on constate que dans sa plus grande étendue le parenchyme est remplacé par une masse néoplasique s'avançant plus ou moins près de la capsule de Glisson. Cette forme n'a rien de chirurgical.

La forme *nodulaire*, qui peut au contraire dans certains cas tomber dans le domaine chirurgical, donne au foie une surface irrégulière, recouverte de nodosités d'ordinaire *nombreuses*. Leur volume est variable ; l'une de ces nodosités dans un cas que nous avons eu l'occasion d'opérer récemment pesait 250 grammes. Les nodosités sont blanchâtres ou jaunâtres, et exceptionnellement limitées à un seul lobe. Les ganglions lymphatiques du foie sont généralement atteints.

Retenons ce fait important au point de vue de l'indication thérapeutique : la multiplicité des noyaux de cancer dans le plus grand nombre des cas de cancer primitif.

Adénome. — A l'histoire du cancer primitif du foie se rattache celle de l'*adénome*, que nous décrivons, suivant les tendances actuelles, comme une variété de l'épithéliome primitif du foie avec Hanot et Gilbert, bien que les auteurs ne s'accordent pas sur la nature de l'adénome, et que Sabourin en particulier le considère comme une entité spéciale.

Les caractères de ces néoplasmes, dont plusieurs figurent au relevé des observations de tumeurs du foie traitées chirurgicalement que nous publions sont généralement les suivants : « à la surface ou à la coupe de l'organe, on voit sur quelques points seulement et alors plus spécialement dans le lobe droit, ou dans toute l'étendue du foie, des nodules disséminés, parfois volumineux, mais ne dépassant pas les dimensions d'une noisette. Ils sont jaunâtre, grenus, très friables lorsqu'ils sont récents, ramollis au centre lorsqu'ils sont de formation ancienne. Les gros nodules sont enkystés ; ce caractère joint à l'absence d'ombilication, et à leur couleur plus foncée les distingue des noyaux cancéreux à l'examen macroscopique. Ce néoplasme respecte les vaisseaux et les ganglions lymphatiques, mais envahit le système veineux hépatique. »

Mais il est des caractères qui n'ont point été signalés, dans le tableau précédent, et dont l'importance ne peut échapper au chirurgien ; c'est la pédiculisation et le volume considérable de la tumeur dans certains cas.

Lins et Bergmann, opérant deux adénomes du foie, ont vu la tumeur pédiculée ; dans le cas de Lins « on constatait qu'elle était largement pédiculée à la face inférieure du foie, dépassant en volume celui d'une tête d'enfant d'un an, et se détachant nettement en haut du bord libre du foie. La tumeur était enveloppée d'une capsule fibreuse, qui poussait dans la profondeur de nombreux prolongements ». L'auteur fait remarquer que les adénomes connus ne dépassaient guère le volume d'une orange.

Dans le cas de Bergmann : « on réussit à faire sortir de l'abdomen la tumeur entière, et à atteindre son pédicule de 12 centimètres de largeur et 2 centimètres d'épaisseur ; celui-ci partait du lobe gauche. La tumeur avait le volume d'une tête d'enfant. »

Chez l'opéré de Tricomi, la tumeur, considérée comme un adénome, pesait 930 grammes.

On le voit, ces caractères de pédiculisation et de volume ont bien leur importance, et sont cependant passés sous silence par les auteurs classiques médicaux.

SARCOME. — Sous ce titre on désigne les tumeurs malignes non épithéliomateuses du foie, qui du reste sont rares. Ici comme pour le cancer, il faut admettre la division en *sarcome primitif* et *sarcome secondaire* ; pour ce dernier, comme pour le cancer secondaire, toute l'intervention chirurgicale doit être laissée de côté, nous nous occuperons donc uniquement du sarcome primitif.

Le sarcome primitif se présente sous la forme massive ou nodulaire. Dans certaines circonstances, la tumeur peut atteindre un volume et un poids considérables ; dans un cas opéré par Langenbuch elle pesait 370 grammes ; chez l'opérée d'Israël le poids était de 1225 grammes, la tumeur était rattachée au bord libre du lobe hépatique droit par une base de 15 centimètres de diamètre ; chez la malade de Sklifassowky le sarcome avait le volume « d'une tête d'homme » et présentait de volumineux vaisseaux au niveau de sa base.

MYXOME-FIBROME. — On a également observé dans le foie d'autres néoplasmes primitifs, qu'on peut rapprocher du sarcome : le myxome et le fibrome.

TUBERCULOSE. — La tuberculose se manifeste dans le foie sous des formes diverses, qui n'ont pour le chirurgien qu'un très médiocre intérêt. Il ne saurait être question ici de la forme d'infiltration miliaire du parenchyme hépatique.

Nous ne ferons que mentionner également la *tuberculose biliaire*, décrite par Pilliet dans sa thèse inaugurale (Paris, 1891), forme de la tuberculose qui frappe presque uniquement les voies biliaires intra-hépatiques, qui aboutit à la formation de cavernes, mais que nous devons cependant signaler ici, car elle a pu, dans un cas rapporté par O. Lannelongue (*Académie des sciences*, Paris, 1888), être l'origine d'un abcès péri-hépatique tuberculeux.

Seule la *tuberculose à gros nodules* peut *exceptionnellement* tomber dans le domaine chirurgical. Mais il faut savoir qu'elle est moins fréquente que les formes précédentes ; elle est due à la transformation de granulations miliaires en tubercules crus, opaques qui s'accroissent, se caséifient et constituent de gros noyaux, du volume d'un pois ou d'une petite noix situés à la superficie du foie, se confondant insensiblement avec le tissu hépatique, et qu'une capsule fibreuse ne limite pas, comme lorsqu'il s'agit des gommes syphilitiques. Ces tubercules sont généralement peu nombreux. Dans un cas rapporté par Barth, à la Société anatomique de Paris en 1850, il existait un seul tubercule du foie, du volume d'une grosse noix.

C'est à des lésions de cette nature que le chirurgien pourrait s'attaquer ; cependant, pour prouver que les cas de tuberculose hépatique où l'intervention chirurgicale pourra être tentée, doivent être une très rare exception, nous rappellerons que souvent ces lésions tuberculeuses sont multiples, que dans le plus grand nombre des cas elles se rencontrent au cours d'une phtisie chronique, qu'enfin le bacille de la tuberculose ne fait pas que du tubercule, qu'il provoque encore dans le foie des lésions inflammatoires (cirrhoses, hépatite nodulaire) ou dégénératives (dégénérescence graisseuse principalement).

ANGIOME. — Pierre Delbet [1] divise les angiomes du foie en deux classes :

1° Les *angiomes congénitaux* ou véritables angiomes, d'ailleurs rares. Ceux-ci forment d'énormes tumeurs occupant tout un lobe hépatique, et ils sont d'une gravité extrême.

2° Les *angiomes acquis*, qui surviennent chez les vieillards. Ce sont ceux-là qui semblent se substituer au tissu du foie sous forme de tumeur. Hanot et Gilbert pensent qu'il s'agit de simples angiectasies des vaisseaux préexistants sans néoformation vasculaire.

Absolument comparables aux petits angiomes cutanés qui se développent chez les vieillards, ils n'ont aucune gravité, aucune tendance à l'extension, et, par suite, aucune espèce d'importance clinique.

Quoi qu'il en soit, voici les caractères que présentaient deux angiomes du foie opérés par Eiselsberg et Rosenthal.

Chez le malade d'Eiselsberg, la tumeur évoluait depuis quinze ans dans la région sous-costale droite. Elle était mobile, du volume des deux poings, et à surface inégale ; sa coloration était bleu rouge ; elle était formée de tissu spongieux plein de sang et pesait 470 grammes.

Dans le cas de Rosenthal, la tumeur était de couleur bleu foncé, du volume d'une tête d'enfant de deux ans, dure, à surface inégale,

---

(1) P. DELBET. *Traité de chirurgie clinique et opératoire*. Art. ANGIOME. Paris. 1896, t. I, p. 458.

bosselée. Elle provenait du lobe de Spigel. L'examen histologique porte « angiomes fibreux du foie ».

LYMPHADÉNOME. — Nous ne ferons que signaler l'existence du *lymphadénome* du foie parmi les tumeurs de cet organe. Le lymphadénome primitif du foie en effet est très rare et même douteux. Le plus souvent les accidents hépatiques sont secondaires et accompagnés d'hypertrophie du côté des ganglions et de la rate, d'altérations du sang. Or ces diverses manifestations relèvent d'une même maladie générale qu'il faut combattre par des moyens purement médicaux.

KYSTES BILIAIRES. — On a trouvé à plusieurs reprises dans le foie des kystes de nature non parasitaire, que l'on a désignés sous le nom de *kystes biliaires*, et qui ont servi d'indication pour une intervention chirurgicale. Dans le cas, rapporté plus loin, de König, il s'agissait d'un énorme kyste rempli de trois litres d'un liquide brun dans lequel on reconnut la présence de cholestérine. La tumeur histologiquement « se composait de kystes petits et grands, tapissés d'épithélium cylindrique ». Le résultat de l'examen histologique est le même dans le cas de Müller. Chez le malade de Kaltenbach, le volume du kyste était suffisant pour déterminer des symptômes menaçants de compression du côté des viscères abdominaux et thoraciques.

Rappelons, en terminant, qu'on a signalé l'existence de l'*actinomycose* du foie.

Symptômes et diagnostic.

Occupons-nous d'abord des signes physiques et fonctionnels, qui, sans rien préjuger de la nature des tumeurs du foie, peuvent dans certains cas nous permettre de poser le diagnostic de leur existence. C'est le point du diagnostic le plus important, et peut-être le plus difficile, ainsi que le prouveront les nombreuses erreurs que nous relèverons dans quelques instants. En effet, les différents signes que nous allons énumérer n'auront une valeur diagnostique réelle que par leur coexistence ; l'absence de certains d'entre eux laissera le diagnostic toujours douteux.

En général, les accidents débutent par des symptômes assez vagues, sensation de pesanteur plutôt que véritables douleurs dans la région épigastrique, troubles digestifs passagers, augmentation de volume de l'abdomen portant généralement sur le côté droit.

A mesure que la tumeur se développe, les troubles fonctionnels s'accentuent et l'état général s'altère assez rapidement, surtout dans les cas de tumeurs malignes. L'appétit se perd, les digestions sont de plus en plus pénibles, et s'accompagnent parfois de vomissements et de constipation. Les douleurs, d'abord sourdes, deviennent plus vives et continues. Elles siègent principalement dans les hypochondres et à l'épigastre, irradiant de là vers les parties voisines ; les mouvements respiratoires, les efforts de la marche les exagèrent, et les malades sont bientôt condamnés à un repos absolu, qui ne suffit pas toujours à atténuer leurs souffrances. L'ictère est un symptôme qu'on relève dans plusieurs observations et qu'il faut mettre sur le compte de la compression des voies biliaires intra-hépatiques.

Le développement de la tumeur ne tarde pas à se manifester par une distension de l'abdomen, plus ou moins marquée selon les cas, distension qui relève non seulement du volume de la tumeur, mais quelquefois aussi de l'ascite concomitante. L'abdomen est développé principalement dans ses régions supérieures, surtout au niveau de l'hypochondre droit et de l'épigastre, plus rarement au niveau de l'hypochondre gauche, enfin la tuméfaction descend plus ou moins bas au-dessous de l'ombilic. La paroi abdominale est parfois le siège d'une vascularisation assez accusée.

L'œil peut encore nous renseigner sur un signe très important des tumeurs du foie : on peut voir glisser sous la paroi abdominale, successivement de haut en bas et de bas en haut, la tumeur qui fixée au foie suit les mouvements que le diaphragme lui communique dans l'acte respiratoire ; c'est là un élément important de diagnostic que le palper devra toujours corroborer.

Le palper nous renseignera également sur le siège exact de la tumeur, sur son volume, sur sa configuration extérieure, sur sa consistance, sur son degré de mobilité. Il a permis, dans certains cas, de constater les connexions directes de la tumeur avec le foie.

La consistance est variable avec la structure même de la tumeur ; mais ce qu'il importe de retenir, c'est que certaines tumeurs appartenant à la catégorie des tumeurs solides, peuvent présenter des phénomènes de fluctuation tels, qu'on les considère comme des tumeurs liquides, comme des kystes hydatiques.

La mobilité est essentiellement variable ; on la signale comme très grande dans certaines observations. C'est surtout dans le sens latéral que la tumeur se mobilise ; parfois on peut encore la faire remonter légèrement, mais on l'abaisse plus difficilement.

Un cas est particulièrement intéressant au point de vue du degré de mobilité que peut avoir la tumeur, c'est celui rapporté par Bergmann où elle se déplaçait facilement à droite, à gauche et en bas, disparaissant quelquefois spontanément et échappant même aux doigts enfoncés jusque sur la colonne vertébrale, puis réapparaissait quand le malade se levait, toussait, ou augmentait d'une façon quelconque sa pression intra-abdominale.

Enfin, par la percussion, on pourra constater que la matité de la tumeur se continue avec la matité hépatique normale.

En résumé, les caractères appartenant aux tumeurs hépatiques sont les suivants :

La tumeur est apparue dans les régions supérieures de l'abdomen, et principalement à droite de la ligne médiane, elle s'est développée de haut en bas ;

Elle suit les mouvements respiratoires, ce que l'œil et mieux encore le palper permettent de constater ;

Sa matité se continue sans interruption avec la matité hépatique ;

Parfois même la main qui explore peut saisir la continuité directe de la tumeur avec le foie ;

Enfin la tumeur présente souvent un certain degré de mobilité dans le sens latéral.

La coexistence évidente des différents signes que nous venons d'énumérer rend le diagnostic à peu près certain ; mais l'absence de l'un ou de l'autre des symptômes précédents est signalée dans plusieurs des observations chirurgicales qui nous ont servi pour ce travail et souvent elle a été la cause d'erreurs de diagnostic.

Des adhérences peuvent immobiliser une tumeur et l'empêcher de suivre les mouvements respiratoires ; une zone sonore peut exister entre la limite supérieure de la tumeur et le foie ; enfin la continuité directe de la tumeur avec la glande hépatique est toujours chose délicate à saisir.

Dans le fait rapporté par P. Segond la tumeur fut prise pour un *fibrome utérin* ; il s'agissait d'une femme souffrant du ventre depuis deux ans, se plaignant de pertes et maigrissant, les médecins qui l'examinèrent trouvèrent une tumeur au-dessus de l'utérus faisant corps avec lui, tumeur qu'ils prirent pour un fibrome, on constatait en outre un prolongement très dur dans le flanc droit ; il se perdait sous le foie, dont le séparait une zone de sonorité. On porta le diagnostic de fibrome utérin. A l'ouverture du péritoine, on trouve une tumeur implantée sur le bord tranchant du foie par un pédicule dont le peu d'épaisseur explique la persistance de la sonorité intestinale à ce niveau, tumeur qui coiffait simplement le fond de l'utérus comme une capsule et ne lui était unie que par quelques adhérences lâches se déchirant sans peine.

Chez une malade opérée par Lins, le caractère de la tumeur, l'existence d'une zone sonore entre elle et le foie, firent poser le diagnostic de *tumeur de l'épiploon* ; il s'agissait d'une tumeur du foie. La même erreur est relevée dans les observations, publiées dans nos tableaux opératoires, de Bruns, Garré, Rosenthal, Sklifassowsky.

Des tumeurs du foie ont été prises également pour des *tumeurs du mésentère*, pour des *tumeurs du pancréas*. On les a confondues avec une *tumeur du côlon transverse* (observation de Schmidt et de F. Terrier) ; fréquemment le diagnostic est resté hésitant entre une tumeur du foie et une *tumeur du rein*.

Les phénomènes de fluctuation présentés par certaines tumeurs du foie, et, d'autre part, l'existence d'une zone sonore entre la matité de la tumeur observée et celle du foie les ont fait confondre parfois avec des *kystes de l'ovaire* (observations de Müller, Rosenthal, Doyen).

Enfin, en 1850, Hérard rapporte dans les *Bulletins de la Société anatomique de Paris*, un cas dans lequel une tumeur du foie fut prise pour un *anévrysme de l'aorte*. On constatait à l'épigastre l'existence de battements artériels ; à la palpation on ne trouvait aucune tumeur, mais l'auscultation révélait un bruit de souffle. A l'autopsie, il n'y avait pas trace d'anévrysme, mais le lobe gauche du foie était volumineux et induré ; cette masse dure transmettait les battements aortiques à la paroi abdominale, et produisait un souffle en comprimant l'aorte.

Tout cela prouve que les difficultés du diagnostic sont grandes et les erreurs nombreuses ; ce serait le cas de refaire ici le diagnostic différentiel des tumeurs de l'abdomen ; cette étude nous entraînerait au delà des limites que nous nous sommes assignées nous renvoyons le lecteur au chapitre *Diagnostic* de l'étude que nous avons faite sur le *Foie mobile ;* nous devons ajouter toutefois que la laparotomie exploratrice pourra seule lever les doutes dans

certains cas, et qu'en pareille circonstance on est toujours autorisé
à y recourir.

Mais en admettant que le diagnostic de tumeur du foie soit à
peu près certain, nous allons voir qu'il n'est pas toujours facile de
se prononcer sur la *nature* de cette tumeur.

Certains cancers peuvent être fluctuants au point de simuler un
kyste; Hanot insistait sur ce fait dans un article paru dans la *Semaine
médicale* en 1893, et Magnant dans sa thèse inaugurale (Paris, 1877)
va jusqu'à dire que certains cancers mous et volumineux donnent
une fluctuation plus manifeste que certains kystes.

Chuquet, dans le *Progrès médical* (Paris, 1880), rapporte un cas
de Millard, dans lequel un cancer du foie simulait tellement un
kyste hydatique, qu'à deux reprises on fit une ponction. Le trocart
se mouvait dans un espace libre, mais il ne sortait que quelques
parcelles d'une bouillie blanchâtre, à l'autopsie, on trouvait un
cancer avec une grande cavité simulant un kyste.

Deschamps, dans la *France médicale* (Paris, 1885), cite le fait d'un
enfant de onze ans, chez lequel le diagnostic était hésitant entre un
kyste hydatique et un cancer du foie ; le diagnostic était d'autant
plus délicat que le cancer du foie est une affection des plus rares chez
l'enfant ; alors on pratique une ponction exploratrice dans le point
le plus résistant et le plus proéminent ; on retire du sang. Bientôt,
on constatait à l'autopsie qu'il s'agissait d'un carcinome primitif du
foie.

Hanot pense que la gravité de la cachexie, la rapidité de son développement imposent le diagnostic de cancer, diagnostic que la ponction avec la seringue de Pravaz confirme. Le tympanisme abdominal,
la fétidité des fèces seraient encore en rapport avec le cancer.

Ricard, à la Société de chirurgie de Paris (4 février 1897), rapportait également deux faits de tumeurs néoplasiques du foie ayant
simulé un *kyste hydatique.*

Le cancer peut aussi s'accompagner de fièvre et de suppuration,
aussi comprend-on la confusion entre un cancer hépatique à la fois
pyrétique et fluctuant, et un *abcès du foie.*

Dans la séance du 13 janvier 1897 à la Société de chirurgie de
Paris, Quénu en rapporte un exemple : il s'agissait d'une femme
âgée, cachectique, ayant de la fièvre et portant une tumeur volumineuse et douloureuse du foie. On diagnostiqua un abcès en faisant
des réserves au sujet de la possibilité d'un cancer du foie. La laparotomie latérale montra l'existence d'une masse néoplasique dont la

ponction donna issue à des fèces et à des matières ramollies. L'examen histologique de cette matière démontra qu'il s'agissait de cellules épithéliomateuses dégénérées typiques.

Dans la même séance, Routier cita un cas de même ordre qu'il traita comme un kyste hydatique suppuré ; c'est seulement à l'autopsie qu'on vit qu'il s'agissait d'un cancer du foie.

Ce sont là des exemples d'infections développées au cours des cancers viscéraux, qu'on peut rapprocher des cas d'infection survenant dans le cancer gastrique ; Achard insistait sur ce fait à la Société médicale des hôpitaux de Paris, dans la séance du 10 avril 1896.

Qu'il y ait, comme dans les cas précédents, cancer fluctuant ou cancer avec fièvre ou bien que le cancer se présente avec sa physionomie habituelle sans fièvre et sans fluctuation (ce sont là en effet des manifestations rares du néoplasme malin), nous lui reconnaîtrons, avec Hanot, trois caractères cliniques essentiels :

Une tumeur qui croît à vue d'œil ;

Une cachexie galopante ;

Une physionomie typique du malade.

Joignons à cela les quelques symptômes suivants : les troubles digestifs et la perte de l'appétit, les douleurs de l'hypocondre droit irradiées vers les parties voisines, les modifications dans la constitution des urines : l'urobilinurie, la diminution de l'urée, l'hypertoxicité urinaire, enfin la glycosurie alimentaire. Encore est-il que certains de ces signes n'apparaissent qu'à une période avancée du cancer, et ne peuvent être d'aucune utilité au point de vue d'un diagnostic précoce, condition cependant nécessaire au succès d'une intervention.

En présence des difficultés du diagnostic au début, il nous paraît indiqué dans le doute de recourir à la laparotomie exploratrice.

Il importe encore, à propos du cancer, d'insister sur un fait que Michaux a signalé à la Société de chirurgie de Paris, dans la séance du 4 février 1897, prouvant que le diagnostic de cancer est encore douteux dans certains cas, même lorsque la cavité abdominale est ouverte. Tuffier avait émis cette opinion que l'existence d'une adénopathie au niveau du pédicule hépatique constituait un signe d'une grande valeur dans le diagnostic des tumeurs malignes de cet organe. Pour Michaux la présence de ganglions dans le hile du foie ne comporte pas toujours le diagnostic de tumeur maligne. Chez une malade, il trouva à la laparotomie exploratrice des nodosités blanchâtres, irrégulières, à la surface du foie ; il les considéra comme des noyaux cancéreux, et se borna à faire la laparotomie exploratrice ; or, deux ans après l'opération, la malade se portait très bien. Chez un autre malade, qui présentait une tuméfaction considérable du foie, sans nodosités, sans modification de consistance extérieure, il y avait au niveau du hile du foie des ganglions volumineux comprimant le cholédoque. Ceux-ci furent laissés en place et l'abdomen fermé. Le malade se porte très bien deux mois après l'opération. Il n'y a donc pas eu de tumeur maligne du foie, malgré l'existence indiscutable des ganglions, et très probablement il s'agissait d'une forme particulière de cirrhose.

Les tumeurs d'origine syphilitique s'accompagnent d'un ensemble de symptômes propres à toutes les tumeurs du foie. L'ascite cependant est presque constante dans ce cas, Fournier ne l'a jamais vue manquer. Ce qu'il faut, c'est lorsqu'on soupçonne l'existence d'un syphilome, interroger le malade avec soin au point de vue de ses antécédents spécifiques, chercher ailleurs des traces de syphilis ; et, pour peu que les commémoratifs laissent un doute dans l'esprit, le clinicien doit songer à l'hypothèse de syphilis et instituer un traitement médical approprié.

La tuberculose hépatique pourra être diagnostiquée en recherchant ailleurs dans l'organisme des manifestations de même nature, qui accompagnent en général ou précèdent la tuberculose du foie.

Le diagnostic des angiomes nous paraît particulièrement délicat ; l'existence d'une tumeur augmentant de volume sous l'influence des efforts, réductible, animée de battements et présentant à l'auscultation du souffle, pourrait à la rigueur nous faire penser à l'angiome. Mais ces tumeurs sont si rares, on y pense si peu, qu'en général on ne fait pas le diagnostic ; aussi dans les cas rapportés de Eiselsberg et Rosenthal, c'est seulement après la laparotomie qu'on put apprécier la nature de la tumeur.

Du reste, il faut reconnaître, à la fin de cette étude clinique, que le diagnostic des tumeurs du foie est entouré de grosses difficultés ; c'est déjà beaucoup d'établir l'existence de la tumeur hépatique, étant données toutes les causes d'erreur signalées ; en ce qui concerne la nature de ces tumeurs, surtout en dehors du cancer, on devra toujours se montrer très réservé.

Traitement.

Dans ce chapitre si nouveau et si intéressant au point de vue chirurgical, nous devons successivement étudier :

1° Quelles sont les indications de la thérapeutique chirurgicale des tumeurs du foie ?

2° Quelles sont les diverses méthodes auxquelles on a eu recours dans le traitement chirurgical de ces tumeurs, et quelles sont celles qui méritent la préférence ?

Nous devons tout d'abord reconnaître que les cas de tumeurs hépatiques dans lesquelles il est permis au chirurgien d'intervenir doivent être considérés comme très rares. Jusqu'ici les quelques observations publiées pouvaient être regardées à juste titre comme des tentatives hardies de la chirurgie ; ces cas deviendront, sans doute, plus nombreux avec le perfectionnement des méthodes de résection, mais ils n'en seront pas moins toujours rares, nous le répétons, et cela pour les raisons suivantes :

D'abord les tumeurs *primitives* du foie sont peu fréquentes ; or nous pensons avec les cliniciens, que toute intervention chirurgicale doit être contre-indiquée dans les cas de tumeurs secondaires, celles-ci étant l'indice de la généralisation d'un néoplasme plus ou moins éloigné de la glande hépatique. Cette opinion s'applique également au lymphadénome qui doit être regardé dans la grande majorité des cas, comme la manifestation locale d'une maladie générale qu'il faut traiter par les moyens purement médicaux. Il en est de même de la tuberculose; de plus, lorsqu'on se trouve en présence d'un néoplasme primitif du foie (et de tous ces néoplasmes primitifs, c'est le cancer qui est le plus fréquent) nous avons vu à propos de l'anatomie pathologique que le plus souvent les tumeurs sont multiples et disséminées dans le parenchyme de la glande ; ce caractère de multiplicité est encore une contre-indication à toute opération. Alors en effet que par leur situation les tumeurs seraient accessibles à l'opérateur, la multiplicité des portions de foie à réséquer, les difficultés de chaque intervention rendraient l'opération impraticable, et du reste, pour des raisons faciles à saisir, tout à fait inutile.

Il faut donc, pour qu'on puisse tenter l'extirpation d'une tumeur du foie, que cette tumeur soit *unique ;* il faut de plus *qu'elle siège en un point facilement accessible à l'opérateur,* c'est-à-dire d'ordinaire au niveau du lobe gauche ; ne voyons-nous pas, en effet, un chirurgien italien, Tricomi, pratiquer la résection du lobe gauche du foie en entier, et pour arriver à ce résultat ne pas hésiter à réséquer l'appendice xiphoïde, à sectionner le muscle droit de l'abdomen et à couper le ligament triangulaire gauche ? Ainsi le lobe devenu mobile put être extrait de la cavité abdominale.

Il ne saurait être question, bien entendu, de s'attaquer à des tumeurs profondément situées dans l'épaisseur de l'organe, et cela pour des raisons sur lesquelles il est inutile d'insister.

Un caractère qui favorise notablement l'extirpation, c'est la *pédiculisation* de la tumeur, qui a rendu possible dans certains cas l'intervention sur des tumeurs dévelopées aux dépens de la face inférieure du foie.

Au point de vue des indications thérapeutiques : le nombre, le siège et la pédiculisation du néoplasme, sont donc des caractères de première importance.

Mais il peut se faire que la tumeur, même dans les cas où elle réunit les conditions précédentes, ait contracté des adhérences intimes avec la paroi abdominale ou les viscères du voisinage, adhérences rendant impossible sans danger toute extirpation, et justifiant les laparotomies restées exploratrices faites pour des tumeurs du foie inopérables.

Toutes les tumeurs du foie, quelle qu'en soit la nature, si elles sont uniques, favorablement situées, à plus forte raison si elles sont pédiculées et exemptes d'adhérences, sont justiciables de la résection du foie. En effet, les diverses variétés de tumeurs (cancers primitifs, adénomes, sarcomes, gommes, angiomes) se trouvent représentées dans les tableaux que nous donnons plus loin ; toutefois les interventions sont peu favorables en ce qui concerne le cancer, à cause de la fréquence des récidives. Nous estimons cependant que dans le foie comme ailleurs les foyers d'infection créés par les néoplasmes malins doivent être supprimés, et que même dans les cas où leur ablation serait impossible, des opérations palliatives — telles la cholécystostomie, — pourraient être indiquées pour remédier à des troubles fonctionnels (phénomènes de compression ou autres) menaçant, à bref délai, la vie du malade.

En ce qui concerne la syphilis (les cas de gommes hépatiques opérées sont assez nombreux, comme nous le verrons), il faut être sobre d'interventions. Là, comme ailleurs, le traitement antisyphilitique doit être longtemps poursuivi, l'administration de mercure et d'iodure doit être faite à des doses suffisantes pour qu'on puisse juger de leur inefficacité ; et c'est seulement alors, lorsque aucune modification n'est survenue dans l'état du sujet, que les accidents de douleur et de compression ou les troubles généraux éprouvés par le malade nécessiteront l'intervention.

Comment cette intervention doit-elle être conduite ? Telle est la seconde question à laquelle nous devons répondre.

Les opérations doivent être divisées en opérations *palliatives* et *curatives*.

Les premières sont applicables aux cas où l'extirpation de la tumeur pour une cause ou une autre est impossible ; on peut alors par certains moyens remédier aux phénomènes douloureux et de compression biliaire ou intestinale qui peuvent exister et retarder ainsi la marche d'accidents qui ne manqueraient pas d'emporter rapidement les malades. C'est, à l'heure actuelle, le devoir de tout chirurgien d'intervenir, pour prolonger et rendre tolérable la vie des patients.

Dans nos relevés statistiques, nous rapportons une observation de Jawadynski dans laquelle le chirurgien trouva l'estomac, le foie, le pancréas et l'épiploon ne formant qu'une seule masse cancéreuse, qui comprimait les voies biliaires ; il y avait de l'ictère ; la vésicule biliaire était très dilatée ; à l'aide de l'aspirateur Potain, le chirurgien la ponctionna, en retira un demi-litre de liquide, puis l'aboucha à la paroi abdominale. Après l'opération, l'état général s'améliora, les douleurs disparurent, la température tomba à 37° et s'y maintint (elle était avant l'opération de 38°,5) ; il persista une fistule biliaire. Après une amélioration de quelques semaines, l'état général s'altéra et la malade mourut de cachexie, trois mois après l'opération. Tuffier, dans un cas analogue, pratiquait également la cholécystostomie.

Les opérations *curatives* ont fait l'objet de travaux publiés par l'un de nous sur les divers procédés de résection du foie.

Le mode d'incision de la paroi abdominale dans les interventions pour tumeur du foie est très variable ; tantôt l'incision est médiane, tantôt latérale, tantôt parallèle au rebord costal ; il est des cas enfin où, deux incisions, l'une verticale, l'autre oblique, ont été combinées par le chirurgien. En l'espèce l'opérateur doit se comporter selon les circonstances, et ne pas hésiter à faire les incisions qui lui paraîtront nécessaires pour voir clair au fond de la plaie et agir à son aise sur des parties profondément situées.

De même, il ne devra pas hésiter, lorsque la cavité abdominale est ouverte, à pratiquer certaines manœuvres, qui lui permettront d'attirer le plus possible le foie dans la plaie abdominale et d'agir plus aisément sur l'organe. C'est ainsi que, sur l'un de ses opérés, Tricomi, pour faire sortir tout le lobe gauche du foie hors de la cavité abdominale, n'hésita pas à sectionner les ligaments coronaire et triangulaire gauches. Dans la section du ligament coronaire, on agira avec prudence pour éviter de perforer le centre aponévrotique du diaphragme, et d'ouvrir la plèvre ou le péricarde.

Dans le même but, O. Lannelongue recommande de réséquer la partie inférieure du thorax ; il devient ainsi facile d'atteindre la surface convexe du foie cachée sous le diaphragme.

Récemment Micheli proposait, au congrès italien de Chirurgie, (1897), de pratiquer une opération préliminaire, encore plus considérable, destinée à faciliter l'accès du foie. A l'aide de deux incisions verticales, commençant à la hauteur de la cinquième côte et se réunissant à deux travers de doigt au-dessous du rebord costal par une troisième incision transversale, il prétend arriver, en sectionnant les côtes et sans ouvrir la cavité pleurale, à former un lambeau comprenant les parties molles, les côtes, le sac pleural et le diaphragme, lambeau qui, récliné par en haut, doit permettre d'atteindre facilement toute la face diaphragmatique du foie.

Un certain nombre de procédés d'ablation des tumeurs du foie ont été déjà depuis longtemps mis en usage sur l'homme par d'habiles opérateurs, cependant aucun de ces procédés n'offrait de garanties absolues au point de vue de l'hémorragie toujours à redouter dans les plaies du foie. Ceci explique les tentatives récentes de certains chirurgiens et de nous-même, tentatives ayant pour but d'assurer une hémostase rigoureuse par des procédés spéciaux de ligature intra-hépatique.

Des procédés très simples d'ablation ont été employés dans des cas particulièrement favorables.

C'est ainsi que Jacobs (de Bruxelles) put se servir du *thermocautère* seul pour la section du pédicule d'un carcinome relié au bord du foie, et que Bruns enleva au *bistouri* un segment de foie du volume d'une noix, se contentant ensuite de toucher la surface de la plaie au thermocautère. Ce sont là des faits exceptionnels, où le peu de volume des néoplasmes et leur peu de vascularité rendaient l'extirpation particulièrement facile.

Mikulicz et Schmidt ont eu recours à la *curette tranchante* et ont pratiqué ensuite un *tamponnement à la gaze iodoformée*. Mikulicz s'attaquait à une gomme du foie ; il l'énucléa à l'aide de la curette, sans enlever la capsule en totalité ; il tamponna la cavité ainsi formée à l'aide de gaze iodoformée ; le bout des mèches traversait la plaie extérieure. Le huitième jour après l'opération, on réduisit le tamponnement ; le douzième jour, il fut totalement enlevé et la guérison fut ainsi obtenue.

Schmidt détruisait à la curette tranchante une masse sanguinolente et nécrotique (?) et tamponnait la cavité ainsi formée avec de la gaze iodoformée. La malade était restée guérie *six ans* après l'opération.

Eiselsberg, en pratiquant l'ablation d'un angiome du foie à l'aide du thermocautère à peine rouge, fut conduit à faire la *ligature isolée des vaisseaux ;* puis en passant des fils de soie dans les feuillets antérieur et postérieur de la capsule, il put en les rapprochant diminuer notablement la surface de résection ; enfin il compléta l'opération par un tamponnement à la gaze iodoformée. La malade guérit. Ce procédé de ligature isolée des vaisseaux n'a pas lieu de nous étonner ; nous verrons qu'il a été fréquemment employé au cours des opérations, dont il nous reste à donner la description ; du reste, nous l'avons déjà signalé à propos des plaies du foie [1].

Pour se convaincre de la facilité avec laquelle les vaisseaux du foie peuvent être pincés et liés, il suffit de l'expérimenter sur la surface de section d'un foie frais ; on voit qu'il est très aisé de saisir avec le mors d'une pince à forcipressure les parois d'un vaisseau, et en exerçant de légères tractions auxquelles il résiste toujours (les expériences de Kousnetzoff et Pensky [2] démontrent que pour obtenir la rupture des vaisseaux, il faut les soumettre à des tractions variant de 750 à 850 gr. selon leur calibre), de le dénuder sur une étendue suffisante pour poser une ligature sur ses parois.

---

(1). W. W. Keen de Philadelphie, dans un cas qu'il vient de publier, a extirpé un cancer du lobe gauche du foie, qui mesurait 14 centimètres en largeur, 11 centimètres en hauteur, et 7 centimètres et demi en épaisseur, en se servant du thermocautère. Il dut compléter son hémostase par l'application de ligatures au catgut pratiquées sur cinq vaisseaux qui donnaient du sang. La section du parenchyme hépatique demanda de vingt à trente minutes. Elle avait été faite en coin, en sorte que les deux lèvres de la plaie hépatique purent être rapprochées par des sutures. W. W. Keen a obtenu une guérison absolue.

(2) Kousnetzoff et Pensky (*Revue de Chirurgie*, Paris, 1896, t. XVI, p. 501).

La méthode suivante a été encore assez fréquemment employée :

Avant de pratiquer la section de la tumeur, le chirurgien cherchait à prévenir l'hémorragie toujours à craindre, *en plaçant une ligature circulaire,* aussi serrée que le permettait la résistance du tissu hépatique, sur le pédicule qui la rattachait à la glande ou sur sa base. Il employait, dans ce but, soit des fils de forte soie ou de catgut, soit plus souvent un lien élastique.

Lücke eut même la précaution, pour éviter la section du parenchyme hépatique sous-jacent par le lien circulaire, d'entourer la base de la tumeur de gaze iodoformée, par-dessus laquelle il appliqua la ligature élastique.

Les opérateurs pratiquaient alors la section du pédicule, soit à l'aide du thermocautère, soit avec le bistouri, et sur cette surface de section, ils ont eu souvent à saisir et à lier des vaisseaux, qui donnaient du sang, dans les conditions que nous avons précédemment indiquées ; parfois, pour tarir une hémorragie en nappe, il a suffi d'un léger attouchement au thermocautère.

Puis le moignon de la résection hépatique, fut traité diversement.

Le procédé idéal consistait évidemment à réduire le moignon dans la cavité abdominale et *à l'y abandonner librement en refermant la plaie extérieure.* C'est ce que fit Israël qui, enlevant le lien élastique qu'il avait primitivement placé sur la base de la tumeur, appliqua des ligatures sur les vaisseaux qui saignaient et abandonna dans la cavité abdominale le moignon couvert d'une bande de gaze iodoformée, dont les extrémités passaient par le bord inférieur de l'incision cutanée.

D'autres plus prudents ont laissé à demeure la ligature élastique qu'ils avaient placée sur la base de la tumeur et après avoir enlevé la plus grosse partie du néoplasme, *ils ont fixé le pédicule à la paroi,* attendant patiemment la chute des parties nécrosées.

Les *procédés de fixation à la paroi* varient avec les auteurs :

Schmidt se contente de suturer le foie à la plaie extérieure et recouvre le tout de gaze iodoformée. Il obtient une guérison.

Sklifassowsky, Rosenthal, Bastianelli, traitent le moignon hépatique comme un pédicule de fibrome utérin que l'on suspend à la paroi abdominale à l'aide de tiges d'acier. Ils traversent la base de la tumeur avec une ou deux tiges métalliques, qui reposent en dehors de la plaie extérieure sur la paroi abdominale, enlacent cette même base à l'aide d'un lien élastique, suturent la capsule du foie au péritoine pariétal pour assurer la formation d'adhérences, et recouvrent le tout d'un pansement antiseptique. Le lien élastique et les tiges d'acier étaient enlevés ou tombaient d'eux-mêmes du dixième au quatorzième jour avec les parties nécrosées.

Hochenegg fixait, lui aussi, le moignon à la paroi abdominale, mais pour parer aux dangers de l'hémorragie, il avait recours d'abord à un procédé spécial de *tamponnement* que nous devons décrire. Dans deux cas où il obtint la guérison, Hochenegg plaça sur les deux surfaces cruentées de la plaie hépatique des rouleaux de gaze iodoformée, les traversa par des fils à sutures qui passaient en même temps dans le tissu hépatique voisin et, serrant ces fils, arrêta l'hémorragie, grâce à la pression exercée par les bords de la plaie appliqués l'un contre l'autre. Puis le foie fut fixé à la paroi abdominale soit à l'aide d'une tige d'acier traversant les rouleaux, la capsule hépatique et le tampon qui remplissait la plaie, soit à l'aide de sutures réunissant le feuillet pariétal du péritoine au feuillet viscéral. Treize jours après l'opération, les sutures, le tampon iodoformé et la tige métallique étaient enlevés ; le foie était recouvert de granulations et adhérait solidement aux parois de l'abdomen.

Toutes les opérations dont il vient d'être question ont été pratiquées en une seule séance ; quelques opérateurs cependant ont proposé de faire l'ablation des tumeurs hépatiques *en plusieurs séances*. C'est une méthode analogue à la *méthode des opérations en deux temps* préconisée pour les tumeurs cérébrales ; mais ici l'opérateur est guidé beaucoup plus par les dangers d'une hémorragie que par la crainte de contusionner le tissu du foie assez résistant.

Tilmanns fixe un syphilome du foie aux bords de l'incision cutanée, puis, au bout de quelques jours, le détruit au thermocautère.

Lücke entoure la base d'un carcinome primitif du foie d'une ligature élastique et fixe cette base à la paroi ; au bout de trois jours, cette première ligature est remplacée par une autre ; le 6ᵉ jour, on change encore la ligature ; le 9ᵉ, le reste de la base fut sectionné au thermocautère.

O. Terrillon place une ligature élastique et suture à la plaie extérieure le lobe hépatique fortement serré. Le 7ᵉ jour, il enlève la partie gangrenée.

Enfin Tricomi, après avoir amené au dehors tout le lobe gauche néoplasique, plaça le lien élastique au niveau du sillon longitudinal gauche, et fixa le pédicule à la paroi abdominale. A chaque pansement suivant, il serrait le lien élastique. Ce lien s'étant rompu au

14ᵉ jour, il tenta la section de la base de la tumeur non encore né-
crosée avec le thermocautère et eut une grave hémorragie. Il essaya
alors de la constriction à l'aide d'un anneau métallique. Le 18ᵉ jour,
il amputa la tumeur ; l'hémorragie fut arrêtée par le thermocautère,
la plaie se cicatrisa. La tumeur enlevée pesait 930 grammes.

Les premières tentatives de *ligatures intra-hépatiques* sont dues
à Langenbuch et à Bruns. Elles nous conduisent aux techniques
perfectionnées préconisées par Kousnetzoff et par nous.

Langenbuch et Bruns partageaient la base de la tumeur en plusieurs portions à l'aide de fils passés dans le tissu du foie, et prati-

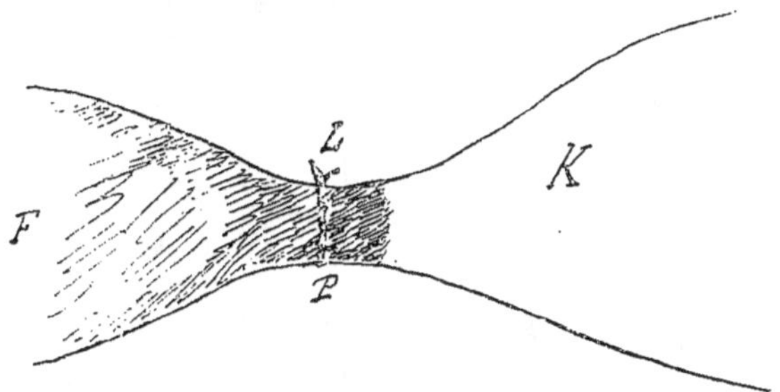

Fig. 26. — D'après Doyen. — L, ligature ; P, pédicule hépatique.

quaient la ligature isolée de chacune de ces portions ; puis ils sec-
tionnaient la partie à enlever en avant des ligatures. Dans les deux
cas, ces ligatures intra-hépatiques, faites sans une technique déterminée à l'avance, ont été suivie d'hémorragies ; des vaisseaux durent
être saisis et liés isolément sur la surface de résection.

Cependant ce procédé de ligature intra-hépatique donna un résultat

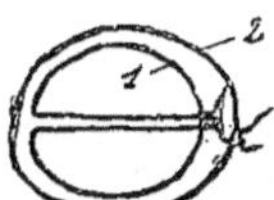

Fig. 27. — D'après Doyen. — Manière de placer le lien sur le pédicule hépatique.
1, première partie de la ligature (circulaire); 2, deuxième anse du fil (circulaire).

heureux à Doyen [1], dans un cas favorable du reste, de kyste hydatique pédiculé (fig. 26 et 27). Ce chirurgien pratiqua sur le pédicule
une ligature circulaire au catgut. « Les extrémités, dit-il, sont passées

____

(1) Doyen, *Archives provinciales de Chirurgie*, Paris, 1892, t. 1. p. 149 et 178.

à deux reprises au travers du pédicule, afin d'en assurer la fixité. Ce dernier offrait 4 à 5 centimètres de longueur, sur 2 ou 3 d'épaisseur; le tissu hépatique étant en ce point atteint d'une dégénérescence fibreuse, le fil creusa, sans déchirer le foie, un sillon assez marqué pour que le pédicule fût réduit dans l'abdomen comme un pédicule

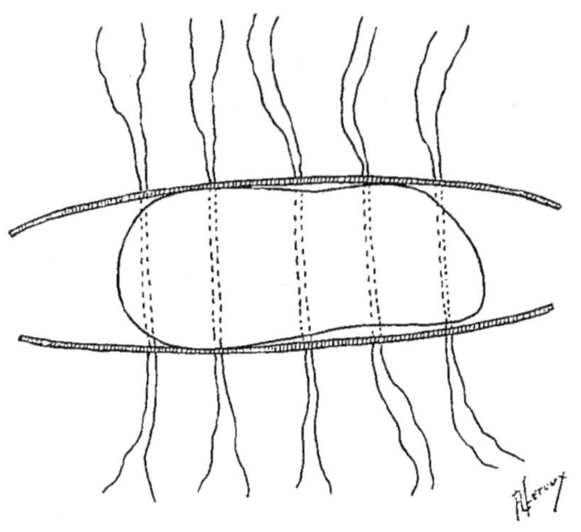

Fig. 28. — Procédé de Cecherelli et Bianchi (schématisé).

de kyste ovarique. » La figure 27 fait comprendre aisément la manière dont le lien fut placé sur le pédicule.

En 1894, au Congrès de Rome, Cecherelli et Bianchi ont donné la description d'un procédé ingénieux de ligature intra-hépatique, que nous allons décrire maintenant, mais qui nous semble beaucoup plus théorique que pratique, étant données ses difficultés d'exécution. Les figures 28, 29, 30, 31, aideront à comprendre la description du procédé. Cecherelli et Bianchi « ont songé à obvier à la friabilité de l'organe, en ajoutant au tissu du foie un autre élément « animal » résistant, mais homogène, élément résorbable ou facilement enkystable, qui puisse comprimer le tissu hépatique, en fournissant un appui ferme aux points de suture, ces points portant directement sur cet élément et non sur le tissu ». Les expérimentateurs se sont servis de tranches très minces et plates d'os de baleine préalablement décalcifiées, ramollies et désinfectées. Elles ont été perforées de trous destinés à laisser passer une aiguille.

Lorsqu'ils doivent pratiquer l'ablation d'une portion de foie, ils la circonscrivent à l'aide de deux petits rectangles, préparés dans

les conditions que nous avons indiquées, et appliqués l'un à la face
supérieure, l'autre à la face inférieure. Prenant alors une aiguille

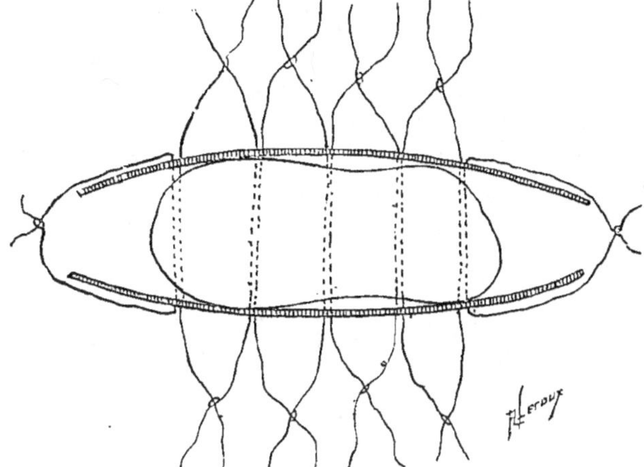

Fig. 29. — Procédé de Cecherelli et Bianchi (schématisé).

fine, armée d'un double fil de soie, ils transpercent le foie de part
en part en passant à travers les trous qui se correspondent sur

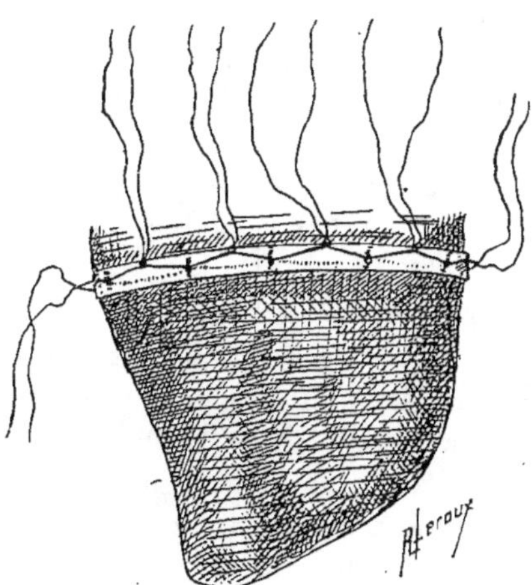

Fig. 30. — Procédé de Cecherelli et Bianchi.

chacune des deux lames osseuses. Ils placent ainsi une série de deux
fils sur les bords de la surface à réséquer, et nouent les fils de
la façon suivante. On sait que chaque groupe est formé de deux

chefs placés au-dessus du foie, et de deux chefs placés au-dessous [1].

Les chefs du premier groupe, c'est-à-dire de celui qui est le plus
rapproché d'une des extrémités des petits rectangles osseux, sont
noués ainsi : l'un des deux chefs supérieurs est noué à l'un des deux
chefs inférieurs du même groupe. Le chef supérieur qui reste est
noué au chef supérieur voisin du groupe le plus rapproché et ainsi
de suite. Tous les groupes sont ainsi associés l'un à l'autre, à la face

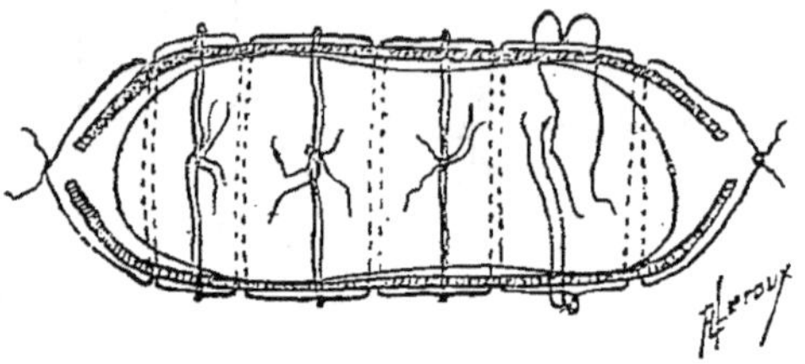

Fig. 31. — Procédé de Cecherelli et Bianchi.

supérieure et inférieure des deux rectangles, d'une extrémité à
l'autre de ces rectangles, et les fils sont serrés de façon à amener
une compression du tissu hépatique assez énergique pour éviter
l'hémorragie, au moment où on sectionnera le tissu du foie en avant
de la série des ligatures. Si la suture est bien faite, il n'y a pas d'hémorragie. « Pour ne pas laisser à découvert la surface cruentée, et
se garantir de l'hémorragie secondaire, on nouera un à un les fils
qui se trouvent d'un côté du pédicule avec ceux du côté opposé,
encapuchonnant ainsi le tissu hépatique au point même où a été
faite la section. »

Nous rapprocherons du procédé de Cecherelli et Bianchi la nouvelle méthode de *suture enchevillée* que Segale (de Gènes) a proposée
d'appliquer à la résection du foie, pendant le Congrès international
de médecine tenu à Paris en août 1900. Dans sa ligature l'auteur
s'efforce de ne pas prendre un point d'appui direct sur le tissu hépatique, et d'assurer une compression graduelle et constante de l'organe. Il reproche à la suture de Cecherelli de ne pas exercer cette
compression graduelle, nécessaire pour une hémostase sûre. « Il lui
a semblé qu'une *suture enchevillée*, comme celle qui n'a pas prise
directe sur le tissu hépatique, maintenue en place par des fils élas-

____

(1) Cecherelli et Bianchi, Congrès international italien, Rome, 29 mars, 5 avril
1894, p. 188 des *Bulletins du Congrès* (*Nouveau procédé de suture hémostatique
du foie*).

tiques, pour assurer une compression constante et graduelle, pouvait répondre aux qualités demandées. »

La cheville est composée de petits rouleaux d'ébonite ou d'ivoire

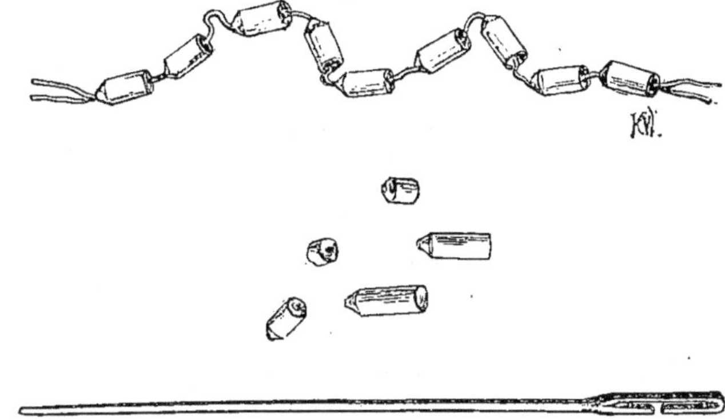

Fig. 32. — Aiguille mousse et chevilles en ébonite de Ségale, de Gênes.

s'encastrant par leurs extrémités, troués au centre, enfilés sur des fils de catgut, de manière à former un tout uni (fig. 32 et 33).

A la limite de la portion du foie qu'on doit enlever et suivant une ligne transversale on fait passer une série d'anses faites avec du fil

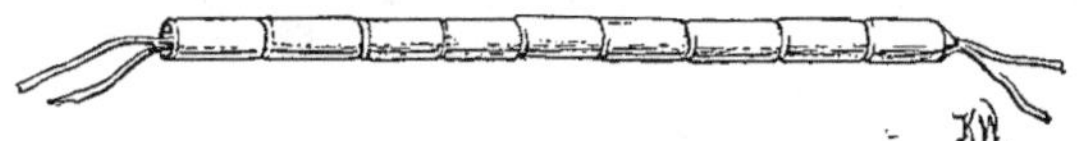

Fig. 33. — Procédé de Segale, de Gênes. Chevilles
en rouleaux d'ébonite, enfilées.

élastique présentant une résistance suffisante, de manière que les anses débordent sur la face inférieure du foie. Une des chevilles est passée dans ces anses et est maintenue fixe par celles-ci ; l'autre cheville est placée à la face supérieure entre les deux extrémités libres du fil ; ceux-ci sont alors mis en tension suffisante et fixés avec des nœuds de catgut (fig. 34).

L'hémostase ainsi assurée, on procède à la résection, en ayant soin de diriger les deux incisions de manière à avoir une solution de continuité à section triangulaire avec sommet tourné vers le moignon central. De cette manière l'union des deux lambeaux par une suture en surjet est possible (fig. 35).

L'appareil ainsi disposé assure l'hémostase primitive et la pression graduelle par la tension élastique des fils empêche les hémorragies secondaires. Les nœuds se ramollissent et s'absorbent, une fois leur fonction accomplie; il en est de même les fils de catgut qui

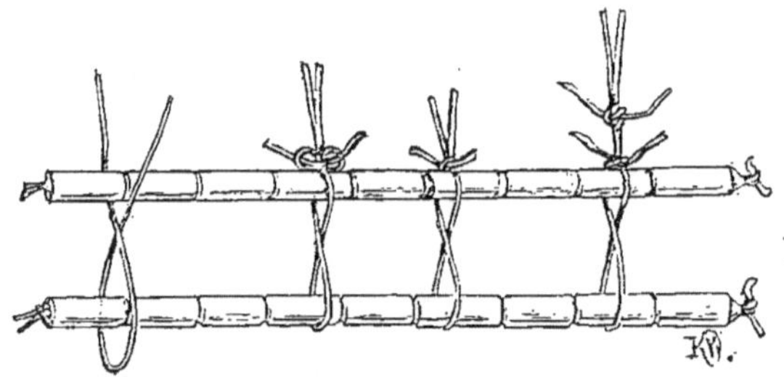

Fig. 34. — Procédé de Segale de Gênes. 2ᵉ temps.
Fils à ligatures et chevilles.

tiennent réunies les parties qui forment la cheville; l'appareil se décompose ainsi en petits morceaux facilement encapsulables.

L'auteur rapporte une série d'expériences pratiquées sur des ani-

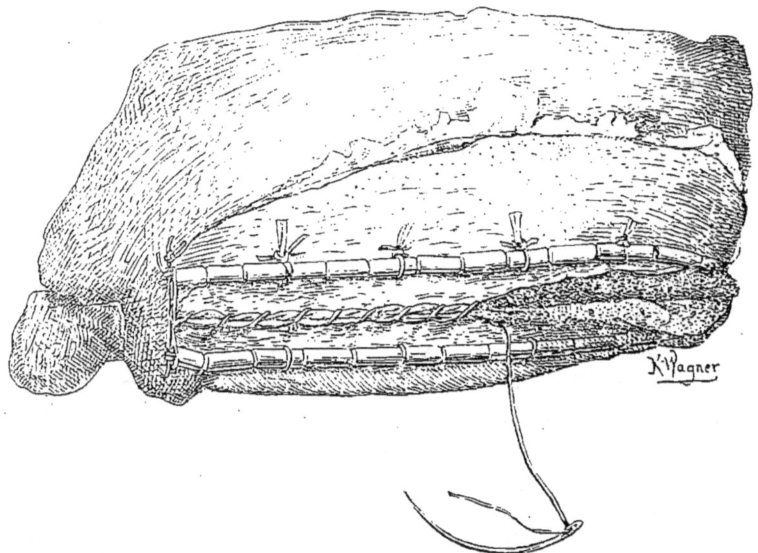

Fig. 35. — Procédé de Segale (3ᵉ temps). Ligatures sur chevilles et surjet terminal.

maux de grosse taille, qui prouvent, soit l'innocuité, soit le parfait fonctionnement et le complet encapsulement des résidus du matériel de suture.

Le procédé de Segale ne nous paraît guère plus pratique que celui
de Cecherelli; il est également compliqué, appartient exclusivement
au domaine expérimental et n'a pas encore été employé chez
l'homme, tandis que parmi les méthodes d'hémostase qu'il nous
reste à décrire, il en est qui ont été appliquées avec un plein succès
au foie humain [1].

En 1896, Kousnetzoff et Pensky ont publié dans la *Revue de Chi-rurgie*, la description d'un nouveau procédé de ligature intra-hépa-tique, et le résultat d'expériences poursuivies sur des animaux, mais

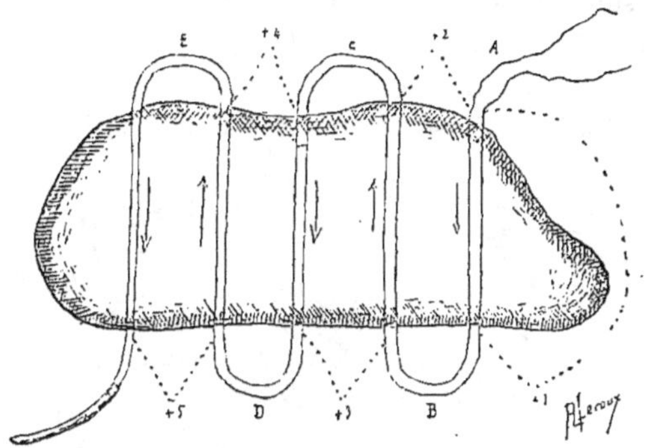

Fig. 36. — Procédé de Kousnetzoff et Pensky.

malheureusement non encore confirmées sur l'homme. Voici le pro-cédé des auteurs russes (fig. 36).

« On attirait à travers la plaie le lobe hépatique (le foie du chien
est multilobé) destiné à l'ablation et on plaçait des compresses
stérilisées entre la surface du lobe et le bord de l'incision cutanée.
On appliquait une rangée de ligatures en masse à travers le foie tout
le long du morceau à détacher, c'est-à-dire que, reculant d'un centi-mètre du bord, on traversait le foie d'une aiguille armée d'un
double fil de soie (A), assez long : le fil une fois arrivé à la face infé-rieure du foie, on coupait le bout extérieur (A), et on l'attachait à
double nœud avec le bout libre (+1): le second bout du fil (B) resté
dans l'aiguille était étiré suffisamment pour donner un nouveau
double fil, on le faisait repasser à un centimètre de distance de la
piqûre inférieure, à travers tout le foie jusqu'à la face supérieure,
on le coupait et l'attachait à double nœud avec le bout libre du fil
(+2); puis, reculant d'un centimètre de la seconde piqûre supérieure,

---

[1] Nous rattacherons à ces procédés, celui que P. Delbet a décrit à la Société
de Chirurgie, dans la séance du 23 janvier 1901.

on plantait derechef l'aiguille à double fil (C) dans le foie, et un bout
sortant par la troisième piqûre inférieure était lié au bout libre du
fil (+3), etc. Ainsi les nœuds étaient alternatifs : (+2,+4) à la face
supérieure du lobe (+1,+3,+5), à la face inférieure, et le canal
formé par l'aiguille dans la masse du foie contenait toujours deux
fils, dont l'un agissait sur le tissu à sa droite, et l'autre sur le tissu
à sa gauche.

Après avoir appliqué une série de ces ligatures suivant une ligne
droite ou sous un angle, quand on pensait faire une incision en coin,
on tranchait (avec les ciseaux) au niveau de la ligne des ligatures le
morceau destiné à l'ablation.

Dans le procédé extra-péritonéal, le lobe hépatique était fixé à l'aide

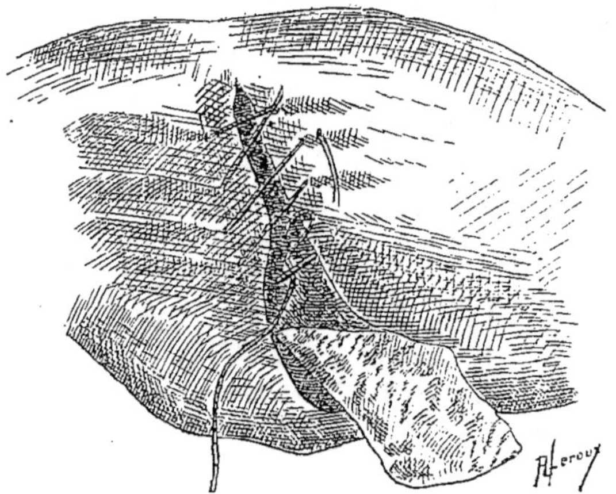

Fig. 37. — Procédé de Kousnetzoff et Pensky.

de nouvelles sutures à travers le tissu hépatique, la capsule de Glisson
et les bords de la plaie extérieure, et puis on faisait la résection. »

Dans une première série d'expériences les auteurs ne serraient que
faiblement leurs ligatures, afin de ne déchirer que les couches périphé-
riques du tissu hépatique ; ils constataient l'apparition d'une hémorragie assez abondante à la surface de résection ; ils s'en rendaient maî-
tres en pinçant et liant les vaisseaux isolément ; l'hémorragie en nappe
était arrêtée par l'application temporaire de compresses de gaze.

Dans une deuxième série d'expériences ils ont eu recours à la
ligature en masse fortement serrée, à travers le tissu hépatique, pour
fermer complètement les vaisseaux réunis en faisceaux, et ils n'eurent
plus d'hémorragie.

Ils traitaient le moignon de la façon suivante : tantôt ils suturaient ce moignon aux bords de la plaie abdominale, tantôt ils suturaient le grand épiploon à la surface réséquée du foie ; ou bien ils laissaient tout simplement le moignon rentrer dans la cavité péritonéale. Appliquant leur procédé au foie humain frais, ils en ont constaté les excellents résultats ; il y avait oblitération complète des vaisseaux.

Enfin ils ont proposé de traiter de la façon suivante le moignon hépatique après résection : ils tamponnent toute la plaie avec de la gaze iodoformée, et établissent une suture en surjet au catgut comprenant les deux bords de la plaie et la gaze (fig. 37). L'extrémité de celle-ci passe par l'angle inférieure de l'incision cutanée ; au bout de quelques jours on peut tirer avec précaution sur la gaze et la sortir en une ou plusieurs séances. Les auteurs ajoutent que le professeur Mikulicz (de Breslau) en a fait l'essai en leur présence dans un cas de syphilome du foie chez une femme, et qu'il a obtenu un beau succès.

Nous allons décrire maintenant le nouveau procédé de ligature intra-hépatique que l'un de nous a exposé pour la première fois devant la Société de Chirurgie de Paris en janvier 1897, et donner les résultats des expériences sur le chien et sur le foie humain frais.

Les expériences sur le chien ont été poursuivies dans les conditions suivantes : après ouverture de la cavité abdominale, on saisit entre les doigts un des lobes du foie qu'on amène aisément entre les lèvres de l'incision. On passe à travers ce lobe, à peu près à égale distance de ses deux bords latéraux, ainsi que l'indique la figure 39, de sa face inférieure à sa face supérieure, deux fils de forte soie plate, du n° 5, qui doivent être placés au contact l'un de l'autre, et qui doivent être longs de 25 à 30 centimètres. On s'arrange de façon à ce que la partie moyenne de chaque fil réponde au parenchyme hépatique, et on en forme deux anses qui regardent l'une à droite, l'autre à gauche. Un détail *très important*, c'est d'entre-croiser ces deux anses, de les rendre solidaires pour empêcher qu'au moment où on serre le fil elles ne s'écartent l'une de l'autre en déchirant le tissu hépatique intermédiaire qu'elles entraîneraient chacune de leur côté.

Pour le passage des fils à travers le tissu friable du foie, l'un de nous s'est servi d'une *aiguille spéciale* construite chez Collin (fig. 38). Cette aiguille rappelle l'aiguille d'Emmet : sa longueur est suffisante pour perforer le tissu hépatique d'une face à l'autre, même sur le foie humain dans les points où celui-ci serait accessible pour enlever une tumeur, et sa courbure en rend le maniement facile pour agir sur des parties profondément situées. En se servant d'une aiguille droite on s'exposerait à pratiquer dans les manœuvres des efforts intempestifs sur le tissu de l'organe, et à déterminer des déchirures qui ne seraient pas sans inconvénients au point de vue d'une hémorragie. Cette aiguille aplatie dans le sens latéral, et présentant une faible épaisseur, produira le minimum de dégâts dans la traversée du foie. Son extrémité taillée en coin est mousse, ce qui est un grand avantage en l'espèce, sur la pointe aiguë de l'aiguille de J. Reverdin ;

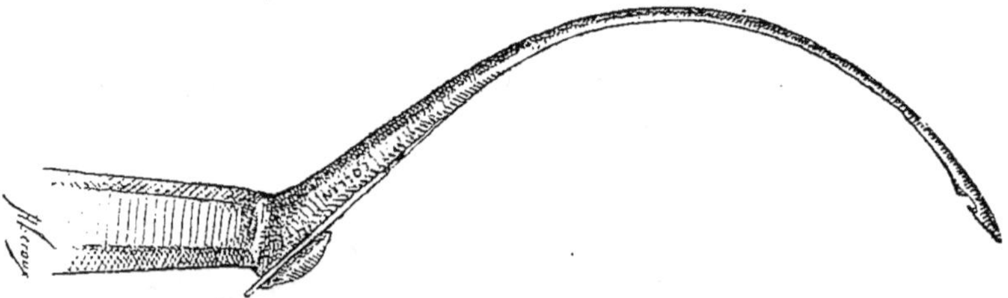

Fig. 38. — Aiguille pour ligature intra-hépatique.

l'aiguille, en effet, peut rencontrer dans l'épaisseur du foie la paroi d'un gros vaisseau qu'elle transperce si elle est fine et pointue, contre laquelle elle vient butter si elle est mousse. Ce fait est arrivé dans plusieurs des expériences poursuivies ; il faut alors, au lieu de chercher à vaincre la résistance, dévier légèrement la pointe de l'aiguille à droite ou à gauche du vaisseau pour le contourner ; de cette façon, le vaisseau indemne pourra être compris dans une des ligatures ultérieures. Enfin, l'aiguille malgré sa courbure est munie d'un chas mobile, principe de l'aiguille de J. Reverdin, qui permet d'accrocher les fils et facilite leur passage lorsqu'on agit profondément.

Les deux fils XY et AB sont mis en place et enchaînés l'un à l'autre, ainsi que nous l'avons décrit ; que vont devenir les chefs supérieur et inférieur de chacun de ces fils? C'est ce que nous allons étudier maintenant et, pour simplifier la description, nous ne suivrons dans son trajet à travers le foie que le fil AB, et même que seulement le chef B de ce fil, car il est le seul à voyager dans le tissu du foie qu'il va traverser alternativement dans un sens et dans l'autre, le chef A restant toujours à la face supérieure du lobe hépatique (fig. 39).

Nous transperçons le lobe hépatique de sa face supérieure à la

face inférieure en plongeant l'aiguille à *un centimètre environ* du
point O, où ont passé primitivement les deux fils ; le chef B est
accroché à l'aiguille et entraîné de bas en haut vers la face supérieure du foie dans le sens indiqué par la flèche ; on noue alors avec
un nœud simple les deux chefs·A et B ensemble, et on exerce sur
chacun d'eux en serrant une traction *lente et continue, pour qu'ils
sectionnent le tissu hépatique compris dans l'anneau qu'ils forment.*
Les vaisseaux seuls sont pincés et rassemblés par la ligature ; la
déchirure hépatique ne saigne pas ; on ne cesse d'exercer une trac-

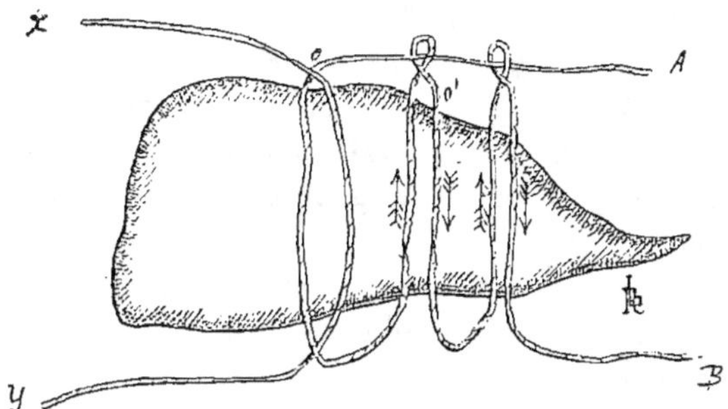

Fig. 39. — Procédé de ligature intra-hépatique (M. Auvray).

tion sur les deux chefs que lorsque la résistance qu'on éprouve avertit
que le tissu hépatique est tout entier déchiré, que l'anse est complètement serrée ; on assure alors la fixité de la ligature par un second
nœud. Pendant tout le temps qu'a duré cette première ligature, un
aide a exercé une traction douce sur les deux extrémités du fil XY
pour l'immobiliser.

Les deux chefs A et B se trouvent maintenant à la face supérieure
du lobe hépatique ; insinuant alors l'aiguille de la face inférieure
vers la face supérieure du lobe *dans la déchirure produite en serrant la première anse,* on va chercher le chef B pour le ramener
dans le sens de la flèche, c'est-à-dire de la face supérieure vers la
face inférieure.

On répète alors ce qu'on a déjà fait pour former la première anse,
c'est-à-dire que plongeant l'aiguille à un centimètre du dehors du
point O, on va à la recherche du chef B pour le ramener dans le sens
de la flèche, de la face inférieure vers la supérieure ; on le noue au
chef A et en serrant *lentement et d'une façon continue* on sectionne
tout le tissu hépatique compris dans l'anse, rassemblant tous les

vaisseaux qui s'y trouvent, et assurant cette fois encore la fixité de la ligature par un double nœud.

On agit avec le fil XY comme avec le fil AB, formant autant d'anses qu'il est nécessaire d'en faire pour assurer une hémostase rigoureuse.

Ces ligatures peuvent être pratiquées très rapidement.

Lorsque l'hémostase est assurée, on sectionne la portion du foie que l'on veut enlever, en coupant près des ligatures, soit avec des ciseaux, soit au bistouri.

Telle est l'expérience réalisée sept fois sur le chien, *sans aucune difficulté*, et toujours avec un plein succès. *Il ne s'est jamais écoulé sur la tranche de section le plus mince filet de sang, il n'existait pas même un léger suintement* qui pût nécessiter l'emploi du thermocautère. On réduisait alors le moignon hépatique, et suturait la paroi abdominale.

Nous ne pouvons reproduire ici en détail les expériences auxquelles nous venons de faire allusion ; elles l'ont été ailleurs [1] ; nous ne pouvons qu'en tirer les conclusions suivantes au point de vue chirurgical :

La résection du foie chez le chien est une opération facile à réaliser, le procédé de ligature intra-hépatique employé n'a jamais été suivi d'hémorragie immédiate ou tardive ; les chiens se sont rapidement rétablis de leur traumatisme. Sur les sept chiens opérés, deux sont morts de chloroforme au moment où l'on terminait les sutures de la paroi ; la section du lobe hépatique n'avait été suivie d'aucune hémorragie ; à l'autopsie rien de spécial n'était à signaler dans la cavité abdominale, les ligatures avaient parfaitement tenu, malgré les pressions exercées sur le thorax dans les manœuvres de respiration artificielle pratiquées pour ranimer l'animal. Tous ces chiens ont vécu un temps suffisant pour que les expériences puissent être considérées comme très démonstratives. L'un de ces animaux a vécu quarante-neuf jours après l'intervention, un autre trente et un jours, un troisième dix-neuf jours, etc.

Encouragé par ces résultats sur l'animal vivant, l'un de nous entreprit une nouvelle série d'expériences sur le *foie humain*.

Il s'est efforcé d'opérer sur des foies recueillis à une époque aussi voisine que possible de la mort, pour être dans des conditions se rapprochant le plus possible des conditions physiologiques normales,

<hr>

(1) M. Auvray. *Loc. cit.*, p. 185.

et ces expériences ont été aussi concluantes que l'avaient été celles
pratiquées chez le chien.

Le principe de la ligature reste le même; c'est absolument le même
procédé qui a été employé sur l'homme et l'animal. On a toujours
recours à deux fils de soie entre-croisés, à l'aide desquels on pratique
à droite et à gauche du point où ils ont été primitivement placés une
série de ligatures. Mais comme il peut être nécessaire, lorsqu'on se
trouve par exemple en présence d'une tumeur assez volumineuse, de
placer des ligatures sur une grande étendue et que d'autre part les
anses doivent en être assez rapprochées pour qu'aucun vaisseau ne

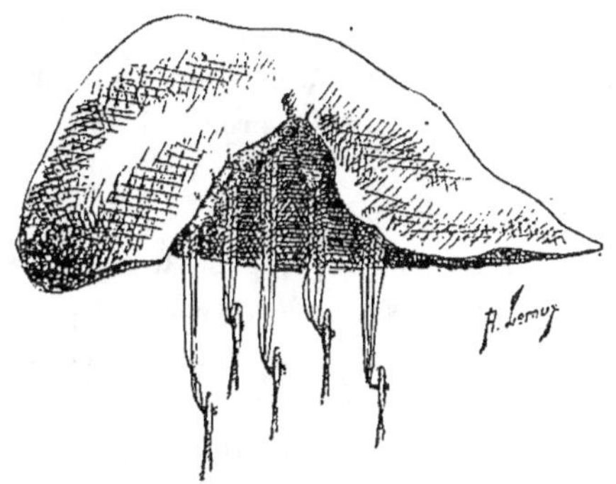

Fig. 40. — Cinq pédicules vasculaires apparaissent sur la surface de section
après la résection en forme de coin d'une tumeur supposée située sur le bord
du foie.

leur échappe, nous conseillons de circonscrire la tumeur ou la partie
que l'on veut enlever dans une expérience, par un nombre assez
grand de groupes de deux fils (4, 5, 6), en rapprochant suffisamment
ces groupes pour que chacun d'eux n'ait pas à saisir un trop grand
nombre de vaisseaux; de préférence ils seront placés de telle sorte
que la surface de section après ablation de la tumeur ait *la forme
d'un coin*, nous verrons pourquoi dans quelques instants.

Lorsque l'ablation est pratiquée à l'aide des ciseaux, du bistouri
ou du thermocautère, on voit sur la surface de section un certain
nombre de *pédicules vasculaires*, d'autant plus nombreux que les
groupes de deux fils ont été placés en plus grand nombre autour de
la portion hépatique à réséquer.

Ce sont ces pédicules vasculaires qui sont représentés figure 40.
Pour constater la solidité des ligatures, on peut exercer sur les fils
des pédicules vasculaires des tractions aussi énergiques que possible, on ne réussit jamais qu'à décortiquer les vaisseaux du tissu

hépatique qui les entoure, *sans parvenir à détacher les ligatures ;* les vaisseaux se rompraient plutôt.

Dans ces ligatures, assurément tous les gros vaisseaux sont liés, mais une objection qu'on devait se poser est la suivante : n'existe-t-il pas quelques petits vaisseaux sur la surface de section qui, ayant échappé à la ligature, pourraient se rouvrir sous l'influence de la poussée sanguine, et donner naissance à une hémorragie ?

Voici dans quelles conditions nous nous sommes placés pour vérifier le fait. Nous fixons une canule sur l'un des gros vaisseaux du foie dont le territoire de distribution est en rapport avec la surface sectionnée.

Nous faisons injecter par un aide, et sous une pression aussi forte que possible, du liquide coloré ; la pression ainsi exercée était bien supérieure à la pression sanguine normale.

Dans nos premières expériences, soit que la technique opératoire ne fût pas aussi parfaite, soit et c'est surtout la vraie raison, que les foies fussent trop anciens, que leur tissu eût une consistance trop ferme, nous vîmes se produire à la surface de section un écoulement du liquide en nappe, nous sommes convaincus en tout cas que dans les conditions normales de la circulation, l'hémorragie ne se serait pas produite. Du reste, si elle s'était produite, il eût été facile de l'arrêter en promenant le thermocautère à la surface du foie. Pour remédier à cette hémorragie en nappe ou pour la prévenir, on peut recourir au procédé suivant représenté figure 41.

Nous avons conseillé de pratiquer en coin l'ablation de la portion hépatique qu'on voulait réséquer, pour la raison suivante : on pourra faire rapprocher par un aide les deux bords de la solution de continuité, jusqu'à ce qu'ils arrivent au contact, et assurer alors ce contact à l'aide de fils en anse traversant de part en part le tissu hépatique à une certaine distance en dehors, à droite et à gauche de la solution de continuité, et modérément serrés pour qu'ils ne déchirent pas le parenchyme hépatique. La surface réséquée serait traitée en définitive comme une plaie du foie. Or, à propos des plaies du foie pratiquées expérimentalement sur l'animal, nous avons constaté qu'il suffisait de mettre en contact les lèvres de la plaie sans les accoler fortement pour arrêter une hémorragie violente.

On pourrait encore, pour arrêter une hémorragie en nappe, pratiquer le tamponnement de la surface réséquée à l'aide de gaze stérilisée, ou avoir recours à la méthode de Sneguireff, qui consiste à diriger un jet de vapeur sur la surface saignante. Sneguireff, dans ses expériences, a pu enlever à des animaux les portions de foie qu'il lui plaisait, sans la moindre perte de sang. L'action de la vapeur d'eau serait si puissante que, grâce à elle, il serait possible de fendre l'artère fémorale du chien, soit en long, soit en travers, sans hémorragie.

Dans nos dernières expériences, où nous agissions sur des foies beaucoup plus frais, *les résultats ont été très probants*. Pratiquant à plusieurs reprises des résections par exemple sur le lobe gauche, et faisant injecter ensuite au niveau du hile par l'un des gros vaisseaux

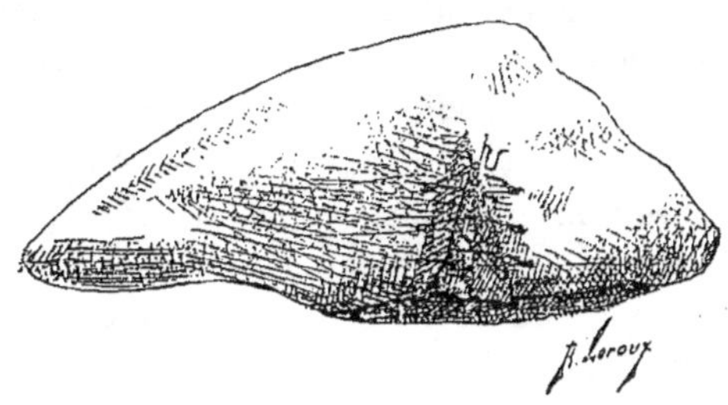

Fig. 41. — Rapprochement des bords de la surface de résection par des fils passés en plein parenchyme hépatique, de part et d'autre de la solution de continuité.

qui sont à ce lobe, du liquide coloré sous une forte pression, *nous n'avons pas vu sourdre la moindre gouttelette de liquide* sur la surface de section, et cependant le lobe gauche s'était fortement distendu sous la poussée liquide, au point de se rompre en arrière de la rangée des ligatures, mais aucun vaisseau n'avait laissé passer de liquide.

Ces dernières expériences avaient une réelle importance, et l'un de nous ajoutait dans son travail sur la résection du foie : « Je suis convaincu que le procédé est applicable sur le vivant pour l'ablation des tumeurs et des kystes implantés sur le parenchyme hépatique lorsque ceux-ci ne sont pas situés trop profondément dans l'abdomen, lorsqu'ils siègent par exemple sur le lobe gauche ou sur les parties voisines du rebord costal, qui sont facilement accessibles. »

Puis, comparant son procédé à celui de Kousnetzoff et Pensky, il faisait à ce dernier les objections suivantes : « Ces auteurs sont obligés de faire passer dans l'épaisseur du parenchyme hépatique, dans chacune des piqûres, un double fil de soie ; si l'on emploie, comme je le crois nécessaire, une forte soie plate, ne peut-on pas amener par le passage de deux gros fils accolés une déchirure du foie assez étendue pour déterminer une hémorragie sinon redou-table, au moins gênante pour voir clair au fond de la plaie, quand on opère sur le foie humain ? J'ai déjà observé dans une expérience, où cependant je passais un fil simple, un écoulement sanguin qui certes n'avait rien de redoutable, mais qui, plus abondant, eût pu devenir gênant pour la manœuvre opératoire. Qu'en résultera-t-il, si la piqûre hépatique présente des dimensions doubles ? Je préfère donc le passage d'un fil simple déterminant un minimum de dégâts.

Ensuite, et cette seconde objection paraît plus sérieuse, chaque anse formée par les fils mis en place dans le procédé des auteurs russes est indépendante de sa voisine ; lorsqu'on serre chacune de ces anses pour rassembler en un pédicule les vaisseaux compris dans son épais-seur, ne s'expose-t-on pas à déchirer le tissu hépatique intermédiaire à chaque anse et à amener ainsi une hémorragie qui peut être grave ? C'est pour éviter cet inconvénient que j'ai pris soin d'en-chaîner mes deux fils en les entre-croisant, pour empêcher qu'ils ne s'écartent l'un de l'autre au moment où je les serre, provoquant ainsi la déchirure du tissu hépatique. »

Et il ajoutait en concluant : « Quoi qu'il en soit de ces quelques observations, ce qui reste bien acquis, et c'est là le fait capital à retenir, c'est que par des procédés différents, nous avons pu obtenir des résultats identiques, que les ligatures intra-hépatiques faites avec méthode nous ont permis d'atteindre une hémostase rigoureuse, *et que ces procédés appliqués au foie humain, pour l'extirpation d'une partie de son parenchyme, nous semblent devoir donner d'excellents résultats.* »

La confirmation de ces conclusions ne s'est pas fait attendre long-temps. En juillet 1897, nous intervenions par la laparotomie chez un malade que nous supposions atteint d'un néoplasme intestinal ; après ouverture de la cavité péritonéale, nous reconnûmes qu'il s'agissait d'un cancer du foie, du volume du poing, développé sur le bord antérieur de l'organe et nullement pédiculisé. Des adhérences nombreuses l'unissaient aux organes voisins ; notre premier soin fut de libérer totalement la tumeur, ce qui ne se fit pas sans difficultés ; puis on se décida à en pratiquer l'extirpation, bien que le pronostic de ce volumineux cancer, dont la cause nous échappait, n'eût rien de bien favorable.

On fit usage du procédé de ligatures intra-hépatiques que nous venons de décrire assez longuement ; on plaça tout autour de la tumeur, en plein parenchyme hépatique sain, une série de ligatures en chaîne, et on se servit pour passer les fils à travers le tissu du foie d'une face à l'autre, en l'absence de tout instrument spécial, de l'aiguille courbe à pointe mousse qui sert à placer les fils à ligature du pédicule lors de l'ablation des kystes ovariens. Chaque piqûre de l'aiguille ne détermina qu'un faible écoulement de sang. On fit usage pour les ligatures de grosse soie plate. Chacune des anses formées par les fils à ligature embrassait 3 à 4 centimètres de substance hépatique ; chacune d'elles, comme dans les expériences précédentes, fut serrée aussi fortement que possible, dans le but de déchirer toute la substance hépatique embrassée par elle, et de n'étreindre que les vaisseaux. Puis, pour détacher la tumeur, on se servit du thermocautère, qui sectionna le parenchyme hépatique immédiatement en avant de la série des ligatures. Le néoplasme ainsi enlevé pesait 270 grammes.

Sur la surface de résection, il s'était produit en un point un très léger écoulement de sang en nappe qui céda à un attouchement superficiel au thermocautère : ailleurs un seul vaisseau donnait un jet de sang assez volumineux ; on tenta d'en pratiquer la ligature, celle-ci échoua ; on se décida alors à saisir le vaisseau à l'aide d'une pince à forcipressure, qui fut laissée à demeure et assura une hémostase rigoureuse. Pour plus de précaution, on appliqua sur la surface réséquée de la gaze aseptique, qui faisait office de tampon et avait pour but de prévenir toute hémorragie en nappe ultérieure. Les extrémités de cette mèche de gaze, la pince à pression, les extrémités des fils à ligature, passaient à travers l'incision abdominale laissée ouverte à sa partie supérieure. Nous avions ainsi la possibilité, en cas d'hémorragie secondaire, de nous porter rapidement sur la surface réséquée pour y tarir la source de l'hémorragie. Toutes ces précautions furent inutiles ; la pince à pression fut enlevée le troisième jour ; le pansement imbibé de sérosité sanguinolente avait été renouvelé le lendemain de l'opération. Restait en place la mèche de gaze appliquée sur la surface de résection.

Une partie de cette mèche fut enlevée le sixième jour après l'opération, le reste le fut au neuvième jour. Les fils de la suture abdominale furent enlevés le onzième jour. Pendant tout ce temps, l'état général du malade s'améliorait, les digestions étaient devenues bonnes depuis l'opération.

Le dix-neuvième jour après l'opération, il y eut chute d'une partie des fils du pédicule, sur lesquels on exerça une légère traction et comprenant deux anses entre-croisées à gauche.

Le malade se lève trois semaines après avoir été opéré. Au moment où le malade nous quitte il porte encore à la partie supérieure de la section médiane sus-ombilicale un trajet fistuleux contenant des fils de soie. A ce moment, ses digestions sont redevenues presque normales, mais il éprouve quelques douleurs de reins.

Deux mois après l'opération, le trajet fistuleux persiste encore, car il reste toujours les fils appartenant aux anses situées à droite de la ligne médiane. Une simple traction sur l'un de ces fils entraîna facilement toute la chaîne formée de 3 anses.

Des détails complémentaires se trouvent dans les tableaux annexés à ce travail.

Mais nous avons vu que, au cours de l'opération, un vaisseau avait donné du sang. Quelle en est la raison ? Cela tient spécialement à ce fait que toutes nos anses ne faisaient pas une chaîne continue, et ce qui le prouve, c'est qu'une partie de ces anses se détacha spontanément en quelque sorte, ou plutôt par une faible traction, à gauche du pédicule, alors que les anses situées à droite restèrent plus longtemps incluses dans les tissus. C'est en effet un point important à noter : il ne faut pas laisser de discontinuité dans les anses passées à travers le foie, ce qui n'est pas toujours absolument facile, mais ce qui est une condition *sine qua non* pour obtenir une hémostase parfaite.

Le cas précédent est donc tout en faveur des procédés de ligatures intra-hépatiques. Les expériences sur les animaux ont été pleinement confirmées ; la résection du foie, en nous plaçant ici au point de vue exclusivement opératoire, est une opération réalisable dans de bonnes conditions et sans grand danger pour le patient.

Au mois d'octobre 1900, Chapot-Prévost (de Rio-Janeiro) a présenté devant l'Académie de médecine un nouveau procédé d'hémostase du foie qu'il a bien voulu exécuter devant nous sur l'animal vivant, et dont il s'était servi avec succès pour séparer les deux sœurs Rosalina-Maria, unies l'une à l'autre par un pont de substance hépatique.

Nous en donnerons la description complète dans un chapitre ultérieur. Ce procédé nous paraît recommandable par sa simplicité et sa rapidité d'exécution ; il assure une hémostase rigoureuse ; il est applicable à la résection des tumeurs du foie pédiculées ou faciles à extérioriser (tumeurs siégeant sur le lobe gauche par exemple). Mais en ce qui concerne les tumeurs du lobe droit, il nous semble devoir être le plus souvent impossible à réaliser, même après la résection du rebord costal proposée par l'auteur. Nous n'aurions certainement pas pu y avoir recours dans le cas de néoplasme dont il vient d'être question. En tout cas, cette méthode nous paraît appelée à rendre service dans un certain nombre de circonstances.

Quel que soit le procédé d'hémostase employé, on aura toujours soin de placer la série des ligatures le plus loin possible en dehors du tissu néoplasique, non seulement pour éviter la récidive en cas de tumeur maligne, mais aussi pour conjurer les dangers d'hémorragie résultant de la friabilité des parois vasculaires altérées.

De plus, nous estimons que dans la chirurgie des tumeurs du foie, il faut enlever radicalement la tumeur en se plaçant dans les conditions que nous venons d'indiquer, ou si pour une raison ou une autre la tumeur est jugée inopérable, se borner à faire une simple laparotomie exploratrice et se montrer sobre des moyens intermédiaires, tels que la *ponction exploratrice.* Celle-ci a été pratiquée à plusieurs reprises et a donné de mauvais résultats ; il suffit, pour s'en convaincre, de lire le compte rendu des séances du 13 janvier et du 4 février 1897 à la Société de chirurgie de Paris.

Dans un cas qui est personnel à l'un de nous, on trouva à la laparotomie exploratrice une grosse tumeur paraissant liquide et profonde ; c'était un cancer ; on le ponctionna ; le malade mourut le lendemain, et à l'autopsie on constatait que le péritoine contenait plus d'un litre de sang issu par l'orifice de la ponction faite avec un trocart trop gros.

Ricard pratiqua de même au point culminant d'une tumeur une ponction à l'aide du petit trocart de l'appareil Potain. Un jet de sang noir en sortit comme si la pointe de l'instrument eût pénétré dans son énorme vaisseau veineux. Il releva la pointe de l'instrument de quelques centimètres et l'enfonça dans une autre direction. Le résultat fut le même ; un véritable jet de sang sortit par la canule. Il retira alors le trocart, décidé à ne point pousser plus loin son exploration ; mais son orifice de ponction saigna d'une façon aussi inquiétante que prolongée. Il essaya de la fermer par des sutures de Lembert ; mais les orifices créés par l'aiguille donnèrent lieu à la même hémorragie et il ne put s'en rendre maître que par une cautérisation ignée faite au rouge sombre et une compression qui dut être maintenue pendant vingt minutes, non sans une certaine inquiétude. L'hémorragie put enfin être arrêtée et on ferma l'abdomen.

Il est évident qu'en pareille circonstance tous les moyens employés par Ricard devraient être mis en usage.

(*Voir la suite du texte,* page 239.)

AUTEUR	SEXE, AGE	RENSEIGNEMENTS CLINIQUES DIAGNOSTIC	TRAITEMENT	RÉSULTATS
Abbe cité par Elliot.	?	Tumeur syphilitique du foie. (L'auteur ne donne point d'autres renseignements.)	*Extirpation.*	*Guérison.*
d'Antona, 1896.	F. 43 ans.	Tumeur épithéliale primitive de la face inférieure du lobe gauche, à 5 centimètres du bord libre.	*Laparotomie.* La tumeur présente le volume d'un crâne d'adulte, avec un pédicule du volume d'un poing d'adulte. Ligature élastique sur la base d'implantation. Quelques ligatures isolées des vaisseaux. Traitement extrapéritonéal. Cautérisation au thermocautère de la surface du pédicule. Il s'agissait d'un *cancer* du poids de 1 200 grammes.	*Mort* le 2ᵉ jour.
Bardeleben, 1893.	?	Tumeur solide du foie.	*Extirpation.* Le seul renseignement fourni est le suivant : les sutures posées sur le foie ne tenaient pas. La tumeur était un *sarcome*	*Guérison.* 2 ans après l'opération, il n'y avait pas de symptômes de récidive.
Bastianelli, 1895.	F. 37 ans.	Dans le côté droit de l'abdomen existait une tumeur paraissant appartenir au rein ; elle en avait la forme et trois fois le volume, elle se déplaçait sous la main et suivait le mouvement respiratoire. Diagnostic : néoplasme du rein.	*Incision de la paroi abdominale.* Tumeur ovoïde, grosse comme les deux poings, rattachée par une base mesurant trois doigts d'épaisseur à la face inférieure du foie. On fit sortir la tumeur de l'abdomen, on appliqua une ligature élastique sur sa base traversée par deux tiges métalliques, et on sutura le feuillet viscéral au feuillet pariétal du péritoine, puis on fit l'ablation. Hémorragie peu importante traitée par la compression et le thermocautère. Le 8ᵉ jour on enlève les aiguilles, le 14ᵉ la ligature élastique. Cicatrisation de la plaie par granulation. La tumeur était une *gomme*, du poids de 750 grammes.	*Guérison.* Un an plus tard la santé était parfaite.
Berg.	F. 45 ans.	?	Ablation d'un kyste gros comme un œuf de poule qui était implanté sur la portion [illisible] du bord antérieur du foie, allon-	*Guérison.*

			…en forme de langue. La tumeur fut enlevée par une incision en coin d'une longueur d'environ 10 cent. L'hémorragie fut minime ; il ne fut pas nécessaire de faire de ligatures. *Kyste biliaire* de nature non parasitaire.	
Bergmann, 1893.	H. 61 ans.	Pesanteur. Inappétence. Gonflement de la région stomacale. On sent dans la région de l'ombilic une tumeur mobile, du volume d'une tête d'enfant, à surface lisse, à consistance dure. En haut sa matité se continuait avec celle du foie. Diagnostic : tumeur du rein et échinocoque du foie.	*Incision de l'appendice xyphoïde au nombril.* Tumeur gris-rouge venant du foie. On fait sortir la tumeur de l'abdomen et on réussit à atteindre son pédicule de 12 cent. de largeur et 2 cent. d'épaisseur. Celui-ci tenait au lobe gauche. Des tentatives de suture ayant échoué, il ne resta d'autre alternative que de saisir sur la surface de résection les vaisseaux les plus volumineux. Une hémorragie en nappe nécessita la compression avec de la gaze iodoformée et l'emploi du thermocautère. La gaze se colla assez fortement à la surface de résection. On laissa une partie de l'incision abdominale libre pour le passage des bouts de gaze. La tumeur était un *adénome* du foie.	*Guérison.* Le malade est revu *un an* après l'opération. La plaie est cicatrisée, le ventre mou, dépressible, on ne sent plus le rebord du foie. Il n'y a pas trace de récidive. Le malade est vigoureux, son teint est bon, il a beaucoup engraissé.
Bruns, 1888.	H. 50 ans.	Existence depuis six mois d'une tumeur dure dans le ventre. Épuisement. Diagnostic : cancer de l'épiploon.	*Incision.* Au bord du lobe hépatique droit existait un foyer de la grosseur d'une fève. Un segment de foie du volume d'une noix fut enlevé au bistouri et la surface de la plaie fut passée au thermocautère. Il s'agissait d'un *cancer.*	*Guérison.*
Clementi, 1891.	F. 47 ans.	Fibrosarcome du mésocôlon adhérent à l'intestin, à la vésicule biliaire et au foie.	*Extirpation de la tumeur et résection hépatique.* Un clamp fut placé au delà de la tumeur et la section faite au thermocautère à 1 centimètre en avant du clamp. La portion excisée mesurait 9 centimètres sur 5 centimètres.	Guérison opératoire. Récidive ultérieure et mort.
J.-W. Elliot.	F. 40 ans.	Douleur de l'hypocondre droit, irradiée vers les parties voisines, 6 mois avant son entrée à l'hôpital. 2 mois plus tard, apparition d'une tumeur du côté droit, juste au-dessous des côtes. Perte	*Incision longitudinale.* Tumeur du foie qu'on libère de ses adhérences intestinales. Elle mesure le volume de deux poings. On la détache du foie à sa base en se servant du thermocautère. La vé-	Guérison opératoire, mais *mort* trois mois après, par extension des lésions à l'intestin.

AUTEUR	SEXE, ÂGE	RENSEIGNEMENTS CLINIQUES DIAGNOSTIC	TRAITEMENT	RÉSULTATS
		des forces et de l'appétit; amaigrissement. On sent une tumeur dure s'étendant du foie à la crête iliaque et au delà de la ligne médiane. Mobile latéralement. Ballottement rénal. Diagnostic hésitant entre un sarcome du rein et une tumeur du foie.	sicule adhérente à la tumeur fut enlevée avec elle. L'hémorragie abondante fut arrêtée par des pinces à pression et un tamponnement de gaze. On lie les vaisseaux à la soie. On laisse quelques pinces en place. Le pédicule est abandonné dans la cavité abdominale, et tamponné avec de la gaze stérilisée. On laisse la plaie abdominale ouverte. On enlève le tamponnement le 4e jour. Des adhérences isolaient la plaie du foie de la cavité péritonéale. La plaie se ferma rapidement et les pansements devinrent inutiles au 21e jour. *Sarcome alvéolaire, développé dans le tissu conjonctif voisin de la vésicule biliaire.*	
Eiselsberg, 1893.	F. 59 ans.	Une tumeur qui existait depuis 15 ans dans la région sous-costale droite occasionnait des douleurs depuis quelques mois. Volume des deux poings : surface inégale, consistance dure, mobile de droite à gauche. Elle s'étendait du nombril aux fausses côtes droites. En continuité avec le foie à la palpation ; mais la percussion établissait une zone tympanique entre le foie et la tumeur. Diagnostic douteux : on pensa à une tumeur du rein.	Incision de 15 centim. parallèlement au bord des fausses côtes droites, et située à deux travers de doigt au-dessous de ce rebord. Malgré la mobilité de la tumeur, la suture à la plaie extérieure fut impossible. On entreprit de l'extirper. La section du pédicule parut dangereuse à cause de la structure cancéreuse et de l'hémorragie abondante. Il fallut opérer en plein tissu hépatique. On enleva la tumeur au thermocautère à peine rouge ; on lia les vaisseaux isolément et diminua notablement la surface de résection en passant des fils de soie dans les feuillets antérieur et postérieur. Un pansement de gaze iodoformée fut fait et on eut soin de laisser passer le bout des fils de suture par l'angle de l'incision. 12 jours après l'opération, on enleva la bande de gaze et quelques fils de soie. 6 semaines après l'intervention, la plaie était cicatrisée. La tumeur pesait 470 grammes. C'était un	*Guérison.*

1889.	... ..ans.	Depuis 6 mois le malade avait constaté la présence d'une tumeur dure dans la cavité abdominale. Diagnostic : carcinome de l'épiploon.	*Laparotomie.* On trouve une tumeur adhérente au péritoine pariétal dont le point de départ ne put être établi exactement. En outre, sur le bord du lobe droit du foie, on constata l'existence d'un noyau jaunâtre gros comme un pois. Un morceau de foie du volume d'une noisette fut enlevé au bistouri, afin d'en pratiquer l'examen microscopique, et la petite plaie hépatique fut touchée au thermocautère. Il s'agissait d'un *nodule carcinomateux métastatique.* On s'abstint de l'extirpation complète et la plaie fut refermée.	*Guérison opératoire.*
Groubé, cité par Kousnetzoff, 1890.	H. 55 ans.	Tuméfaction bosselée et molle de la région hépatique. Limites dans le sens vertical, de l'appendice xyphoïde jusqu'à 12 centimètres plus bas sur la ligne blanche. La tumeur suit les mouvements de la respiration. Le malade a perçu la grosseur du foie vingt ans auparavant. Il a éprouvé des accès de douleurs périodiques trois ou quatre fois par an, sans jaunisse. Quinze ans après l'apparition de la tumeur, des douleurs violentes le forcèrent à consulter les médecins. Il y a six mois chute sur l'hypocondre droit; depuis, douleurs et amaigrissement. Diagnostic : Adénome du foie.	*Incision.* Tumeur du lobe gauche du foie. Après avoir disséqué au bistouri la capsule de la tumeur, Groubé enleva à la curette le parenchyme friable mélangé de sang. L'opérateur se trouva en présence d'une capsule solide et calcifiée formant limite avec le parenchyme normal du foie. Une forte hémorragie des parois obligea au tamponnement avec la gaze stérilisée. On fit la ligature isolée de quelques vaisseaux, avec suture partielle de la paroi. 1er pansement le 5e jour. La cavité diminua rapidement en laissant s'écouler en abondance des débris du tissu hépatique. Il persista une petite fistule de la paroi.	*Guérison opératoire.* *Mort par récidive* onze mois après.
Hochenegg et Albert, 1890.	F. 27 ans.	Depuis un an, douleurs aiguës dans la région sous-costale gauche et dans la poitrine. Six mois plus tard apparaît une tumeur de la grosseur d'un œuf de poule dans la région sous-costale droite. Les douleurs deviennent intolérables. A la palpation, une tumeur du volume du poing, dure, unie, légèrement mobile, s'abaissant avec les mouvements respiratoires et paraissant venir du foie. Diagnostic : Tumeur du foie.	*Laparotomie.* Incision sur la tumeur. Celle-ci siégeait sur le bord du lobe droit; on put l'amener au dehors avec le foie. On enleva avec le thermocautère un morceau ovale de tissu hépatique normal situé en avant de la tumeur, puis avec des crochets, des pinces et des instruments mousses, on énucléa peu à peu cette dernière du foie. Ce procédé réussit bien, car il y avait entre le tissu du foie et celui de la tumeur une capsule résistante. La cavité provenant de l'énucléa-	*Guérison.* Au niveau de la plaie extérieure s'était formée une cicatrice de 2 centimètres de largeur et 3 centimètres de longueur. Le foie, dépassant le bord des côtes, paraissait y être fixé. Les douleurs disparurent et le malade augmenta de poids.

AUTEUR	SEXE, AGE	RENSEIGNEMENTS CLINIQUES DIAGNOSTIC	TRAITEMENT	RÉSULTATS
			tion donnait beaucoup de sang et fut tamponnée à la gaze iodoformée. Les bords de la plaie furent appliqués l'un contre l'autre par des sutures faites au-dessus de la gaze. Le foie fut fixé en outre à la plaie extérieure par une aiguille d'acier qui traversait la capsule hépatique et le tampon remplissant la plaie. Le 12e jour, on enleva l'aiguille et le tampon iodoformé, la plaie bourgeonnait et le foie adhérait solidement aux parois abdominales. La malade quitta la clinique le 45e jour. Il s'agissait d'une *gomme* du foie mesurant 8 centimètres de diamètre.	
Hanks, 1892.	F.	?	Laparotomie pour une tumeur de diagnostic incertain située entre le rebord costal et l'os iliaque du côté droit. On trouva une tumeur de la face inférieure du foie. En ponctionnant cette tumeur, on en fit sortir un jet de sang veineux. On reconnut qu'il s'agissait d'un *angiome* et on ferma la plaie abdominale. La malade fut immédiatement soumise aux courants galvaniques. Un large électrode était appliqué au-dessous des côtes et fortement appuyé contre le foie. La ponction galvanique ne fut employée qu'une seule fois.	*Guérison.* La tumeur perdit les 2/3 de son volume primitif, et la malade put reprendre ses occupations.
Israël, 1894.	F. 15 ans.	Pâleur, faiblesse, ictère. Tumeur étendue du bord costal droit jusqu'à 5 centimètres au-dessus de la symphyse. Surface convexe et bosselée. Mobile, ne suit pas les mouvements respiratoires. Zone tympanique entre la limite supérieure de la tumeur et les côtes. Diagnostic douteux entre une tumeur du foie ou du rein.	*Incision oblique.* La tumeur provenait du bord libre du lobe hépatique droit par une base de 15 centim. de diamètre. On sépara la tumeur de la vésicule biliaire et du foie par le thermocautère. Une hémorragie abondante obligea de poser une ligature élastique sur la base, à laquelle on substitua deux ligatures de soie forte. Puis, le moignon couvert de gaze iodoformée fut abandonné dans la cavité abdominale, le bout de la gaze	*Guérison opératoire.* *Mort* 110 jours après l'opération avec métastases dans la mamelle droite, les poumons, le foie et l'épine dorsale.

			passant par l'angle inférieur de l'incision cutanée qui fut fermée. La plaie se cicatrisa par granulation. La tumeur était un *sarcome télangiectasique* : son diamètre transversal = 18 cent. ; son diamètre sagittal = 14 cent. ; hauteur = 75 cent. ; Poids = 1 225 grammes.	
Jacobs, 1891.	F. 50 ans.	Douleur due à une tumeur du flanc droit. Elle a tous les caractères d'un fibrome de la paroi abdominale. Amaigrissement, et teint légèrement cachectique.	*Laparotomie.* On constate que la tumeur est en connexion avec le bord inférieur du foie. Section du pédicule au thermocautère ; on laisse en place un drain de gros calibre. Pendant quelque temps il subsiste à la place occupée par le drain une fistule biliaire qui finit par se tarir. *Carcinome du foie.*	*Guérison* momentanée. *Récidive* au bout de sept mois.
Jawadynski, 1893.	H. 29 ans.	Neuf mois avant l'opération, douleur épigastrique avec irradiations et ictère. Perte de l'appétit, vomissements, de temps à autre, diarrhée, amaigrissement. Température 38°,5. A la palpation, on sent deux tumeurs qui sont en relation intime. L'une appartient au foie, et dépasse le bord costal de cinq travers de doigt, elle atteint l'ombilic sur la ligne médiane ; l'autre commence à la hauteur de l'ombilic du côté droit et descend presque jusqu'à l'arcade de Fallope, son volume est celui d'un gros poing d'adulte. Diagnostic : Cancer probablement secondaire du foie.	*Incision médiane sus et sous-ombilicale.* Foie parsemé de *noyaux cancéreux.* L'estomac, le foie, le pancréas et l'épiploon, ne forment qu'une seule masse. Dans la masse se distingue la vésicule biliaire très dilatée. On en retire 1/2 litre de liquide à l'aide de l'aspirateur Potain. Abouchement de la vésicule à la paroi.	Après l'opération l'état général *s'améliore,* les douleurs disparaissent, la température tombe à 37° et s'y maintient. Il persiste une fistule biliaire. Après une amélioration de quelques semaines, l'état général dépérit, et le malade *meurt* trois mois après l'opération.
Kaltenbach.	?	Symptômes menaçants de compression du côté des viscères abdominaux et thoraciques.	On fit une ligature élastique en masse autour de la base de la tumeur, et le pédicule fut laissé en dehors du péritoine. On enleva ainsi une portion du foie large comme la main. Il se produisit une hémorragie par déchirure du foie, au moment où on cherchait à rompre des adhérences, hémorragie qui s'arrêta lorsqu'on eut suturé des lambeaux d'adhérences par-dessus la déchirure. Il s'agissait d'un *kyste biliaire,* de nature non parasitaire.	*Guérison.*

AUTEUR	SEXE, AGE	RENSEIGNEMENTS CLINIQUES DIAGNOSTIC	TRAITEMENT	RÉSULTATS
W. W. Keen, cas inédit cité par Elliot, dans un article sur le traitement chirurgical des tumeurs du foie, in *Transactions of the Americ. surgical Association*. 1897.	?	Angiome du foie.	Il est dit seulement que Keen enleva avec un plein succès un *angiome* en appliquant un lien élastique sur la tumeur sortie de la cavité abdominale.	*Guérison.*
W. W. Keen, 1892.	F. 31 ans.	Apparition d'une tumeur dans le côté droit de l'abdomen deux ans avant son entrée à l'hôpital. Tumeur du volume du poing, séparée par une zone sonore de la matité hépatique. Tumeur mobile, ballottement rénal. Diagnostic probable : rein flottant et malade.	*Laparotomie.* Tumeur polikystique tenant au bord droit du foie, et accolée au bord droit de la vésicule. On dissèque la vésicule, qu'on sépare de la tumeur; pour opérer plus aisément on sectionne le pédicule de la tumeur à l'aide du thermo-cautère. De grosses veines furent liées chemin faisant. La tumeur se prolongeant dans le foie, on l'énucléa à l'aide du pouce. Les deux lèvres de la plaie hépatique furent juxtaposées par 5 sutures. Durée de l'opération : 1 heure environ. La tumeur était un *adénome* développé aux dépens des conduits biliaires.	*Guérison.*
König. XXIIe Congrès de la Société allemande de Chirurgie.	?	?	Pratiquant une incision en forme de coin, il enleva de la sorte une *tumeur cancéreuse* du volume d'une noix; puis il sutura la plaie hépatique. Hémorragie très minime. Les sutures ne donnèrent lieu qu'à un très léger écoulement de sang. König insiste pour qu'on pratique la suture et qu'on réduise le foie dans le ventre.	*Guérison.*
König. 1880.	F. 11 ans.	Tumeur énorme du ventre à fluctuation nette. Foie repoussé en arrière et en haut.	On trouve une tumeur du foie contenant 3 litres de liquide brun (cholestérine), on décolle le kyste, on fait des ligatures	*Guérison.*

			l'hémorragie. Puis la grande plaie du foie fut fermée par des sutures nombreuses appliquées aux feuillets séreux. *La tumeur se composait de kystes, petits et grands, tapissés d'épithélium cylindrique.* Kyste hépatique non parasitaire.	
Lauenstein, 1890.	F. 40 ans.	—	*Laparotomie*. Volumineuse tumeur mobile, provenant du lobe de Spiegel. *Syphilome du foie*. Pas de détails opératoires.	*Mort* le 12e jour après l'opération, à la suite de septicémie.
Linz et Escher, 1887.	F. 67 ans.	Tumeur à développement rapide amenant la distension du côté droit de l'abdomen. Mobile transversalement, sans fluctuation, suivant les mouvements respiratoires. Il existait une zone sonore entre la tumeur et le foie. Diagnostic : tumeur de l'épiploon.	*Laparotomie*. Tumeur du volume d'une tête d'adulte, se détachant de la face inférieure du foie par un pédicule large. Un écraseur fut placé sur le pédicule qu'on sectionna au thermocautère. Pour éviter une hémorragie ultérieure l'opérateur sutura la plaie hépatique aux bords de la plaie extérieure, les sutures ne tinrent pas, et il fut obligé de laisser rentrer le foie dans l'abdomen. La tumeur était un *adénome*.	*Mort* 6 heures après l'opération, d'hémorragie.
Lucas, 1898.	F. 21 ans.	Tumeur de la région épigastrique en connexion avec le foie. Aucun antécédent d'infection syphilitique.	*Laparotomie*. Extirpation d'une portion de la tumeur et tamponnement de la plaie. *Gomme du foie*.	*Guérison complète*. Un traitement spécifique énergique fut administré.
Lüke, 1891.	F. 31 ans.	Tumeur du volume du poing assez mobile. Diagnostic probable : tumeur hépatique.	*Laparotomie*. Tumeur siégeant au niveau du lobe gauche du foie, la base de 20 centimètres de largeur fut entourée de gaze iodoformée serrée par une ligature élastique. Au bout de 3 jours celle-ci fut remplacée par une autre ligature et le 6e jour on la changea de nouveau. Le 9e jour on sectionna le pédicule au thermocautère. C'était un *carcinome primitif du foie*.	*Guérison*. 2 ans après l'opération il ne s'était pas encore produit de récidive.
Mikulicz.	F. 29 ans.	Tumeur datant de 6 mois, douloureuse spontanément et à la palpation. Trai-	*Laparotomie*. La tumeur, un peu plus grosse qu'un poing, partait du lobe gau-	*Guérison*.

AUTEUR	SEXE, AGE	RENSEIGNEMENTS CLINIQUES DIAGNOSTIC	TRAITEMENT	RÉSULTATS
		tement anti-syphilitique sans succès. Diagnostic probable : gomme ou adénome du foie.	che. Ablation à la curette tranchante. La capsule ne fut pas enlevée en totalité. Tamponnement à la gaze iodoformée ; les extrémités de la gaze traversaient la plaie extérieure, en partie fermée. Peu à peu on réduit le tamponnement, puis on l'enlève. *Syphilome du foie.*	
Müller, 1893.	F. 49 ans.	La tumeur abdominale fut cconsidérée comme un kyste de l'ovaire.	*Laparotomie.* La tumeur provenait du foie. Le contenu fut vidé et la tumeur extraite de l'abdomen. La base qui s'implantait sur la face inférieure du foie contenait de grosses veines qui empêchèrent l'ablation totale ; le pédicule fut lié et enlevé. mais non en totalité, au thermocautère. Le fragment de tumeur restant s'en alla peu à peu par nécrose : on acheva de l'extirper dans une 2ᵉ séance à l'aide du thermocautère, et après une nouvelle ligature. Examen microscopique : la tumeur se composait de canalicules biliaires, agrandis, kystiques, tapissés d'épithélium cylindrique. *Kyste des voies biliaires, non parasitaire.*	*Guérison.* La malade sort de l'hôpital 4 mois après l'opération.
Müller, 1897.	?	Angiosarcome à large pédicule du lobe droit.	Ligature du pédicule faite avec une lanière de gaze iodoformée. Fixation du pédicule à la plaie abdominale.	*Guérison opératoire. Mort* par métastase 7 mois après.
Müller, 1897.	?	Volumineux adénome kystique.	Résection cunéiforme de la tumeur et traitement extrapéritonéal du pédicule.	*Mort* le onzième jour d'embolie pulmonaire.
Petersen, 1898. 5 cas.		L'auteur signale uniquement le résultat de ses opérations.	*Extirpation d'un syphilome.* Extirpation d'un grand kyste biliaire. Extirpation de trois sarcomes. La technique opératoire comprend : la ligature élastique, les sutures profondes et le tamponnement pour arrêter l'hémorragie. Dans un cas d'hémorragie abondante, l'auteur employa l'air chaud	*Guérison. Guérison. Deux morts. Une guérison* (le malade était bien portant 7 mois après l'opération).

| Müller, 1897. | | Ancien anévrisme à larges pédicule des lobes droit. | [illegible] | [illegible] |
| Müller, 1897. | | Volumineux adénome hydatique. | [illegible] | [illegible] |

Poirier et Chaput, 1897.	II	Le malade présentait des accidents de sténose pylorique.	*Laparotomie.* On constate seulement l'existence d'une contracture du pylore ; mais on aperçoit qu'il existe à la surface du foie un *nodule cancéreux* bien circonscrit ; il atteignait le volume d'une grosse noix. On en pratiqua l'ablation en passant dans le tissu hépatique, pour faire l'hémostase, des fils entre-croisés qui furent serrés en bourse.	*Guérison opératoire.* *Mort* 6 mois après de cancer généralisé. A l'autopsie on constate que le point de départ de la néoplasie se trouvait au-dessous de la partie inférieure de l'œsophage.
Palacio Ranam, 1899.	?	Grosse tumeur épigastrique. Vomissements, diarrhée intense, ictère. Diagnostic : tumeur maligne de l'épiploon ou de l'estomac.	*Laparotomie sus-ombilicale.* La tumeur venait du foie, on l'isole de ses adhérences, puis on appliqua à sa base un lien et on extirpa avec le thermocautère, on lie séparément un rameau de la veine porte. On avait lié avant l'opération la branche gauche de l'artère hépatique pour faire l'hémostase préventive. On applique sur la plaie de la gaze. *Syphilome du foie.*	*Guérison.* La malade quitte l'hôpital 24 jours après l'opération.
Rosenthal, 1897.	F. 41 ans.	Tumeur du volume d'une tête d'adulte, occupant la partie inférieure de l'abdomen, très dure, mobile et indépendante de l'utérus. Son tympanique entre elle et le foie. Diagnostic : kyste dermoïde de l'ovaire ou tumeur de l'épiploon.	*Incision.* Tumeur provenant du lobe de Spiegel. On l'extrait de la cavité abdominale, on applique une ligature élastique serrée sur son large pédicule, puis on sectionne. On pose des ligatures sur la surface de résection, puis on fixe le moignon en dehors du péritoine. Le pédicule nécrosé fut enlevé au thermocautère. Tamponnement à la gaze iodoformée. *Angiome fibreux du foie.*	*Guérison.* La malade a été revue 15 mois après complètement guérie.
Routier, 1897.	F. 20 ans.	Douleurs du côté du foie depuis un an. On trouve une tumeur au niveau du bord antérieur du foie.	On ponctionne : il sort du pus ; on fait le diagnostic de kyste hydatique suppuré et on met un grand drain à la place de la grosse canule du trocart ; il sort des matières grisâtres, sales. Au bout de quelques jours la fièvre s'établit. Croyant à une rétention du pus, Routier fait une laparotomie et tombe sur une poche flétrie contenant des détritus semblant être des débris d'hydatides. Il s'agissait d'un *cancer du foie.*	*Mort* au bout de quelques jours.

AUTEUR	SEXE, AGE	RENSEIGNEMENTS CLINIQUES DIAGNOSTIC	TRAITEMENT	RÉSULTATS
Schmidt, 1893.	F. 37 ans.	Au niveau de l'ombilic, tumeur dure, bosselée, mobile et suivant les mouvements respiratoires. Diagnostic : tumeur carcinomateuse ou tuberculeuse du côlon transverse.	*Incision médiane*. La tumeur était fixée par un court pédicule au lobe gauche du foie. Elle fut suturée à la soie aux bords de la plaie extérieure; une ligature élastique fut placée à la base du pédicule et on fit la résection au bistouri. Artères et veines furent liées et la surface de la plaie cautérisée au thermo. La plaie se couvrit rapidement de granulations ; 12 jours après l'opération. on la couvrit d'un lambeau de peau pris à la hanche. C'était une *gomme du foie*	*Guérison*.
Schmidt, 1893.	F. 60 ans.	Foie augmenté de volume ; tumeur abdominale, grand épuisement.	*Laparotomie*. On trouva une tumeur du foie remplie d'une masse sanguinolente, nécrotique. La cavité fut nettoyée à la curette tranchante et tamponnée de gaze.	*Guérison*. Le foie diminua et revint aux dimensions normales. 6 ans après l'opération la malade était très bien portante.
Schrader, 1897.	F. 30 ans.	Fortes douleurs dans la région du foie. Grand affaiblissement. Au niveau du bord droit du foie : tumeur ferme, très sensible. Diagnostic probable : lithiase biliaire.	*Laparotomie*. Le bord du foie correspondant à la vésicule biliaire est envahi par un noyau carcinomateux et la vésicule elle-même est intacte. Extirpation de la tumeur; cautérisation de la surface de section. La capsule de Glisson tout au tour de la plaie du foie fut fixée au péritoine pariétal de façon à ce que la plaie du foie se trouve en dehors de la cavité péritonéale.	*Guérison rapide*.
Sklifassowsky, 1890.	F. 24 ans.	On sent une tumeur du volume d'une tête d'adulte, qui suit les mouvements respiratoires, et occupe la partie droite de l'abdomen. Diagnostic : on suppose que la tumeur partait de l'épiploon, du mésentère ou du foie.	*Laparotomie médiane*.. La tumeur provenait du lobe carré à droite du ligament suspenseur du foie. Une forte aiguille fut passée à travers la base de la tumeur, et sur cette base qui contenait de gros vaisseaux on plaça un lien élastique. On réséqua la tumeur, puis on établit des sutures de fixation au péritoine et aux parois abdominales.	*Guérison*.

		nexions de la tumeur avec l'utérus, d'autre part l'existence d'une zone sonore entre la tumeur et le foie, firent poser le diagnostic de fibrome utérin.	unie que par quelques adhérences lâches. La tumeur était implantée sur le bord tranchant du foie par un pédicule anémié, large de 3 travers de doigt ; ablation sans difficulté. Le pédicule fut fixé à la paroi, les pinces hémostatiques laissées à demeure et le ventre refermé, sauf à l'angle supérieur de la plaie. *Epithélioma*.	...fection.
Spencer, 1898.	H.	Tumeur à développement lent, adhérente à la paroi abdominale et à la masse intestinale.	Fixation de la tumeur à la paroi : *curettage* et *tamponnement* à la gaze. Auparavant traitement antisyphilitique.	*Guérison rapide.*
F. Terrier, 1897.	H. 50 ans.	Antécédents de famille excellents. Début des accidents, avril 1897, par douleurs violentes de reins et amaigrissement. Troubles intestinaux ; expulsion d'une notable quantité de gaz le matin ; évacuation des matières mêlées avec du liquide sanguinolent. Affaiblissement progressif. Digestions mauvaises, avec parfois des vomissements. Tumeur siégeant au niveau du côlon transverse, un peu à droite de la ligne médiane ; volume d'un gros œuf de poule. Elle suivait les mouvements du diaphragme. On pensa à une tumeur du côlon transverse adhérente au foie.	Opération le 15 juillet 1897. L'explication de l'acte opératoire est longuement donnée précédemment. Des ligatures en chaîne furent faites avec de la grosse soie plate tout autour de la tumeur en plein parenchyme hépatique sain. Un seul vaisseau donne du sang après la section. On applique sur lui une pince à pression. La tumeur pesait 270 grammes. Suites : 16 juillet, on renouvelle le pansement, imbibé de sérosité sanguinolente ; 18 juillet, on retire la pince à pression, 24 juillet, on retire définitivement la mèche de gaze qui tamponnait ; 3 août, chute d'une partie des fils du pédicule ; 14 septembre, chute des derniers fils du pédicule. *Epithélioma cylindrique du foie. Cancer secondaire d'origine probablement intestinale.*	*Amélioration* de l'état général très marquée. Disparition des douleurs lombo-sacrées et des troubles digestifs. Amélioration très sensible pendant au moins 3 mois. Le malade est revu ; on constate dans l'abdomen des masses indurées, qui font croire qu'une néoformation primitive existait au niveau du bassin. L'examen par le toucher rectal reste négatif. Mort ultérieure.
Tillmanns, 1890.	F. 40 ans.	Diagnostic de sarcome du foie. Malade dans un état très mauvais. Pas de signes de syphilis.	La tumeur, du volume d'un œuf d'oie, fut considérée comme tumeur hépatique avec quelques réserves. Elle fut fixée aux bords de l'incision cutanée, et quand le microscope eut démontré sa *nature syphilitique*, Tillmanns la détruisit au thermocautère. (Tillmanns propose de pratiquer l'ablation des tumeurs hépatiques en plusieurs séances.)	*Guérison.*

AUTEUR	SEXE, AGE	RENSEIGNEMENTS CLINIQUES DIAGNOSTIC	TRAITEMENT	RÉSULTATS
Tiffany, 1892-1893.	H. 25 ans.	Début par des douleurs dans la région épigastrique. Plus tard apparut dans la même région une tuméfaction. On constate au palper une tumeur dure et résistante, qui suit les mouvements respiratoires.	*Laparotomie*. Le sommet de la tumeur était adhérent au péritoine pariétal. Celle-ci siégeait dans le lobe gauche du foie non loin du bord libre antéro-inférieur. Une ponction exploratrice dans la tumeur resta sans résultat. La tumeur fut fixée à la paroi, et extirpée avec des ciseaux courbes et le thermocautère. La cavité creusée dans la substance hépatique mesurait un pouce de profondeur sur un pouce et demi de largeur. Tamponnement iodoformé. Suintement sanguin abondant pendant vingt-quatre heures. Nature de la tumeur mal déterminée.	*Guérison*. 18 mois après l'opération le malade est en excellente santé, il ne souffre pas et peut se livrer aux travaux de la campagne.
Tricomi, 1894.	H. 27 ans.	Tumeur épigastrique, grosse comme un poing, de consistance dure, et suivant les mouvements respiratoires. Diagnostic : tumeur du lobe gauche du foie.	*Incision sus-ombilicale*. Tumeur développée au niveau de la face inférieure du lobe gauche; le néoplasme se prolongeait jusqu'au sillon longitudinal gauche. On mobilise le lobe gauche, et on le fait sortir par l'incision abdominale. Un lien élastique est placé dans le sillon longitudinal gauche et le foie fixé à la paroi abdominale. A chaque pansement le lien élastique était serré davantage, mais comme on n'arrivait pas à nécroser la tumeur, on se décida le 18° jour après l'opération à l'enlever en l'amputant. L'hémorragie fut arrêtée par le thermocautère et l'application de perchlorure de fer. La tumeur enlevée pesait 930 grammes, c'était un *adénome du foie*.	*Guérison*. Cicatrisation complète 66 jours après l'opération. Des renseignements inédits nous ont été communiqués gracieusement par le Pr Tricomi ; voici ce qu'est devenu le malade : Il est *mort* 3 ans 1,2 après l'opération. Les 3 premières années, il était bien, et continuait son métier de forgeron, sans souffrance. Puis survint de la tuméfaction à l'hypocondre droit et de l'ascite. On trouva à l'autopsie un adénocarcinome du foie.

— — —		2 ans. Tumeur se développant lentement sans ictère, ni troubles digestifs, dure, surface lisse, volume d'une orange ; se continuant avec le foie, dont elle est séparée par un sillon ; mobile de gauche à droite ; suit les mouvements respiratoires.	tins. Libération de la tumeur. Déchirure de la vésicule nécessitant la ligature du cystique et son ablation. Le pédicule est étreint au moyen d'un lien élastique, puis 2 lambeaux sont taillés de façon à faire une excision des coins. Hémostase à l'eau chaude, et avec des sutures au catgut. Les lèvres sont mises en contact absolu. Hémostase parfaite après l'ablation du lien élastique. *Syphilome du foie.*	
Tricomi, 1884. Observation inédite communiquée par le prof. Tricomi.	F. 52 ans.	14 ans avant son entrée à l'hôpital pour la lésion actuelle, accès douloureux au niveau de l'hypocondre droit, avec irradiation vers l'épaule. Ils se répétaient tous les 5 ou 6 jours. La douleur est reparue, il y a six mois, d'abord par accès, puis continue. Marche très pénible à cause de la douleur. Pas d'ictère, pas d'expulsion de calculs. Amaigrissement. Tumeur dans l'hypocondre droit, ferme, élastique, lisse, du volume du poing, mobile latéralement. Se continue avec le foie.	*Incision parallèle au rebord costal.* Tumeur pédiculée sur le bord droit du foie, que l'on extrait de la cavité abdominale. Sur sa base d'implantation, on place un lien élastique, puis on circonscrit deux lambeaux latéraux de façon à avoir une perte de substance cunéiforme dans le parenchyme restant. On lie 3 gros vaisseaux sur la surface de section ; puis on réunit les 2 lambeaux au moyen de sutures au catgut. On enlève le lien élastique et on abandonne le foie dans la cavité abdominale, que l'on ferme. *Adénome du foie* présentant : en longueur 9 cent. 1/2 ; en largeur 8 cent. 5 ; en épaisseur 5 cent. ; en circonférence 22 cent. au maximum.	*Guérison.* L'opérée quitta la clinique au bout de 18 jours, 3 ans après, l'opérée va bien, se nourrit bien et n'a aucune souffrance.
Tricomi, 1899.	F. 40 ans.	Syphilome de la face concave du lobe droit.	Incision au bistouri circonscrivant la tumeur, énucléation avec le doigt, hémorragie abondante, tamponnement à la Mikulicz. Poids de la tumeur = 150 grammes.	*Guérison.*
Tuffier et Claude, 1895.	F. 61 ans.	Ictère persistant, accompagné de coliques hépatiques. A l'examen : tumeur dure, tendue, arrondie, douloureuse, de deux ou	Après ouverture du péritoine, on arrive sur le foie à la surface duquel se remarquent de petits points blancs, saillants. La vésicule volumineuse, très distendue,	*Mort*, le lendemain de l'opération. Le col de la vésicule, d'aspect néoplasique, est inti-

AUTEUR	SEXE, AGE	RENSEIGNEMENTS CLINIQUES DIAGNOSTIC	TRAITEMENT	RÉSULTATS
		trois travers de doigt de largeur, saillant sous les fausses côtes, à droite et au-dessus de l'ombilic. Le foie déborde les côtes de trois travers de doigt et atteint en haut le niveau du mamelon. Diagnostic clinique : lithiase biliaire.	est incisée. Il en sort un liquide noirâtre, épais, et l'on en extrait une vingtaine de calculs. On essaie en vain le cathétérisme des voie biliaires ; le col de la vésicule paraît contenir un calcul. L'ouverture de la vésicule est suturée à la paroi, et l'on établit un drainage à la gaze. *Cholécystostomie.* Diagnostic anatomique : *cancer du foie propagé à la vésicule.*	mement uni à la face inférieure du foie par un tissu lardacé. A ce niveau le foie présente un bloc volumineux caséeux ; de plus il est parsemé de petits nodules de même nature. Le canal cholédoque est comprimé entre deux ganglions envahis par la néoplasie.
Wagner.	F. 43 ans.	Tumeur très mobile dans la partie supérieure droite de l'abdomen, de surface inégale. Douleurs locales, ascite, grand affaiblissement.	Incision parallèle au rebord costal droit. Écoulement de liquide ascitique. Tumeur du volume de trois poings réunis. Après destruction des adhérences, la base de la tumeur fut divisée en plusieurs portions et chacune d'elles ligaturée. Quelques vaisseaux qui donnaient du sang furent saisis et liés à part ; puis on enleva la tumeur. La tumeur était un *syphilome.*	*Mort* quelques heures après l'opération ; la mort est attribuée à l'hémorragie.

Nous partageons également l'avis de A. Broca sur la ponction exploratrice, appliquée seule au diagnostic de la nature d'une tumeur du foie. Ce chirurgien, pour se renseigner sur la nature d'une tumeur du foie, fit une ponction à travers la paroi abdominale ; il sortit du sang. Or, le malade mourut dans la soirée avec tous les symptômes d'une hémorragie interne ; aussi A. Broca pense-t-il que, dans ces cas, il faut rejeter les ponctions exploratrices, infiniment plus dangereuses que la laparotomie exploratrice.

Il nous reste à parler ici de la méthode thérapeutique employée par Hanks dans le traitement d'un angiome du foie. Le chirurgien ayant reconnu, après la laparotomie, qu'il s'agissait d'un angiome, ferma la plaie abdominale et soumit aussitôt la malade à l'*électricité galvanique*, l'une des électrodes étant fortement appliquée au-dessous des côtes, contre le foie. Il fit usage également, mais une seule fois, de la ponction galvanique. La tumeur perdit environ les deux tiers de son volume et le malade put vaquer à ses occupations.

Ce cas de Hanks est le seul dans lequel l'électricité ait été appliquée au traitement des angiomes du foie ; nous ne saurions donc nous prononcer, en l'absence de renseignements plus amples, sur la valeur thérapeutique de cette méthode.

Il n'est pas question dans ce chapitre des cas où la résection a pu être appliquée au traitement des lobes flottants, des kystes hydatiques du foie, ou des cancers du foie secondaires à un cancer de la vésicule.

Les cas nombreux où une simple laparotomie exploratrice a été pratiquée sont également laissés de côté. Nous ne signalons dans les tableaux ci-dessus que les faits où une intervention chirurgicale importante a été tentée.

Résultats.

Quatorze cas nouveaux figurent dans nos tableaux statistiques et portent à 54 le nombre des faits de tumeurs du foie de nature différente traités chirurgicalement.

Dans ces 54 cas, il y a eu *deux opérations palliatives*, pratiquées par Jawadynski et Tuffier dans le but de remédier à des accidents de compression des voies biliaires. Ces deux chirurgiens ne firent aucune tentative pour extirper les tumeurs hépatiques ; ils se contentèrent de pratiquer la cholécystostomie. Chez l'opéré de Jawadyski l'état général s'améliora après l'intervention, les douleurs disparurent, la température qui s'élevait à 38°5, tomba à 37° et s'y maintint ; il y eut persistance d'une fistule biliaire. Mais bientôt l'état général s'altéra et le malade mourut trois mois après l'opération. Le malade de Tuffier mourut de shock opératoire.

Ces opérations palliatives, nous le répétons, sont indiquées pour combattre les accidents douloureux, les accidents de compression biliaire ou intestinale; au même titre que les anastomoses intestinales sont destinées à remédier aux douleurs et aux phénomènes d'obstruction qui accompagnent les néoplasmes du tube digestif; au même titre encore que les trépanations palliatives sont employées pour lutter contre des accidents de compression intra-cranienne déterminés par des tumeurs cérébrales inextirpables.

52 fois on a eu recours à des *opérations complètes, curatives*, c'est-à-dire que, par son intervention, le chirurgien s'est proposé de guérir radicalement le malade.

Ces 52 interventions ont porté sur :

9 sarcomes ;
9 carcinomes primitifs ou considérés comme tels au moment de l'opération ;
1 carcinome secondaire ;
7 adénomes ;
4 angiomes ;
3 tumeurs de nature mal déterminée ;
14 gommes ;
5 kystes biliaires non parasitaires.

A la simple inspection de ces chiffres on constate que sur 52 opérations, 26 ont été faites pour des tumeurs de nature maligne, c'est-à-dire susceptibles de récidive et de généralisation, chiffre dont il faut tenir compte assurément au point de vue du pronostic de la résection du foie. Mais hâtons-nous d'ajouter, d'autre part, qu'il reste la moitié des cas dans lesquels la résection est susceptible d'amener une guérison définitive, ce qui suffit amplement à justifier les efforts faits dans ces derniers temps pour donner une technique bien déterminée de cette opération, considérée comme l'une des plus redoutables de la chirurgie.

Remarquons également qu'il y a eu 14 opérations pratiquées

pour des tumeurs syphilitiques, chiffre supérieur à celui qui repré-
sente chacune des autres variétés de tumeurs.

Considérées dans leur ensemble, ces 52 observations ont donné
comme *résultats immédiats* :

42 guérisons opératoires, 10 morts opératoires, soit une mortalité
de 19,23 p. 100.

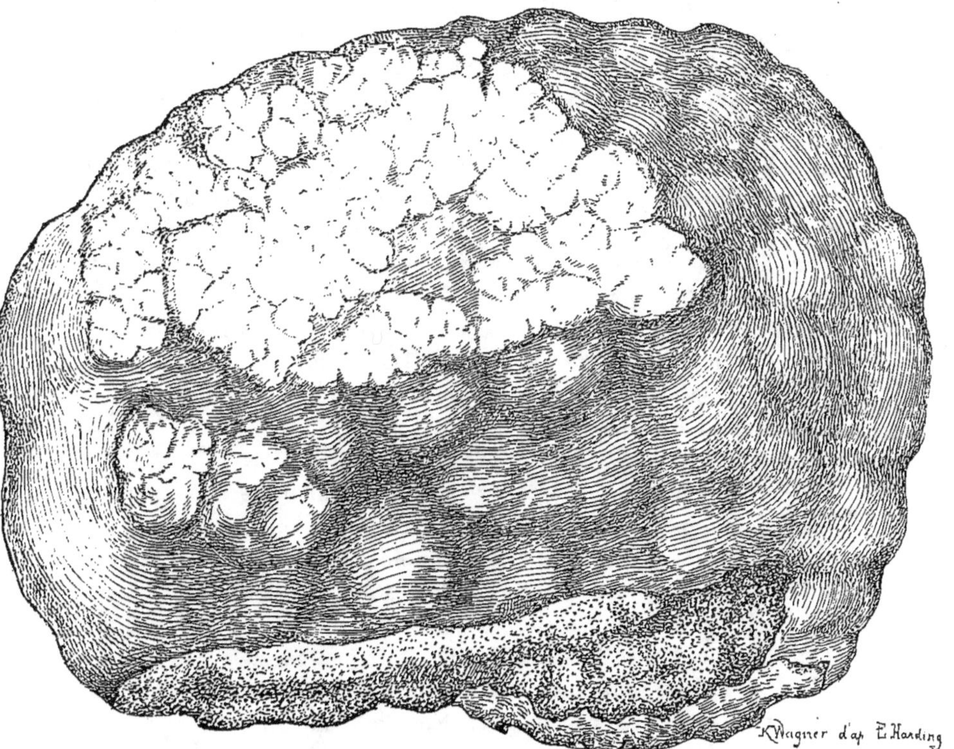

Fig. 42. — Cancer du lobe gauche du foie, enlevé par W. W. Keen
(grandeur naturelle).

Nous comprenons dans les morts opératoires les cas où l'issue
fatale est survenue, quelle qu'en soit la cause, dans les jours qui ont
suivi l'opération.

La résection a donc été pratiquée 42 fois favorablement en tant
qu'opération, malgré le volume parfois énorme de la tumeur dont la
figure 42, d'après W.-W. Keen, est un bel exemple, et malgré le peu
de garantie qu'offraient alors les méthodes employées. La guérison

opératoire a réclamé dans plusieurs observations, pour être complète, de trente à soixante jours.

Les 10 morts opératoires sont imputables à l'hémorragie, à la septicémie, ou au shock.

La septicémie est facile à éviter là comme ailleurs, à la condition d'observer les règles d'une rigoureuse asepsie.

L'hémorragie était jusqu'ici la grosse complication à redouter, et l'on peut s'étonner qu'en l'absence d'une bonne technique opératoire, on ne l'ait pas observée plus souvent; en effet nous ne la trouvons signalée que deux fois dans nos observations. Si pareil accident venait à se produire, même avec l'emploi des nouveaux procédés de ligature intra-hépatique, qui, exécutés dans de bonnes conditions, semblent mettre d'une façon à peu près complète à l'abri de cet accident, il faudrait sans hésiter, comme le fit avec succès Langenbuch, intervenir à nouveau, ouvrir la cavité abdominale, enlever tout le sang épanché, rechercher sur la surface de résection la source de l'hémorragie, pincer les vaisseaux à l'aide de pinces à forcipressure, les lier ou en cas d'échec laisser les pinces à demeure ; lors d'hémorragie en nappe, on se trouverait bien de l'accolement de gaze aseptique sur le moignon de résection.

Les *résultats éloignés définitifs* sont fort difficiles à apprécier, car beaucoup d'opérés ne sont pas suivis un temps suffisant pour qu'on puisse considérer leur guérison comme définitive. Cette restriction faite, recherchons quel a été l'avenir des malades dans les 42 cas où la guérison opératoire a été constatée, et distinguons tout d'abord entre les tumeurs malignes et les tumeurs bénignes.

Les *tumeurs bénignes* ont donné des résultats éloignés très favorables. Les récidives ne sont signalées dans aucune observation, les guérisons se maintiennent complètes à une époque éloignée de l'opération ; ces résultats, du reste, ne sauraient étonner, étant donnée la nature même de la tumeur. Or il importe de rappeler que dans la moitié des cas de notre statistique, l'intervention a été faite pour des tumeurs bénignes. Les succès obtenus nous paraissent assez éclatants pour que nous n'insistions pas davantage sur l'utilité de l'opération en pareille circonstance. La seule difficulté est de préjuger à l'avance de la nature de la tumeur hépatique : c'est, croyons-nous, un diagnostic qu'il sera impossible de faire dans la grande majorité des cas.

Les *tumeurs malignes* fournissent ici comme ailleurs des résultats bien moins favorables. La récidive à bref délai est fréquemment observée sous forme de récidive locale ou de généralisation ; nous la trouvons signalée pour des sarcomes, trois mois après l'opération dans les observations d'Elliot et d'Israël ; pour des cancers, six et sept mois après l'intervention (Obs. de Poirier, Jacob et Müller); pour un adénome, onze mois après (Observation de Groubé).

Mais à côté de ces cas peu encourageants, il en est d'autres pour lesquels de longues survies ont été constatées qui, à elles seules, justifient pleinement l'intervention :

Bardeleben dans un cas de sarcome ne constatait pas de récidive deux ans après l'opération ;

Lücke perd son opéré deux ans après l'ablation d'un cancer du foie ;

Celui de Tricomi succombe trois ans et demi après l'extirpation d'un adénome ;

Enfin la santé s'était maintenue parfaite trois ans après l'intervention, chez un malade auquel Tricomi avait enlevé cette fois encore un adénome.

De tout ce qui précède, il résulte qu'au point de vue purement opératoire, la résection du foie n'est pas une opération aussi redoutable qu'on le suppose généralement, puisque l'hémorragie, qui est la grande complication à craindre, n'a fait que 2 victimes sur 52 opérés, à une époque où la résection était pratiquée, souvent par surprise, au cours d'une laparotomie pratiquée dans un autre but et sans règle déterminée. Nous estimons que ces hémorragies seront bien moins à redouter encore avec l'emploi du procédé de ligature intra-hépatique que nous avons préconisé, et qui dans le cas unique où nous avons eu l'occasion de l'appliquer chez l'homme a donné un bon résultat.

D'autre part, tout en acceptant les réserves que nous avons déjà faites sur le chiffre réel des guérisons, les résultats de la statistique précédente nous paraissent assez satisfaisants pour encourager la résection, toutes les fois que la tumeur se présente dans les conditions que nous avons énumérées à propos des indications thérapeutiques. On peut espérer, les chiffres cités précédemment le prouvent, des guérisons durables dans la moitié des cas, en ne considérant que la nature de la tumeur, et dans l'autre moitié, des survies assez longues pour légitimer pleinement les interventions.

ÉTUDE SUR LA RÉGÉNÉRATION DU FOIE.

Une dernière question nous reste à étudier : Que devient la surface de résection abandonnée à elle-même dans la cavité péritonéale ?

Ceci nous amène à parler de la *régénération* du tissu hépatique, étudiée à plusieurs reprises dans ces dernières années et en particulier dans la thèse de L. Kahn [1].

L'un de nous, dans ses expériences de résection sur le foie du chien, a vu les phénomènes suivants au point de vue macroscopique :

Toujours on constate la formation d'adhérences entre la surface réséquée du lobe hépatique et les organes voisins; ces adhérences se font très rapidement, puisque sur un des animaux sacrifiés quarante-huit heures après l'opération, il existait des adhérences avec l'épiploon et la face antérieure de l'estomac. Il est vrai qu'alors, elles se rompent sous de légères tractions. Déjà la surface de résection bourgeonne et les fils du pédicule vasculaire ont en partie disparu, dissimulés par le tissu de nouvelle formation.

Dans tous les cas où il y a eu adhérence de l'épiploon avec la surface de résection; il existe en outre des adhérences avec les organes voisins (estomac, duodénum) et avec la paroi abdominale. Ces adhérences sont absolument intimes avec la surface de résection et résistent aux tractions les plus fortes.

Enfin sur l'animal qui a vécu le plus longtemps après l'opération (quarante-neuf jours), on a constaté que le lobe sur lequel avait porté la section, *semblait s'être régénéré*, et qu'en se développant il avait refoulé devant lui les lames de l'épiploon, qui comme toujours était venu s'appliquer sur la surface de résection cruentée, aussitôt après l'opération.

Des faits analogues avaient été déjà observés par différents expérimentateurs, qui en outre avaient étudié les phénomènes histologiques se faisant au niveau de la surface réséquée. Ces phénomènes histologiques avaient été suivis d'abord au niveau de simples plaies hépatiques par des auteurs italiens (Tizzoni, Colucci, Corona, etc.).

Mais c'est Ponfick [2] qui s'est particulièrement occupé de la régénération du tissu hépatique après résection de l'organe.

(1) L. Kahn. *Etude sur la régénération du foie dans les états pathologiques*, thèse de Paris, 1897.

(2) Ponfick. *Ueber Leberextirpation. Jahresb. d. Schles. Gesellsch. f. Vaterl. Kultur*, 1889. Bresl., 1890, t. XVII, p. 75.

Cet auteur, après avoir enlevé des portions plus ou moins considérables du foie à des animaux (parfois la moitié et même les trois quarts de la glande), constate après un laps de temps variable que le foie a retrouvé son volume et son poids normaux ; cette reproduction du tissu est rapide.

Von Meister [1] confirme les expériences de Ponfick.

Ponfick fait l'examen histologique du foie néoformé; il constate l'hypertrophie considérable des lobules, qui sont le siège d'une hyperplasie cellulaire. Il y a dans chacun d'eux interposition de cellules hépatiques nouvelles provenant de la prolifération des anciennes. La néoformation des cellules hépatiques commence immédiatement après la résection du foie et se continue très activement pendant trois à quatre semaines.

Von Meister partage également l'opinion de Ponfick au point de vue histologique. Il y a d'abord hyperémie et c'est à la fin du premier jour ou au commencement du deuxième qu'on note les premiers indices de la prolifération cellulaire, qui débute par la périphérie du lobule et gagne progressivement vers le centre. L'épithélium vasculaire et celui des canaux biliaires prennent une certaine part au processus de régénération.

Flœck [2], Kahn confirment la néoformation des cellules se faisant par karyokinèse; Kahn appliquant ces données expérimentales aux faits de la pathologie hépatique, conclut dans sa thèse que la régénération du foie existe aussi dans certains états pathologiques.

« On la constate : 1° Dans les kystes hydatiques, où elle fait comprendre l'absence des troubles hépatiques ;

2° Dans la cirrhose alcoolique hypertrophique, dont elle explique la symptomatologie, la lente évolution et la curabilité. »

On conçoit aisément tout l'intérêt que présentent ces données sur la régénération du foie pour le médecin comme pour le chirurgien.

Malgré la valeur des travaux qui viennent d'être cités, la question de la régénération du foie ne nous paraît pas complètement élucidée. L'un de nous a poursuivi à ce sujet de nouvelles recherches avec le professeur V. Cornil. Il a, par son procédé de résection, enlevé des portions de lobe du foie, et attendu avant de sacrifier l'animal un

---

(1) Von Meister. *Recreation des Lebergewebes Abtragung ganzer Leberlappen. — Beiträge. z. Path. Anat. u. z. allg. Path.*, Iéna, 1894, XV, p. 1.

(2) Floeck. *De l'hypertrophie et de la néoformation de la substance du foie. — Deutsche Archiv. fur klin. Med.*, LV, p. 397.

temps suffisamment long, pour permettre la soi-disant régénération de l'organe. L'examen pratiqué par le professeur V. Cornil a porté sur la partie qui semblait être de nouvelle formation, en voici le résultat :

« La cicatrice que nous avons étudiée, présentait à sa base sur le foie une induration saillante, comme une tumeur qui se serait continuée directement avec le tissu hépatique, et elle faisait corps par son extrémité externe avec le grand épiploon: Au niveau du foie, les lobules ayant conservé leur forme, offrent des travées de cellules hépatiques, souvent plus épaisses qu'à l'état normal, avec des cellules possédant presque toutes deux ou trois noyaux. En rapport avec ces îlots anciens, à la base de la tumeur cicatricielle, on a affaire à un tissu inflammatoire dans lequel il existe des segments d'îlots hépatiques séparés par du tissu conjonctif.

Là, les cellules hépatiques présentent des lésions variables ; elles sont tantôt fortement imprégnées de pigment sanguin, tantôt en dégénérescence graisseuse, souvent avec plusieurs noyaux en multiplication directe. Nous y avons cherché vainement des figures de multiplication indirecte. Le tissu conjonctif qui sépare ces agglomérations de cellules hépatiques est fréquemment pigmenté, formé de grandes cellules de tissu conjonctif, avec des accumulations de leucocytes par places. Ce tissu conjonctif renferme des canalicules biliaires aberrants, comme cela a lieu dans la cirrhose.

En se rapprochant de l'insertion épiploïque, on trouve un tissu conjonctif jeune avec ses cellules et des fibres. Au milieu de ce tissu et dans des parties tout à fait éloignées des îlots hépatiques, on voit aussi des canaux biliaires isolés ou groupés, d'un diamètre plus ou moins grand, contenant des cellules cylindriques normales.

Enfin, à l'union de cette excroissance cicatricielle avec l'épiploon, on a du tissu fibreux et cellulo-adipeux adulte appartenant à l'épiploon. »

En somme la masse néoformée, qui semblait être constituée par du tissu hépatique régénéré, est faite de tissu conjonctif, c'est-à-dire de tissu cicatriciel.

Index bibliographique des observations de tumeurs du foie
traitées chirurgicalement.

Abbe. Cité par J.-W. Elliot, in *Transactions of the Americ. surgical Association*, 1897, p. 262.

D'Antona. *Atti della R. Accademica med. chir. di Napoli*, anno L, n° 3, 1896.

BASTIANELLI. *Il Policlinico*, 1895, p. 151.

BARDELEBEN. *XXII° Kongress der deutschen Chirurgen*, 1893.

BERG. Cité par Emerich Ullmann, art. *Sur la résection du foie*, in *Revue de gynécologie*, Paris, 1897, p. 1077.

BERGMANN. *Arch. f. klin. Chirurgie*, Berlin, 1893, XLVI, n° 2, p. 393.

BRUNS. *Beiträge zur klin. Chirurgie*, 1888.

CLEMENTI. *Arch. ed Atti della Soc. ital. di Chir.*, Roma, 1891, p. 131.

J. W. ELLIOT. *Transactions of the American surgical Association*, 1897, p. 257.

EISELSBERG. *Wien. klin. Wochenschrift*, 1893, n° 1.

GARRÉ. *Bruns' Beiträge z. klin. Chirurgie*, 1889, t. IV, p. 188.

GRORBÉ. Cité par Kousnetzoff et Pensky, *Revue de Chirurgie*, Paris, 1896, p. 501 et 954.

HOCHENEGG. *Wien. klin. Wochenschrift*, 1890, n° 52, p. 1008.

HANKS. *Amer. of J. Obstr. N. J.*, 1892, XXV. p. 229.

ISRAEL. *Deutsch. med. Wochenschrift*, 1894, n° 34, p. 669.

JACOBS. *Archives de tocologie et gynécologie*, Paris, 1891, n° 10, p. 742.

JAWADYNSKI. *Prezglad chirurgiczny*, t. I. 1. 1893.

KALTENBACH. Cité par E. Ullmann, *Sur la résection du foie*, in *Revue de gynécologie*, Paris, 1897, p. 1077.

W. KEEN. *Boston med. and surg. Journal*, 28 avril 1892, t. 126, p. 405-423.

W. KEEN. Cité par Elliot, in *Transactions of the Americ. surgical Association*, 1897, p. 266.

KÖNIG. *Lehrbuch d. speciellen Chirurgie*, 1889, s. 223.

KÖNIG. *XXII° Kongress der deutschen Chirurgen*, 1893.

LAUENSTEIN. *Beiträge zur Centralblatt f. Chirurgie*, 1890, p. 73.

LINS et ESCHER. *Sag. della clinica*, 1886, in *Centralblatt für Chirurgie*, Liep. 1887, n° 5, p. 99.

LUCAS. *Riforma medica*, 20 déc. 1898, IV, n° 67.

LÜCKE. *Centralblatt für Chirurgie*, Liep., 1891, n° 6, p. 115.

MIKULICZ. Cas inédit cité par Kousnetzoff et Pensky, *Revue de Chirurgie*, Paris, 1896, p. 991.

MÜLLER. *Centralblatt f. Chir.* Liep., 1897, p. 118.

POIRIER et CHAPUT. *Bulletin de la Société de Chirurgie*, Paris, 1897, t. XXIII, p. 761.

PALACIO RANAM. *La Clinica Chirurgica*, 1899, n° 5, p. 410.

ROSENTHAL. *Gazeta lekarska*, 1894, n° 45. — *Deut. med. Wochenschrift*, 1890, p. 54.

ROUTIER. *Bull. et Mém. de la Société de Chirurgie*, Paris, 1897, t. XXIII, p. 48.

SCHMIDT. *Deutsche medic. Wochenschrift*, 1893, n° 8.

SCHMIDT. *XXII° Kongress der deutschen Chirurgien*, 1893.

SCHRADER. *Deuts. med. Wochenschrift*, 1897, n° 11, p. 173.

SEGOND. *Bull. et Mém. de la Société de Chirurgie*, Paris, 1897, t. XXIII, p. 833.

SKLIFASSOWSKY. *Wratch*, 1890, t. XI, n° 27, p. 594.

SPENCER. *Riforma Medica*, 1898, vol. IV, n° 67.

TERRIER F. *Société de chirurgie* et observation inédite publiée dans ce chapitre, Paris, 1897, p. 759.

TIFFANY. *International medical Magazine*, 1892-1893.

TILLMANS. *Beiträge zur Centralblatt f. Chirurg.*, 1890, p. 73.

TRICOMI. *Communication au Congrès international des Sciences médicales de Rome*, 1894.

TRICOMI. Observation inédite communiquée par le Pr Tricomi.

TRICOMI. Id.

TUFFIER et CLAUDE, *Bullet. de la Société anatomique*, Paris, 1895, n° 14, p. 552.

WAGNER. *Bericht über die Verhandlungen des XIX chirurgien Kongress*, s. 96.

CHAPITRE VI

TUMEURS DES VOIES BILIAIRES. — CANAUX BILIAIRES, VÉSICULE.

L'histoire des tumeurs des voies biliaires est de date récente. Envisagées d'abord au point de vue clinique et anatomo-pathologique, elles n'ont pas tardé, avec les progrès de la chirurgie abdominale, à entrer dans le domaine véritablement chirurgical.

Durand-Fardel (*Arch. gén. de Méd.*, 1840, p. 167) et Villard (*Gaz. des Hôpitaux*, 1872, n° 110), nous ont donné les premiers travaux d'ensemble qui aient paru sur le cancer de la vésicule.

Depuis cette époque, des observations personnelles ont été réunies dans des mémoires publiés par Kohn (Breslau, *Diss.*, 1879), Krauss (*Deutsch. Arch. f. Klin Med.*, 1884, p. 270), Stiller (*Pester. med. Chir. Presse*, n° 35-38), et surtout dans celui de Zenker (Th. d'Erlangen, 1889). Ce dernier, s'appuyant sur un assez grand nombre de faits recueillis dans la littérature médicale, a traité d'une façon très approfondie la partie anatomo-pathologique et clinique de l'affection qui nous occupe.

En 1890, Courvoisier nous donne son important travail sur la chirurgie des voies biliaires (*Cas. et Stat. Beitr. z. Path. und Chir. der Gallenwege.* Leipzig, 1890). L'auteur consacre un chapitre aux néoplasies de la vésicule, dont il a pu rassembler 103 observations. Il envisage la question d'une façon complète, s'occupe du traitement des tumeurs et rapporte les cas qu'il a pu trouver dans la littérature, où l'intervention chirurgicale a été pratiquée.

En 1894, Heddaeus, de la clinique chirurgicale de Czerny, fournit le premier travail important qui ait paru sur la question, au point de vue chirurgical (*Beitr. z. Kl. Chir.*, 1894, t. XII, f. 2, p. 439 à 500). Après avoir passé en revue les cas de cancer de la vésicule, mentionnés par les auteurs depuis la publication du travail de Courvoisier, il relate un certain nombre de faits nouveaux dus à Czerny et consacre une étude importante au traitement, discutant

avec le plus grand soin les indications opératoires, en appréciant les
résultats obtenus.

Depuis lors, cette question a préoccupé davantage les chirurgiens.

En 1897, paraissent les publications de Kelynock dans le *Medical
Chronicle*, p. 81, l'auteur y envisage de façon très complète la pathologie
des tumeurs de la vésicule et des voies biliaires ; celle de Elliot, dans
les *Transactions of the American surgical Association*, où se trouvent
réunis à propos du traitement chirurgical des tumeurs du foie,
quelques cas de cholécystectomie compliquée de résection hépatique.

Mayo Robson, au Congrès d'Édimbourg (*British. med. J.*, 1898,
p. 1300), et Ullmann, la même année, dans la *Revue de Gynécologie*, p. 1061, ont repris cette étude intéressante. Le chirurgien
viennois, à propos d'un article sur la résection du foie, a relaté
les cas de tumeurs de la vésicule biliaire où l'ablation de cet organe
avait nécessité en même temps la résection de la glande hépatique.

Enfin, tout récemment, en 1899, Petersen complétant le travail
déjà cité d'Heddaeus, rapporte les cas nouvellement opérés dans la
clinique chirurgicale de Czerny (*Beitrage z. Kl. Chir.*, 1899, p. 253) ;
et Kehr, à propos d'un travail sur les opérations pratiquées pour
lithiase biliaire, publie dans les *Arch. für Klin. Chirurgie*, 1899,
p. 470, une série de faits nouveaux où l'on est intervenu chirurgicalement.

Des observations isolées, intéressantes au point de vue de la thérapeutique chirurgicale, se trouvent disséminées dans les nombreux
travaux qui ont pour but la chirurgie des voies biliaires et de la
vésicule. Nous ne pouvons citer ici tous les noms des auteurs ; nous
les signalons, du reste, dans les tableaux statistiques annexés à ce
travail, tableaux qui complètent ce court chapitre d'historique.

Rappelons, en terminant, qu'on trouvera, dans les nouveaux traités
de médecine, de récents articles où cette question est traitée d'une
façon très complète, mais au point de vue purement médical.

Étiologie.

Les tumeurs des voies biliaires sont généralement considérées
comme rares, surtout en ce qui concerne les tumeurs de nature
bénigne, qui sont exceptionnelles.

C'est donc surtout le *cancer* des voies biliaires que nous aurons ne
vue dans ce chapitre.

Les tumeurs des voies biliaires sont *primitives* ou *secondaires*.

Rarement secondaires en ce qui concerne la vésicule, elles sont alors le résultat d'une métastase ou d'un envahissement par contiguïté. La métastase est évidente dans le cas cité par Courvoisier, d'un malade opéré déjà trois fois d'un cancer des lèvres et chez lequel l'autopsie révéla l'altération cancéreuse de la vésicule ; mais le plus souvent il s'agit de la propagation d'un néoplasme du pylore, du duodénum ou du pancréas à la vésicule contiguë ; tel était aussi le cas, rapporté par Ricard [1], d'une néoformation conjonctive de l'épiploon gastro-hépatique, qui avait envahi la vésicule biliaire, tumeur que le chirurgien extirpa avec cet organe.

Lorsque le foie et la vésicule sont envahis simultanément, on admettait autrefois avec Baillie que le foie était l'organe primitivement atteint. La plupart des auteurs, étant donnée la rareté du cancer primitif du foie, admettent aujourd'hui que c'est la vésicule qui est primitivement atteinte et le foie secondairement.

Comme le cancer en général, le cancer des voies biliaires est une maladie de l'âge adulte et de la vieillesse, bien qu'on puisse l'observer exceptionnellement chez des jeunes gens (vingt-six ans dans un cas de Frerichs) [2].

On le rencontre presque exclusivement chez la femme ; d'après les tableaux statistiques dressés par Courvoisier, le cancer de la vésicule serait cinq fois plus fréquent chez la femme que chez l'homme. Dans notre statistique personnelle, nous trouvons que sur 50 malades opérés, dont le sexe est rapporté, il y avait 40 femmes et 10 hommes.

Or, étant données les relations que nous allons établir dans quelques instants entre la lithiase et le cancer des voies biliaires, on est conduit à penser que si ce cancer se rencontre surtout chez la femme, c'est parce que la lithiase est beaucoup plus fréquente chez elle que chez l'homme. Cette influence de la lithiase nous paraît plus certaine que celle attribuée par certains auteurs au traumatisme ou à la grossesse. Heddaeus [3] en effet, partageant en cela l'opinion de Körte, admet que la compression des voies biliaires par l'utérus gravide peut « donner suite à un certain engorgement des conduits biliaires, avec formation de concrétions et leurs conséquences ». Ce qui revient à dire

---

(1) Ricard. *Gazette des Hôpitaux*, Paris, 1893, p. 409.

(2) Frerichs. *Klinik der Leberkrankheiten*, Braunschweig. 1861, t. II, p. 454.

(3) Heddaeus. Clinique chirurgicale de Czerny. *Contribution à la pathologie et à la chirurgie des tumeurs des conduits biliaires (Beitræge z. klin. Chir.*, 1894, t. XII, f. 2, p. 439-500).

que la grossesse n'agit qu'indirectement, en favorisant la formation des calculs; donc le rôle principal appartient toujours à la lithiase.

La présence des calculs, en effet, semble avoir une influence considérable sur le développement du cancer de la vésicule. Cette influence a été nettement établie par les travaux d'un grand nombre d'auteurs, parmi lesquels nous citerons Klob, Klebs, Willigk, Heitler, Zenker, Courvoisier, Harley, Schüppel, Rendu, etc.

Zenker [1] constate dans 85 p. 100 des cas de carcinome de la vésicule, l'existence des calculs.

Courvoisier [2], de l'analyse soigneuse d'un grand nombre de faits, conclut que dans les 7/8 des cas la vésicule cancéreuse contient des calculs.

D'une étude de 40 cas, faite par Janowski [3], il résulte que chaque fois on a constaté la présence des calculs biliaires ; il en est de même dans 5 cas de carcinome de la vésicule rapportés par Riedel [4].

Nous ne signalons ici que les noms des auteurs dont les constatations ont porté sur un nombre suffisant de faits, car très nombreuses sont les observations isolées où l'on relate l'existence des calculs. Les *Bulletins de la Société anatomique de Paris* en font foi, et dans nos tableaux statistiques nous relevons la présence des calculs dans presque toutes les observations.

Des faits précédents nous pouvons donc conclure que l'influence des calculs sur la production du cancer ne paraît pas douteuse ; sans doute le cancer peut se développer indépendamment de la lithiase, mais même dans les cas où l'on ne trouve aucun calcul dans les voies biliaires, on peut, en recherchant avec soin, trouver dans les antécédents des accidents de cholélithiase. Par exemple : l'expulsion de concrétions biliaires dans les selles, ainsi que cela est signalé dans quelques observations ; ou encore des lésions anatomiques de l'arbre biliaire, qui témoignent de la présence antérieure des calculs, telles qu'un rétrécissement du canal cholédoque, une dilatation de toutes les voies biliaires, ou encore une cicatrice de la papille du cholédoque.

Ainsi donc c'est à l'irritation causée par la présence des calculs

(1) Zenker. *Der primære Krebs der Gallenblase*, etc. (*Arch. f. klin. Med.*, t. XLIV, f. 2 et 3, 1891.)

(2) Courvoisier. *Cas. et Stat. — Beiträge zur Pathologie und Chirurgie der Gallenwege*. Leipzig, 1890.

(3) Janowski. *Ueber Veränderungen der Gallenblase bei Vorhandensein von Gallensteinen*, (*Ziegler's Beiträge*, t. X, p. 449).

(4) Riedel. *Erfahrungen über die Gallensteinkrankheit*. Berlin, 1892.

qu'il faut attribuer, selon toute vraisemblance, le développement du cancer ; cependant nous devons rappeler que quelques auteurs, parmi lesquels Förster, Lancereaux, Cornil et Ranvier, admettent que la lithiase biliaire succède au cancer et résulte de la rétention et des infections biliaires. Cette hypothèse n'explique pas, comme la première, pourquoi le cancer est infiniment plus fréquent chez la femme.

Quant au nombre des calculs trouvés dans la vésicule carcinomateuse, il est très variable et importe peu ; on a rencontré un calcul solitaire, mais le plus souvent les calculs étaient très nombreux. Il faut également n'attacher qu'une importance secondaire à la forme et à la grosseur des pierres.

Le processus suivant lequel les concrétions biliaires arrivent à produire le cancer, serait le suivant : le frottement des calculs sur les parois détermine des ulcérations, et consécutivement, soit pendant l'existence de ces ulcérations, soit après leur cicatrisation, il se fait une prolifération des éléments glandulaires de la muqueuse, qui peut aboutir au cancer. C'est l'opinion émise par Zenker et partagée par Courvoisier.

En somme, l'étiologie du cancer des voies biliaires se résume en quelques mots : Cancer de l'âge adulte, particulièrement fréquent chez la femme, le plus souvent primitif, et alors presque toujours consécutif à la cholélithiase.

Anatomie pathologique.

Les tumeurs des voies biliaires ont pour siège le plus fréquent la vésicule, mais elles peuvent se développer aussi en dehors d'elle, sur les conduits excréteurs de la bile. Nous allons donc avoir successivement à envisager leur étude anatomo-pathologique pour la vésicule, et pour les conduits excréteurs ; à ce propos nous parlerons du cancer de l'ampoule de Vater.

Nous ne rangerons pas dans le cadre des tumeurs les quelques observations signalées de *tuberculose* de la vésicule biliaire.

Les tumeurs de la vésicule sont de nature *bénigne* (exceptionnellement) ou de nature *maligne*.

Voici d'abord quelques exemples des *tumeurs bénignes*, signalées dans la littérature médicale :

Chez un malade de Wiedeman, il s'agissait d'une *tumeur kystique*

assez analogue à une hydatide ; elle se détachait de la face interne
de la vésicule et avait pour dimensions 4 centimètres de longueur sur
1 cent. 1/2 de largeur. La nature de cette tumeur resta indéterminée.
Routier a enlevé une vésicule qui renfermait des kystes hydatiques.

Albert, sur une vésicule dont la muqueuse était inégale, bosselée,
trouva une *tumeur fibreuse*, siégeant au milieu de tissu sain.

Le cas de Schüppel est relatif à un *myxome papillaire ;* la cavité
de la vésicule était en partie comblée par des productions villeuses,
largement implantées sur la muqueuse sous forme de franges nombreuses plus ou moins ramifiées.

Riedel [1] mentionne l'existence d'un *papillome* développé sur le fond
de la vésicule.

Enfin, nous rapportons un cas de Adler où la vésicule contenait
trois kystes remplis de cholestérine.

Parmi les *tumeurs malignes*, il faut ranger le *sarcome* et l'*épithélioma.*

Le *sarcome* est une variété de tumeur maligne rare ; nous la trouvons signalée comme tumeur primitive par Czerny, Riedel, Griffon
et Ségall au niveau de la vésicule. Dans le cas de Czerny, il s'agissait
d'un angiosarcome ; dans celui de Riedel, la tumeur, très douloureuse, avait pris un développement rapide ; dans l'observation de
Griffon, il est question d'un sarcome fasciculé à cellules fusiformes,
qui était né dans la paroi de la vésicule au niveau de son fond, et
s'était propagé au parenchyme hépatique. On rapporte également
quelques rares exemples de sarcome secondaire de la vésicule.

Le cancer, à proprement parler, l'*épithélioma*, est la plus fréquente des tumeurs malignes.

Il peut atteindre la vésicule et les conduits biliaires, mais siège
presque toujours au niveau de la vésicule. Le plus souvent le cancer
est primitif et l'on est en présence d'un épithélioma de nature cylindrique, étant donnée la nature de l'épithélium qui tapisse la muqueuse
de la vésicule. Mais le cancer peut être secondaire et dans ce cas il
emprunte ses caractères histologiques à la tumeur primitive ; ce peut
donc être parfois de l'épithélioma pavimenteux, dans lequel Mulot a
signalé la présence de globes épidermiques.

La disposition des éléments histologiques peut revêtir dans certains cas la forme du *carcinome.*

(1) Riedel. *Erfahrungen über die Gallensteinkrankheit.* Berlin, 1892.

Enfin, macroscopiquement le cancer des voies biliaires, comme le cancer en général, peut présenter les différents aspects : encéphaloïde, colloïde, squirrhe.

Rarement observé à ses débuts, le cancer se traduit alors par le bourgeonnement de la surface muqueuse de la vésicule dans les points envahis par la néoformation. Il siège de préférence vers le fond de la vésicule, peut-être parce que le fond répond à la partie la plus déclive occupée par les calculs, ou encore au niveau du col, et s'étend de là vers les parties voisines de l'organe, qui peut être envahi en totalité ou en partie et prend un aspect très variable selon les cas. C'est le stade avancé de la maladie qu'il nous est donné d'observer le plus souvent

La néoplasie peut se présenter sous forme de nodosités multiples ou encore sous l'aspect de tumeurs non circonscrites, largement implantées. Elle revêt ailleurs la forme de productions pédiculées comme un champignon, ou encore celle d'un véritable anneau circonscrivant la vésicule. Ce peut être enfin une simple ulcération des parois.

La vésicule cancéreuse peut atteindre dans certains cas le volume du poing, d'une tête d'enfant, d'un œuf d'autruche, selon les comparaisons adoptées par les auteurs.

Les parois, et notamment la tunique musculeuse, sont hypertrophiées ; des adhérences péricystiques les unissent aux parties voisines.

La cavité est généralement accrue, parfois cloisonnée, irrégulière, présentant des diverticules.

La bile contenue dans son intérieur est tantôt décolorée, tantôt brunâtre (hémorragique) et épaisse, mélangée le plus souvent, nous l'avons déjà dit, à des calculs.

La tumeur cancéreuse, née dans la vésicule, a tendance à se propager peu à peu vers les organes voisins. Des adhérences s'établissent et l'envahissement de ces organes se fait de proche en proche. Le foie, le côlon transverse, le péritoine pariétal sont les plus fréquemment atteints, grâce à leurs connexions intimes avec la vésicule. Le duodénum, l'estomac, l'épiploon sont pris également assez souvent ; le pancréas l'est plus rarement. Ces organes peuvent être perforés, d'où la production de fistules : fistules de la paroi abdominale, du côlon transverse, du duodénum, de l'estomac.

Les ganglions du système porte sont atteints ; la veine porte peut être infiltrée par la néoplasie ou plus souvent comprimée.

L'envahissement des conduits biliaires est fréquent ; les lésions peuvent se propager de proche en proche, des parois de la vésicule à celles du canal cystique ou par contiguïté, aux canaux hépatique et cholédoque ; une greffe peut se faire sur les parois des canaux par lesquels s'écoule une bile chargée de produits cancéreux ; enfin, des végétations parties du néoplasme peuvent s'insinuer dans les voies biliaires, et formant bouchon, en amener l'oblitération. Quel que soit le mode d'oblitération des cancers biliaires, celle-ci aura pour résultat la dilatation des voies biliaires avec toutes ses conséquences.

Le cancer de la vésicule ne procède pas seulement par envahissement sur place des organes contigus, il procède aussi par envahissement à distance, par métastase. Ces métastases ont été observées dans le foie, le péritoine et l'épiploon, dans l'estomac, l'iléon, le cæcum, le rectum, dans le poumon et la plèvre, l'utérus et ses annexes, le rein, dans les ganglions voisins ou éloignés.

Les néoplasies siégeant sur l'un ou l'autre des canaux biliaires, cystique, hépatique ou cholédoque sont beaucoup plus rares.

Des trois canaux, le plus souvent atteint est le cholédoque ; la variété de tumeur la plus fréquente est évidemment le *cancer*, qui peut être primitif ou secondaire ; on a également signalé quelques variétés rares de néoplasme : un polype, une tumeur fibreuse, des tumeurs graisseuses, que Courvoisier ne considère pas comme des lipomes, mais plutôt comme des tumeurs ayant subi la dégénérescence graisseuse ?

Le néoplasme peut siéger en un point quelconque du cholédoque ; cependant il semble plus fréquent soit à l'origine, soit à la terminaison de ce canal. Il se présente sous des aspects différents : tantôt c'est une tumeur arrondie, tantôt une ulcération ; dans un cas signalé à la Société anatomique de Paris, en 1873, Bourceret trouve un champignon cancéreux long de 1 centimètre et demi à 2 centimètres, qui obstruait le canal ; le tronc de la veine porte était aussi oblitéré par une thrombose. D'autres fois (cas de Claisse, *Soc. anatomique de Paris*, 1894), le cancer forme un véritable manchon autour du canal avec lequel il fait corps ; à la coupe, on voit qu'il est constitué par un tissu blanchâtre plus ou moins dur ; la muqueuse est fongueuse par places, ulcérée sur d'autres points.

Le canal hépatique peut être atteint par le cancer primitivement ou secondairement ; mais les observations en sont très rares.

Le rétrécissement et l'oblitération de ces conduits biliaires principaux auront pour résultat la dilatation des canaux intra et extra-hépatiques en amont de l'obstacle, avec toutes ses conséquences. Comme pour le cancer de la vésicule, la propagation est fréquente aux organes voisins ; nous n'y insistons pas.

Comme le canal hépatique, le canal cystique est très rarement le siège d'une néoplasie soit primitive, soit secondaire. L'oblitération du canal peut avoir pour conséquence la dilatation de la vésicule en arrière de l'obstacle, par l'accumulation d'un exsudat séro-muqueux, et par conséquent, la formation d'une tumeur plus ou moins volumineuse. Suivant la nature du liquide, on se trouvera en présence d'une hydropisie ou d'un empyème de la vésicule. Mais parfois la vésicule, en arrière de l'obstacle, est ratatinée et même calcifiée.

Lorsque la tumeur siège au niveau de l'extrémité duodénale du cholédoque, elle prend un aspect particulier. Nous sommes alors en présence du *cancer de l'ampoule de Vater,* qui a fait l'objet de plusieurs publications dans ces dernières années. Busson[1], en 1890, en avait réuni une dizaine d'observations. Hanot[2], Rendu[3], Durand-Fardel[4], Dominici[5], ont publié depuis de nouveaux cas, et Dieulafoy[6] lui consacre un chapitre spécial dans son *Manuel de Pathologie.*

La nature même de ce cancer est discutée ; car l'ampoule de Vater, ainsi que le dit Dieulafoy, est une sorte de carrefour à la fois intestinal, biliaire et pancréatique ; or, la question est de savoir si le cancer de l'ampoule est un cancer intestinal, biliaire ou pancréatique. Les avis sont partagés : il serait intestinal pour Rendu, pancréatico-biliaire pour Hanot, pancréatique pour Bard, biliaire pour Durand-Fardel, qui admet que le cancer débute par l'origine du cholédoque pour envahir ensuite l'ampoule de Vater. C'est à ce titre qu'il pourrait être rapproché ici du cancer des voies biliaires.

« Le cancer primitif de l'ampoule de Vater se présente sous forme d'une plaque cancéreuse, ou plus souvent sous forme d'une masse végétante, d'un champignon du volume d'une noisette à une noix. Cette tumeur fait saillie dans la cavité du duodénum ; elle est blanchâtre, assez molle et rarement ulcérée. Les orifices des canaux

(1) Busson. *Cancer de l'ampoule de Vater.* Thèse de Paris, 1890.
(2) Hanot. *Société médicale des Hôpitaux,* 24 avril 1896, t. XIII, p. 381.
(3) Rendu. *Société médicale des Hôpitaux,* 1er mai 1896, t. XIII, p. 405.
(4) Durand-Fardel. *Presse médicale.* Paris, juin 1896, p. 285.
(5) Dominici. *Presse médicale,* Paris, juillet 1899, t. II, p. 40.
(6) Dieulafoy. *Manuel de Pathologie interne,* 12e édition, 1900, t. III.

cholédoque et pancréatique sont plus ou moins complètement oblitérés. Quand l'ouverture du canal cholédoque est oblitérée, le
conduit, ainsi que les canaux cystique, hépatique, et la vésicule,
peuvent être fort dilatés (Dieulafoy). »

« Le cancer de l'ampoule est presque toujours un épithélioma à
cellules cylindriques ; il reste nettement cantonné à l'ampoule ; il
n'a aucune tendance à se généraliser, il n'envahit ni le pancréas, ni
le foie, c'est à peine s'il détermine de l'adénite de quelques ganglions
pancréatiques et mésentériques. »

Rendu nous fait remarquer qu'il se comporte « comme les plaques
d'épithélioma intestinal que l'on rencontre au niveau de la valvule
iléo-cæcale ou sur la flexion de l'S iliaque. C'est la même disposition
superficielle, la même marche lente, avec peu de tendance à s'ul-
cérer, à se généraliser, et même à se propager aux ganglions adjacents ».

<h2 style="text-align:center">Symptômes.</h2>

La plupart des auteurs s'accordent à reconnaître que la symptomatologie du cancer de la vésicule est très obscure.

Le début est presque toujours latent : tantôt le malade éprouve de
vagues douleurs dans l'abdomen, ou bien une sensation de pesanteur, de gêne dans l'hypocondre droit ; tantôt ce sont des troubles
digestifs qui annoncent le début de la maladie, alternatives de
diarrhée et de constipation, quelquefois des crises répétées de coli-
ques hépatiques. L'ictère est signalé dans quelques observations,
parmi les accidents primitifs. Le foie est ou n'est pas douloureux.
Ces accidents durent plus ou moins longtemps, sans que rien de
bien précis attire l'attention du côté de la vésicule.

Malheureusement la même incertitude persiste à une période plus
avancée de la maladie, car si les symptômes deviennent plus nets, ils
n'ont cependant rien de pathognomonique et sont communs à d'autres affections des voies biliaires, la cholélithiase par exemple.

A la période d'état, le cancer de la vésicule revêt deux formes cliniques très différentes.

Dans une première, il a les allures du carcinome primitif du foie
avec lequel on le confond souvent.

« Il n'existe ni ascite, ni ictère, au début du moins. Le foie est
volumineux, plus ou moins régulier. Parfois on trouve une tuméfaction plus ou moins résistante dans la région de la vésicule, mais

souvent aussi on ne constate qu'une hypertrophie totale du foie, sans dilatation de veines sous-cutanées abdominales. Le malade succombe, présentant tous les signes d'une cachexie à marche progressive, ceux de l'insuffisance hépatique ou d'une péritonite suppurée.

« Dans la seconde variété, la scène morbide est tout entière occupée par un ictère par rétention, auquel viennent s'ajouter l'ascite, les phénomènes cachectiques et les troubles urinaires.

« Les troubles digestifs sont en général précoces. Peu marqués au début, ils s'accentuent peu à peu et prennent une importance très grande, lorsque survient un ictère désormais permanent[1]. »

Les troubles digestifs sont caractérisés par de l'inappétence, des nausées, des vomissements, de la diarrhée ou de la constipation, cette dernière déterminée souvent par la compression du côlon par la tumeur.

La douleur est un symptôme fréquemment observé ; c'est une douleur parfois assez vive, localisée à la région hépatique, continue, mais non paroxystique.

L'ictère, l'ascite sont le résultat probable de la compression exercée par la tumeur en se développant sur les canaux biliaires et la veine porte.

Courvoisier, dans un certain nombre de cas, signale l'existence d'hémorragies se manifestant sous forme d'hémorragies intestinales, d'hématémèses, d'épistaxis, de métrorragies et de pétéchies. Ce sont là des hémorragies cholémiques survenues dans le cas d'ictère très prononcé.

On note quelquefois de la fièvre, due soit à une angiocholite suppurée, soit à la résorption de produits de dégénérescence cancéreuse au niveau du néoplasme.

Dans un cas récemment observé par l'un de nous, les accidents fébriles étaient en rapport avec une cholécystite suppurée concomitante du néoplasme vésiculaire.

A l'examen de la région hépatique et dans les cas où la tumeur formée par la vésicule a atteint un volume assez considérable, on peut constater une déformation plus ou moins notable, parfois même l'existence de ces trajets fistuleux ouverts à la paroi, dont il a été question à propos de l'anatomie pathologique et par lesquels s'écoule de la bile mélangée à du pus et à des concrétions biliaires.

(1) Le Lionnais. *Considérations sur les difficultés du diagnostic des tumeurs de l'hypocondre droit, formées par la vésicule biliaire*. Th. de doctorat, Paris. 1896.

L'exploration de l'hypocondre droit y décèle souvent la présence d'une tumeur qu'on localise nettement à la vésicule. Mais cette tumeur vésiculaire peut manquer, ou bien la vésicule n'est point accessible au palper, parce qu'elle est dissimulée sous le foie envahi secondairement, hypertrophié et avec lequel elle ne forme qu'une même masse.

En général, la tumeur de la vésicule se trouve au bord externe du muscle droit antérieur, c'est-à-dire au point où siège normalement la vésicule. Cependant, elle peut occuper la région épigastrique ou encore s'abaisser au niveau de la crête iliaque, jusqu'à la fosse iliaque même. Elle se mobilise avec le foie dans les mouvements respiratoires et aussi dans le sens latéral, à moins que des adhérences ne la fixent à la paroi abdominale.

La tumeur limitée au début, est cylindrique, ovoïde, rappelant par sa forme celle de la vésicule, plus tard elle devient bosselée, irrégulière, diffuse.

Son volume varie depuis celui d'un œuf jusqu'aux dimensions d'une tête de fœtus et davantage. Le plus souvent sa consistance est ferme ; rarement on y perçoit une sensation de fluctuation comme dans les tumeurs liquides de la vésicule. Deux fois, Courvoisier constata un changement de volume et de consistance, modifications dues à un état de réplétion plus ou moins complet de la vésicule.

Les pressions exercées sur la tumeur réveillent une sensibilité très vive. Enfin, par les procédés d'exploration ordinaires, on constate assez fréquemment la présence de liquide ascitique dans la cavité abdominale.

En somme, dans tout cet appareil symptomatique, il n'y a rien qui puisse permettre d'affirmer d'une façon positive l'existence d'une néoplasie de la vésicule. Toutefois, lorsque la tumeur présente nettement les caractères des tumeurs vésiculaires (abaissement avec le foie dans les mouvements respiratoires, un certain degré de mobilité latérale) ; lorsqu'elle est irrégulière, de consistance ferme, qu'elle s'accompagne d'ictère ou d'ascite ; lorsque le foie est hypertrophié ou qu'il présente des inégalités à sa surface ; lorsque la tumeur évolue avec rapidité, et qu'elle coexiste avec une cachexie progressive, il y a alors de grandes probabilités pour que la tumeur soit de nature maligne.

Dans les cas difficiles la ponction exploratrice a pu rendre des services et écarter les doutes ; au lieu de bile normale on ramène des détritus cancéreux, mélangés à du pus ou à du liquide hémorragique ; mais souvent elle ne donne que des résultats négatifs ; de plus, n'oublions pas que c'est là un moyen aveugle, dangereux, dont il ne faut user qu'avec prudence, et auquel on doit préférer la laparotomie exploratrice.

Le *pronostic* de l'affection est très sombre, étant donné surtout que la maladie reste longtemps latente, ce qui est une condition fâcheuse au point de vue chirurgical, et qu'à partir du moment où les premières manifestations permettent de porter le diagnostic de tumeur de la vésicule, jusqu'à la mort, il s'écoule en moyenne un délai de trois à quatre mois seulement, pendant lequel il est souvent trop tard pour intervenir utilement.

Le malade s'éteint peu à peu dans le marasme, par suite des progrès incessants de la néoplasie, qui souvent se généralise. La terminaison fatale peut être précipitée par l'apparition de quelques complications : la péritonite, l'hémorragie intestinale, les accidents d'obstruction intestinale, les troubles infectieux qui sont le fait de l'angiocholite suppurée. La mort dans le coma, comme cela arrive dans le cas de cholémie intense, est signalée dans quelques observations.

Il nous reste à étudier la symptomatologie propre aux tumeurs des voies biliaires et de l'ampoule de Vater. Elle est la même dans les deux cas, et présente de grandes analogies avec les manifestations cliniques du cancer de la vésicule.

Le symptôme dominant est l'*ictère* déterminé par l'oblitération des canaux biliaires, que la coarctation siège sur le canal hépatique, sur le trajet ou à l'embouchure du cholédoque. L'ictère est le premier symptôme apparent ; c'est un ictère progressif, avec urines fortement teintées et matières fécales décolorées. Parfois l'ictère est intermittent, la teinte ictérique est moins accusée ; les matières fécales se colorent de nouveau ; ce qui prouve que la lumière du canal envahi a retrouvé pour un temps sa perméabilité. L'ictère s'accompagne de démangeaisons, de taches pigmentaires, de xanthélasma. La douleur spontanée peut exister sous forme de crises douloureuses siégeant dans l'hypocondre droit et à l'épigastre ; la palpation est douloureuse dans ces mêmes régions ; les vomissements, la diarrhée alternant avec la constipation sont également observés.

A l'examen direct, on constate que le foie est parfois très volumineux, la vésicule biliaire souvent très distendue et appréciable à travers la paroi abdominale. Mais il est bien difficile, au début du moins, à cause de ses faibles dimensions, de découvrir le néoplasme profondément situé. Ce n'est qu'à une période avancée, lorsque la néoplasie s'étend vers les organes voisins, que le palper révèle l'existence d'une tumeur bosselée, irrégulière, de consistance ferme.

Dès le début des accidents, le malade présente des troubles digestifs, une perte des forces, un amaigrissement, tels qu'on a coutume de l'observer dans l'ictère chronique.

Des accès de fièvre surviennent, comme dans le cancer de la vésicule, lorsque l'infection des voies biliaires complique le néoplasme; des hémorragies intestinales sont signalées en particulier dans le cancer de l'ampoule de Vater; les œdèmes, l'ascite sont fréquents.

La durée de l'affection varie de six à dix-huit mois, mais elle ne dépasse guère en moyenne une année.

Le malade meurt dans la cachexie, ou emporté par quelqu'une des complications signalées à propos des néoplasies de la vésicule.

Il en est une cependant assez spéciale, que Coats et Finlayson[1] ont constatée dans un cas de cancer de la portion terminale du cholédoque, avec ictère et rétrodilatation des canaux sécréteurs de la bile : c'est la rupture de la vésicule, suivie de péritonite biliaire, avec mort.

En somme, l'analogie est grande entre l'histoire clinique des néoplasmes de la vésicule et ceux des voies biliaires; mais dans l'un et l'autre cas, l'absence d'un signe caractéristique empêche d'affirmer d'une façon positive l'existence du néoplasme. L'ictère, qui est le principal symptôme, se présente avec des caractères analogues dans plusieurs autres affections.

Diagnostic des tumeurs de l'hypocondre droit.

Nous compléterons l'étude clinique des tumeurs des voies biliaires en consacrant un chapitre au diagnostic, toujours difficile, des tumeurs de l'hypocondre droit.

Nous nous occuperons : 1° du diagnostic des tumeurs de la vésicule, et 2° de celui des tumeurs développées sur les canaux biliaires, en particulier le cholédoque.

Nous avons à répondre d'abord aux deux questions suivantes :

(1) Coats et Finlayson. *Trans. of Glasgow Path. a. Clin. Society*, 1885-86, t. III, p. 244-246.

1° Il existe une tumeur de l'hypocondre droit : est-elle formée par la vésicule ?

2° La tumeur étant développée aux dépens de la vésicule, quelle en est la nature ?

Le diagnostic d'une tumeur de la vésicule présente dans certains cas de très sérieuses difficultés, et bien souvent il faut reconnaître avec Racle, Straus et Fernet, que les caractères indiqués pour diagnostiquer les tumeurs vésiculaires « sont plus théoriques que pratiques », et que leurs symptômes sont parfois tellement identiques avec ceux des autres tumeurs de l'hypocondre droit qu'il est alors impossible de trancher le diagnostic autrement que par l'incision exploratrice. Ces réserves faites, les tumeurs de l'hypocondre droit, qui peuvent être confondues avec des tumeurs de la vésicule, ont pour origine le foie, l'intestin, l'estomac, le pancréas, le rein, le péritoine, la paroi abdominale.

Les tumeurs du foie sont : les kystes hydatiques, les abcès, le cancer et certaines anomalies de l'organe.

Le *kyste hydatique* est presque indolore, résistant, élastique, plus ou moins régulièrement arrondi, relié au foie par une large base, et suivant cet organe dans les mouvements de la respiration. La tumeur se développe lentement sans altération notable de la santé et peut s'accompagner de symptômes assez particuliers, qu'il importe de rechercher : la douleur de l'épaule droite, les troubles digestifs, le dégoût des aliments gras, les éruptions d'urticaire, la pleurésie droite Il est enfin un signe, qui en l'espèce est pathognomonique et dont la recherche ne doit jamais être négligée : c'est le frémissement hydatique ; malheureusement sa constatation est tout à fait exceptionnelle.

Le plus souvent, le diagnostic est facile entre un kyste hydatique et un néoplasme de la vésicule ; toutefois il est des cas exceptionnels avec lesquels il faut toujours compter en clinique et qui peuvent rendre le diagnostic très hésitant. Ainsi les variations de volume que nous avons signalées dans quelques cas de tumeurs de la vésicule, peuvent s'observer dans le kyste hydatique ; il peut déterminer des phénomènes douloureux et inflammatoires ; les troubles digestifs existent dans les deux affections ; enfin l'ictère peut reconnaître pour cause une oblitération hydatique des voies biliaires ; ce sont là, en somme, autant de causes d'erreur. De plus, il n'est pas rare qu'un certain nombre de signes énumérés précédemment, et non des moins importants, fassent défaut.

L'*abcès du foie* ne saurait être confondu qu'avec les cas où des accidents fébriles viennent compliquer une néoplasie vésiculaire. Le diagnostic d'abcès est fort probable lorsqu'il existe une douleur fixe dans la région du foie, avec augmentation de volume de l'organe et fièvre rémittente à exaspérations vespérales. Au surplus, dans les antécédents du malade, on retrouve des accidents d'hépatite consécutive à la dysenterie, et l'affection frappe presque toujours un sujet ayant vécu dans les pays chauds.

Lorsque le *cancer du foie* a la physionomie clinique ordinaire, il est difficile qu'on le confonde avec les tumeurs de la vésicule biliaire ; cependant le cancer nodulaire peut, dans certains cas, prêter à confusion. On se rappellera que le cancer de la vésicule donne naissance à une tumeur dure, inégale, bosselée, située dans l'hypocondre droit à la partie moyenne du rebord costal et en somme assez nettement limitée, tandis que dans le cancer nodulaire il est rare que la lésion soit représentée par un noyau cancéreux unique, occupant le siège exact de la vésicule ; le plus souvent ce sont des bosselures multiples réparties sur une large surface. Il est cependant des cas où le diagnostic est impossible entre les tumeurs de la vésicule et les néoplasmes malins du foie, et nous trouvons dans la littérature médicale un certain nombre d'observations où l'autopsie seule permit d'élucider le diagnostic.

Les *lobes flottants du foie* sont d'un diagnostic très difficile avec les tumeurs de la vésicule, d'autant plus qu'ils sont assez rares, que ce sont des tumeurs siégeant le plus souvent au contact de la vésicule, et rappelant par leur forme la vésicule augmentée de volume. Leur marche lente, leur surface le plus souvent lisse, régulière, la conservation d'un état général relativement satisfaisant, la coexistence d'accidents de cholélithiase, sont des caractères favorables à l'hypothèse d'un lobe flottant. Toutefois, dans la plupart des observations rapportées, le diagnostic ne put être fait qu'après l'ouverture de la cavité abdominale.

Les troubles de compression pylorique qui accompagnent certaines tumeurs de la vésicule peuvent rendre le diagnostic fort difficile entre ces tumeurs et les *néoplasies du pylore*. Dans un cas de Czerny que nous rapportons, la tumeur ne pouvait pas être délimitée nettement vers l'estomac ; il y avait dilatation stomacale, bruit de clapotement ; le chirurgien porta le diagnostic de cancer du pylore : il s'agissait d'une tumeur vésiculaire, pour laquelle il pratiqua la gastro-entérostomie dans le but de remédier aux troubles fonctionnels.

Assez récemment, à la Société de Chirurgie de Paris (octobre 1899), dans une discussion sur les sténoses pyloriques, H. Hartmann admettait que le diagnostic entre la vésicule biliaire et une tumeur pylorique est possible, si on pratique l'examen de la façon suivante : on note d'abord le siège exact de la tumeur, puis on délimite la situation de l'estomac à la percussion simple et au phonendoscope ; on fait ensuite absorber au malade un mélange effervescent qui, parvenu dans l'estomac, le dilate. Si la tumeur est constituée par la vésicule, elle ne change pas de situation ; si, au contraire, elle appartient au pylore, elle remonte et se cache plus ou moins sous les fausses côtes. La percussion de l'estomac, pratiquée déjà et renouvelée, montre que la tumeur siège au niveau de la réunion de la grande et de la petite courbure.

Ce mode de diagnostic ne donnera de résultats, ainsi que le faisait remarquer Tuffier, que si le pylore est mobile ; mais le pylore peut être fixé par des adhérences, et alors on peut rester dans l'incertitude la plus grande.

Les *tumeurs de l'intestin* pouvant simuler des tumeurs de la vésicule biliaire sont de nature cancéreuse ou stercorale.

Il est fort difficile de distinguer le cancer du gros intestin, siégeant à la réunion du côlon ascendant et du côlon transverse, d'un néoplasme de la vésicule, étant donné que ce dernier, en se développant, peut se propager vers le côlon et déterminer des troubles fonctionnels analogues à ceux du cancer primitif de l'intestin. Cependant l'apparition précoce d'accidents d'obstruction, alors que la tumeur est encore à peine perceptible, l'existence de débâcles alternant avec la constipation, la présence de sang dans les selles, constituent des symptômes favorables à une néoplasie intestinale. En somme, le retentissement du côté de l'intestin est beaucoup plus marqué, et les symptômes sont plus précoces dans le cancer primitif de l'intestin.

Les *tumeurs stercorales* s'observent rarement dans la partie du côlon qui avoisine le foie ; elles siègent de préférence au niveau du cæcum ou au niveau de l'S iliaque ; elles surviennent chez des sujets dont la constipation est habituelle et devient opiniâtre avec un état général qui se conserve assez bon, ce qui exclut déjà l'idée de lésion organique de la vésicule ; la masse fécale a une consistance pâteuse, elle se laisse déformer par les pressions ; enfin l'efficacité des grands lavements et des purgatifs lève en général tous les doutes.

Lorsque le *rein flottant* revêt sa physionomie clinique ordinaire, le diagnostic ne saurait être douteux ; mais il n'en est pas toujours

ainsi, et il est des cas complexes où tout concourt à induire en erreur.
C'est ainsi que des accidents ictériques peuvent être observés au
cours d'un rein mobile. Cependant on a quelques chances d'arriver
à un diagnostic vrai en se basant sur le siège différent qu'occupent
en général la tumeur rénale et la tumeur cholécystique, sur les
caractères de leur mobilité et surtout sur les connexions intimes de
la tumeur vésiculaire avec le foie. Il faut savoir cependant que ces
rapports peuvent manquer, c'est ainsi que l'interposition d'une zone
sonore entre le foie et une tumeur de l'hypocondre fit éliminer à tort
l'idée de tumeur vésiculaire et diagnostiquer un rein flottant; d'autre
part, par suite d'adhérences, un rein ectopié a pu présenter dans certains cas avec le foie les mêmes rapports qu'une vésicule. On pourrait
se baser encore, mais avec bien moins de certitude, ainsi que le fait
remarquer le professeur Tillaux, sur les renseignements fournis par
l'inspection, la palpation, la percussion de la région lombaire correspondant à la tumeur dans le cas de rein mobile et sur les caractères spéciaux de la douleur provoquée par la pression au cas de rein flottant.

Le diagnostic avec les *tumeurs du rein* ne présente pas en général
de bien sérieuses difficultés, parce que ces tumeurs s'accompagnent
le plus souvent de troubles fonctionnels très spéciaux et qu'elles siègent surtout au niveau du flanc droit, cependant nous avons constaté
l'existence simultanée d'une tumeur de la vésicule et d'une tumeur
du rein.

De même, de l'*hydronéphrose* pourrait être confondue avec certaines tumeurs à contenu liquide; mais étant donnés les caractères de
la tumeur hydronéphrétique, son évolution, les troubles urinaires qui
l'accompagnent ou l'ont précédée, la confusion n'est guère possible.

Certaines *affections du péritoine* peuvent être prises aussi pour
des tumeurs de la vésicule. Nous ne parlons pas ici des foyers de
péritonite enkystée sous-hépatique, qui généralement s'accompagnent d'un cortège d'accidents aigus, n'ayant aucun rapport avec les
accidents à marche chronique des néoplasmes de la vésicule; nous
avons en vue surtout les tumeurs proprement dites rares très formées par le péritoine péri-hépatique.

Nous tenons à rappeler cependant le cas curieux signalé par Routier dans la *Revue de Chirurgie* de 1893 (p. 142). Le chirurgien avait
constaté à l'examen une tumeur qu'il avait considérée comme la
vésicule distendue. Au cours de la laparotomie, il constata que la
tuméfaction était un *lipome* descendant de la faux du péritoine. En
arrière du lipome, au siège normal de la vésicule, il existait une

masse blanche, fibreuse, constituée par des adhérences au milieu desquelles se trouvait la vésicule atrophiée. Ces faits très rares sont d'un diagnostic pour ainsi dire impossible.

Les *tumeurs du mésentère* ont pour siège la région ombilicale, elles sont recouvertes d'une zone sonore, sont séparées de la région hépatique par une zone également sonore et ne suivent pas les mouvements du foie dans l'acte respiratoire.

Les *tumeurs du grand épiploon* sont mates à la percussion dans toute leur étendue, et cette matité est séparée de celle du foie par une zone sonore ; elles sont en général mobiles, se laissent déplacer transversalement et aussi de bas en haut, mais dans de faibles limites de haut en bas, en raison de l'insertion de l'épiploon à l'estomac qui est relativement fixe (Tillaux).

Malgré les caractères distinctifs que nous venons d'attribuer aux tumeurs du mésentère et du grand épiploon, des erreurs sont encore possibles dans le cas par exemple où une tumeur vésiculaire a conservé un certain degré de mobilité et se trouve séparée du foie par une zone de sonorité.

Les *tumeurs du petit épiploon*, exceptionnelles il est vrai, nous paraissent être d'un diagnostic impossible étant données leurs connexions intimes avec le foie et la vésicule, qu'elles peuvent englober dans leur épaisseur (observation de Ricard citée dans nos tableaux statistiques).

Les *tumeurs de la paroi abdominale* siégeant au niveau de l'hypocondre droit ne doivent pas être confondues avec les tumeurs de la vésicule biliaire. Ces tumeurs sont des fibromes, des sarcomes souspéritonéaux, des lipomes, des kystes hydatiques. Elles ont pour caractères pathognomoniques : leur mobilité pendant le relâchement des muscles des parois abdominales, leur fixité pendant la contraction de ces muscles. Mais où surgit la difficulté, c'est lorsqu'une tumeur, partie de la vésicule, adhère à la paroi : alors elle participe aux mouvements de cette paroi et elle n'obéit plus aux mouvements physiologiques du foie. C'est la marche de la maladie, l'état général du sujet, l'existence d'accidents biliaires, qui permettront alors de formuler le diagnostic.

Lorsqu'on est arrivé au diagnostic probable de tumeur de la vésicule biliaire, il faut essayer de déterminer la *nature* de la tumeur vésiculaire. Or, dans le cas de néoplasme de la vésicule, la tumeur est le plus souvent solide, et parmi les tumeurs solides il n'y a d'hésitation qu'entre le cancer et la tumeur calculeuse, constituée par la seule présence de calculs dans la vésicule sclérosée.

La *tumeur calculeuse* est une tumeur circonscrite, bien limitée, arrondie ou pyriforme, de consistance dure, présentant des bosselures qui donnent la sensation de noisettes contenues dans un sac (J.-L. Petit); elle est douloureuse à la palpation; en la malaxant on peut entendre un bruit semblable à celui que feraient des noisettes enfermées dans un sac; cette sensation, bien rarement perçue, résulte de la collision des calculs entre eux. Ces caractères particuliers s'ajoutent bien entendu aux caractères communs à toutes les tumeurs de la vésicule.

Le *cancer de la vésicule* a une consistance très irrégulière, à côté de points durs existent des points ramollis ; il n'est point mobile, présente une grande sensibilité à la pression et est le siège de douleurs lancinantes spontanées. Il augmente rapidement de volume et les signes de la cachexie sont précoces.

Ces caractères différentiels sont souvent insuffisants et nous avons pu constater dans les observations réunies pour ce travail, qu'il y a des cas nombreux où, le diagnostic de cholélithiase ayant été posé, on put vérifier à la laparotomie, que la vésicule renfermait bien en effet des calculs, mais qu'il existait déjà un début de néoplasme que rien n'avait pu faire prévoir. Il y a même des cas dans lesquels la vésicule fut abouchée à la paroi, et traitée comme une vésicule calculeuse; ce fut l'évolution ultérieure des lésions qui permit de constater qu'on s'était trouvé en présence d'un néoplasme, qui avait tout d'abord passé inaperçu.

Enfin nous avons relevé plusieurs observations dans lesquelles des accidents fébriles survenant chez un sujet dont la vésicule biliaire était dilatée et qui présentait des antécédents de lithiase, firent penser à une cholécystite suppurée calculeuse, alors que l'opération démontra l'existence d'accidents fébriles liés à l'évolution d'un néoplasme de la vésicule, voire même de kystes hydatiques du foie, infestés par le sang.

Ce sont là des erreurs de diagnostic difficiles à éviter; peut-être pourrait-on cependant les prévenir en se basant sur l'évolution rapide de la tumeur vésiculaire, sur la cachexie concomitante, l'âge avancé du sujet et l'existence d'accidents antérieurs de cholélithiase?

Les néoplasmes siégeant sur le trajet des canaux hépatique et cholédoque déterminent des accidents de rétention biliaire, qui sont communs à toutes les variétés d'oblitération des canaux excréteurs de la bile.

Les calculs et les corps étrangers enclavés dans l'hépatique ou le cholédoque, les compressions par une tumeur de voisinage, telles une tumeur développée dans la tête du pancréas, une tumeur née des ganglions du hile du foie, et même le cancer du foie dans certaines conditions spéciales sur lesquelles nous allons insister, aboutissent aux mêmes troubles fonctionnels, au même tableau symptomatique.

L'oblitération par *calcul* pourrait cependant être soupçonnée par les accidents de lithiase qu'on rencontre souvent dans les antécédents du malade. L'apparition d'un ictère chronique, survenu à la suite d'une crise violente de colique hépatique, est en faveur de l'oblitération calculeuse. D'autre part l'obstruction par calcul est de beaucoup la plus fréquente; enfin lorsque l'oblitération du cholédoque est le fait d'un calcul, la vésicule est le plus souvent atrophiée; dans les oblitérations de toute autre nature, elle est dilatée et distendue. Nous savons cependant les relations qui unissent la lithiase et le cancer, et il est fort possible que l'on rattache à une oblitération calculeuse les accidents développés par un néoplasme né sur un terrain préparé par la lithiase.

Des diverses *tumeurs* qui peuvent comprimer le cholédoque, celles qui ont pour point de départ la tête du pancréas sont les plus fréquentes; elles sont d'un diagnostic bien difficile avec les néoplasmes primitifs des canaux biliaires, car en dehors des symptômes d'ictère chronique toujours progressif, avec dilatation notable de la vésicule biliaire, avec amaigrissement et cachexie rapides, les quelques symtômes spéciaux qu'on attribue au cancer du pancréas n'ont qu'une importance secondaire (Bard et Pic[1]). Cependant le professeur Jaccoud[2] insiste sur l'amaigrissement rapide du malade, la présence du sucre dans l'urine, les selles graisseuses, la pigmentation bronzée de la peau, la sécheresse de la bouche, la sensation de sable dans l'arrière-gorge. Ajoutons que les renseignements fournis par l'examen physique du malade sont bien incertains : de même que nous l'avons signalé pour le cancer des voies biliaires, la perception par la palpation d'une tumeur pancréatique est chose rare (Bard et Pic, Da Costa, Quénu).

Nous avons dit que le cancer du foie pouvait dans certaines conditions simuler un néoplasme primitif des canaux biliaires. Voici le

<hr>

(1) Bard et Pic. *Revue de médecine*, Paris, 1888, t. VIII, p. 257.
(2) Jaccoud. *Cliniques de la Pitié*, Paris, 1886, p. 149.

cas auquel nous faisons allusion; il est cité par Gilbert dans les
Archives de Médecine, Paris, 1895. Il s'agit d'une malade qui présentait des douleurs, de l'ictère, des hémorragies, phénomènes exceptionnels dans un cancer primitif du foie. Cet organe était lisse et
volumineux. A l'autopsie, on trouva un volumineux bourgeon cancéreux, parti d'une masse intra-hépatique, qui descendait dans les
canaux hépatique et cholédoque jusque près du duodénum. On était
en présence de cette variété que Gilbert désigne sous le nom de
cancer des voies biliaires par effraction dans le cancer primitif du
foie. Le bourgeon avait probablement imprimé à la maladie sa physionomie spéciale. Des fragments détachés pouvaient irriter les
parois du canal et déterminer des accidents douloureux qui furent
pris pour de la lithiase biliaire; l'ictère était déterminé par l'obstruction des voies biliaires.

En somme, il est presque impossible, étant données les diverses
causes d'erreur que nous venons d'analyser, d'affirmer l'existence
d'un néoplasme primitif des voies biliaires ; la laparotomie exploratrice seule permettra dans la plupart des cas de lever des doutes.

Nous ne dirons qu'un mot du diagnostic des oblitérations du
canal cystique, qui peuvent être déterminées par un calcul, par des
adhérences péritonéales et par un néoplasme. Le néoplasme primitif
de ce conduit est exceptionnel, aussi n'y songe-t-on pas généralement, et l'on porte le diagnostic de calcul, qui est de beaucoup plus
probable, surtout chez un sujet qui, dans ses antécédents, présente
les accidents de la lithiase biliaire.

Traitement.

Il n'existe pas de traitement médical du cancer des voies biliaires.
Le traitement chirurgical, quelquefois *curatif*, trop souvent *palliatif*,
est le seul auquel nous puissions avoir recours, bien que les résultats
obtenus, ainsi que nous le verrons plus loin, soient assez peu encourageants.

Conservant la division que nous avons adoptée dans les chapitres
précédents, nous allons étudier les indications opératoires et les
opérations variables selon que la tumeur occupe la vésicule, le canal
cystique, ou les gros troncs biliaires hépatique et cholédoque.

Mais avant d'aller plus loin, il est indispensable de signaler qu'il
existe de très nombreux cas où le chirurgien s'est contenté de faire

la laparotomie exploratrice, parce que les lésions trop étendues ne permettaient pas l'opération radicale. Nous n'insisterons pas sur ces faits qui nous entraîneraient, bien au delà des limites de ce travail.

Occupons-nous d'abord des cas où la tumeur a pour siège la *vésicule biliaire* ou le *canal cystique*.

Les opérations pratiquées en pareille circonstance peuvent être groupées en : *Opérations curatrices* ayant pour but l'extirpation totale du néoplasme et la guérison radicale des lésions ; et *opérations palliatives*, qui, d'un avis général, sont déplorables, mais peuvent être rendues nécessaires par certaines conditions spéciales que nous étudierons ultérieurement.

Les opérations curatrices sont : la *cholécystectomie partielle*, la *cholécystectomie totale*, et la *cholécystectomie avec résection du foie*.

Ces opérations ont une contre-indication formelle ; c'est, comme pour tout cancer, la généralisation du néoplasme, l'envahissement des viscères voisins ou éloignés.

La *cholécystectomie partielle* est une opération mauvaise, inutile. Lorsqu'il s'agit de néoplasie maligne, et c'est cette variété qu'on observe le plus souvent dans la vésicule, à quoi bon user des opérations parcimonieuses, incomplètes, qui fatalement seront suivies de récidive ; ce qu'il faut, c'est recourir aux opérations qui dépassent largement les limites du mal, et encore nous verrons combien sont fréquentes les récidives. Du reste la cholécystectomie partielle n'a point été souvent employée car, dans notre statistique, nous n'en relevons qu'un cas de Czerny.

La *cholécystectomie totale* est ici l'opération de choix ; plus tôt elle sera pratiquée, plus grandes seront les chances de succès ; malheureusement, il est souvent difficile de dépister la maladie à ses débuts ; il est parfois même impossible de se prononcer sur la nature des lésions, pièces en mains, et la cholécystectomie est le plus souvent pratiquée trop tardivement, lorsque l'infiltration néoplasique a déjà dépassé les parois de la vésicule.

Nous pensons qu'en présence d'accidents douteux du côté de cet organe, lorsqu'il s'agit d'un sujet âgé, présentant dans ses antécédents des manifestations de la lithiase biliaire, l'idée de cancer doit se présenter ; or, mieux vaut enlever une vésicule atteinte de cholécystite chronique, que de méconnaître un cancer à son début.

Il y a toutefois une condition nécessaire à la réalisation de cette opération, c'est la perméabilité du canal cholédoque ; sans quoi on s'exposerait à l'apparition des plus sérieuses complications. En cas d'oblitération du cholédoque, mieux vaudrait s'abstenir de toute intervention, ou avoir recours à l'une quelconque des interventions

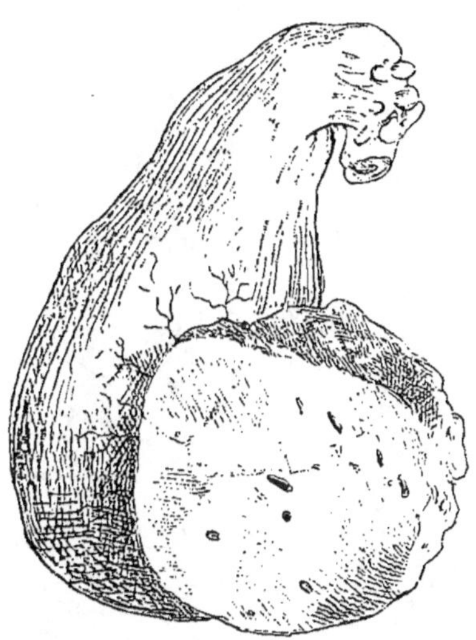

Fig. 43. — Cholécystectomie avec résection du foie, pour néoplasme de la vésicule propagé à la glande hépatique, d'après Ullmann (Revue de gynécologie. Paris, 1897).

palliatives, dont il sera bientôt question. Il en sera de même lorsque la cholécystectomie ne pourra pas être pratiquée du fait des adhérences unissant la vésicule aux viscères voisins, à l'estomac, à l'intestin, et que son extirpation exposerait à la déchirure étendue de ces organes, ou à des complications opératoires graves.

. L'un de nous cherchant à extirper une vésicule intimement soudée aux parties voisines s'est trouvé aux prises avec de très sérieuses difficultés, et a été dans l'impossibilité absolue de faire une opération complète.

En somme nous trouvons dans la généralisation des lésions, dans l'étendue des désordres locaux, dans l'oblitération du cholédoque, des contre-indications très nettes à la cholécystectomie.

Cependant les limites de l'intervention ont été reculées depuis que la résection du foie est entrée dans le domaine chirurgical, et aujourd'hui on n'hésite pas à pratiquer la résection des portions de parenchyme hépatique attenant à la vésicule et envahies par le néoplasme (fig. 43 et 44). Mais il est évident que la résection complique singulièrement l'acte opératoire, malgré les procédés perfectionnés qui sont

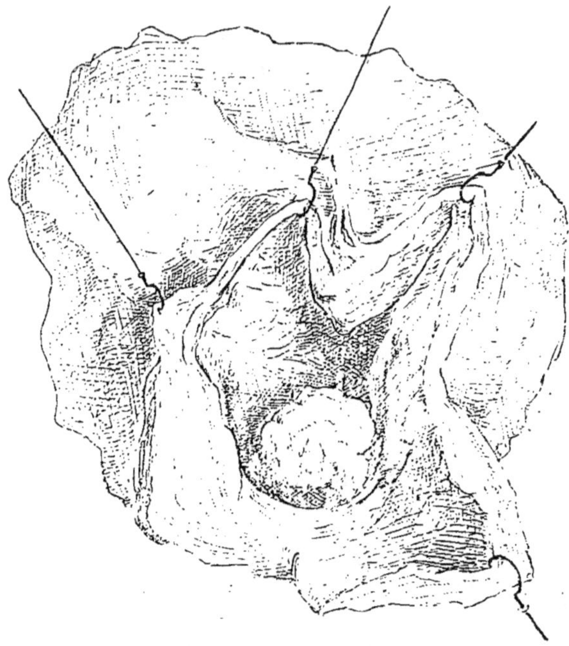

Fig. 44. — Tumeur de la vésicule propagée au foie. Cholécystectomie et résection d'une portion volumineuse du foie. (Durel, Congrès français de Chirurgie. 1898.)

à notre disposition, aussi les interventions sanglantes de ce genre sont-elles contre-indiquées chez des sujets débilités, affaiblis par la maladie. Ces opérations ne doivent être pratiquées que dans les cas où la lésion locale n'est pas trop étendue, quand on peut en dépasser largement les limites, et qu'il n'y a pas de foyers de dissémination dans le reste du foie. Et encore dès que le tissu du foie est touché, le pronostic devient d'une extrême gravité.

En résumé, la cholécystectomie partielle doit être rejetée, parce que toute opération incomplète dans le cancer, devient une opération inutile. Tandis que la cholécystectomie totale est l'opération de choix, applicable aux cas où la néoplasie n'a pas dépassé les limites de la vésicule, et où les adhérences aux organes voisins ne rendent pas l'opération impraticable; plus elle sera précoce, meilleurs seront les résultats au point de vue de l'avenir.

Enfin la cholécystectomie avec résection du foie a reculé les limites de l'intervention chirurgicale; mais elle ne saurait être applicable qu'aux cas où l'envahissement du foie est bien circonscrit au pourtour de la vésicule.

La cholécystectomie avec ou sans résection du foie ne doit être pratiquée que lorsque les viscères sont indemnes de toute généralisation et quand la perméabilité du cholédoque est assurée.

Nous ne reviendrons pas dans ce chapitre sur les divers procédés de résection du foie, applicables aux cas auxquels nous venons de faire allusion; ils ont été décrits très longuement dans une étude précédente sur les tumeurs du foie, et nous ne pourrions que répéter sans y rien ajouter ce que nous avons déjà dit [1].

Nous n'insisterons pas non plus sur le manuel opératoire de la cholécystectomie, nous réservant de décrire ultérieurement cette opération d'une façon complète, dans un chapitre d'ensemble sur les diverses opérations pratiquées sur les voies biliaires.

Nous parlerons seulement de quelques points spéciaux relatifs à l'ablation des tumeurs de la vésicule; dans notre statistique, on constate que souvent la cholécystectomie fut précédée de la ponction de la vésicule avec évacuation de son contenu, quelquefois purulent; puis de l'incision de l'organe avec extraction des calculs qu'il renfermait dans presque tous les cas; c'est alors seulement que reconnaissant l'existence d'un néoplasme, on se décida à pratiquer la cholécystectomie.

D'autres fois la nature des lésions est tellement évidente, que la cholécystectomie peut être pratiquée d'emblée sans ouverture préalable de la vésicule, ce qui est toujours préférable. Le premier soin du chirurgien sera d'isoler la vésicule, de la séparer d'avec les organes voisins, ce qui n'est pas toujours aisé. La vésicule une fois détachée ne tient plus que par un pédicule plus ou moins long, représenté par le canal cystique, qui parfois est lui-même cancéreux sur une assez grande étendue; la ligature sera donc portée sur le cystique le plus loin possible au delà des parties atteintes.

---

(1) F. Terrier et M. Auvray. *Les tumeurs du foie* (Revue de chirurgie, Paris, 1898, p. 403-706 et 831). — M. Auvray. *Étude sur les divers procédés de résection du foie, avec la description d'un procédé nouveau*, Paris, 1897.

Comme dans tout cancer, l'envahissement des ganglions voisins existe à une époque plus ou moins avancée de la maladie ; l'opération pour être aussi radicale que possible doit donc être accompagnée de l'extirpation des ganglions, si ceux-ci sont envahis. Le fait est signalé dans une des observations que nous rapportons de Czerny ; mais il n'est pas toujours possible d'enlever la totalité des ganglions dégénérés ; ce qui arriva chez un autre opéré du même chirurgien. C'est qu'en effet les ganglions sont situés sur le trajet des gros

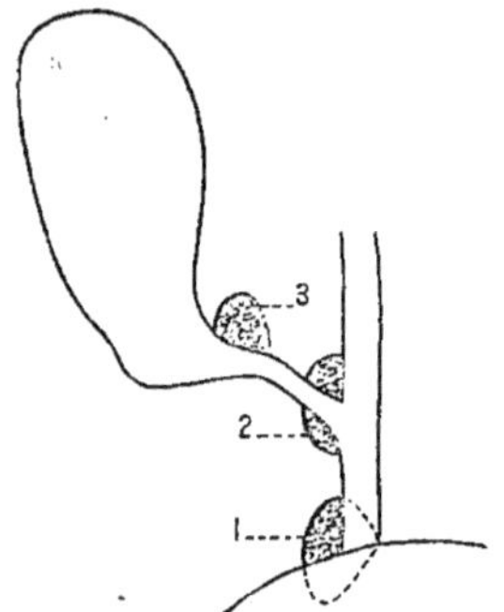

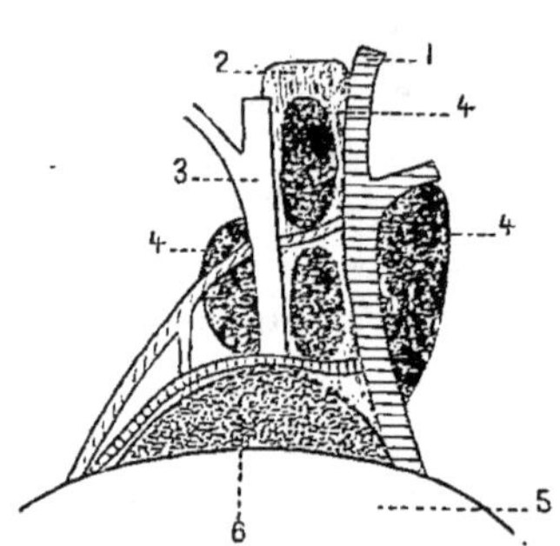

Fig. 45. — Schéma des trois principales masses de ganglions lymphatiques péribiliaires (d'après Quénu). — 1. masse rétro-duodénale ; 2, ganglions du carrefour biliaire ; 3, ganglions du col de la vésicule.

Fig. 46. — Ganglions pericholédochiens (d'après Quénu). — 1, artère hépatique ; 2, veine porte ; 3, canal cholédoque ; 4, ganglions lymphatiques péricholédochiens ; 5, première portion du duodénum ; 6, pancréas.

canaux du système porte et du système biliaire, et leur adhérence aux parois de ces canaux est fréquente.

Nous reproduisons dans les figures 45 et 46, empruntées à Quénu [1], la disposition des masses ganglionnaires péri-biliaires. On comprendra mieux combien est périlleuse l'énucléation de ces ganglions qui affectent les rapports absolument intimes avec les gros canaux vasculaires et biliaires du hile du foie et de l'épiploon gastro-hépatique.

Dans une des rares observations où cette extirpation de ganglions ait été tentée (il s'agissait de tuberculose ganglionnaire), E. Rochard [2] perdit sa malade d'une hémorragie post-opératoire, conséquence d'une lésion de la veine porte.

Il est bon de signaler l'accident qui arriva à Czerny au cours d'une

(1) Quénu. *Revue de Chirurgie*. Paris, n° 7, juillet 1895, p. 568-576.

(2) Florand. *Bulletins de la Société médicale des Hôpitaux*. Paris, janvier 1899, p. 30.

cholécystectomie pour cancer : c'est l'ouverture du canal hépatique
au moment de la section du canal cystique. Le chirurgien se décida à
suturer la double plaie faite au canal avec des fils de catgut, ce qui
ne fut pas facile en raison de la minceur des parois ; on ne parvint
pas à empêcher un léger suintement de la bile. Il s'établit consécutivement une fistule, qui fut bientôt fermée et au point de vue
opératoire les suites furent bonnes.

Après l'ablation de la vésicule, un drainage soigné devra être
établi au niveau du moignon formé par le canal cystique et il sera
bon de se servir de l'épiploon pour isoler la région vésiculaire du
reste de la cavité péritonéale.

La lecture des observations nous a prouvé qu'il était fréquent de
voir s'établir une fistule à la suite de l'opération ; cette fistule peut
s'oblitérer dans un délai plus ou moins rapproché, mais elle peut
aussi persister indéfiniment.

L'histoire thérapeutique des néoplasies du canal cystique ne
saurait être séparée de celle des néoplasies de la vésicule ; elles sont
le plus souvent, en effet, le résultat d'une propagation du néoplasme
vésiculaire au canal cystique ; c'est alors le traitement du cancer de
la vésicule qui est applicable, c'est-à-dire la cholécystectomie avec
ligature du cystique placée le plus loin possible au delà des lésions.
Lorsqu'on est en présence d'un néoplasme isolé du canal cystique,
indépendant de la vésicule, ce qui est très exceptionnel (nous n'en
trouvons en effet dans nos observations aucun exemple traité chirurgicalement), le mieux serait de laisser de côté les opérations partielles, incomplètes, et de recourir à l'opération qui est ici encore
l'opération de choix, la cholécystectomie avec résection étendue du
cystique ou *cysticectomie secondaire*.

Nous arrivons maintenant à l'étude des opérations *palliatives* pratiquées dans les cas de cancer de la vésicule biliaire.

Avec la plupart des auteurs, nous considérons qu'il ne faut avoir
recours à ces opérations palliatives, ou pour mieux dire, à la *cholécystostomie*, qui est pour ainsi dire la seule praticable, que tout à
fait exceptionnellement. Lorsque, au cours d'une laparotomie
exploratrice, on découvre un néoplasme de la vésicule trop étendu
pour permettre la cholécystectomie, qui est la seule opération vraiment applicable au cancer, le mieux est de s'abstenir de toute intervention, car il y a avantage, chez des sujets déjà cachectiques, à
éviter le choc résultant d'une opération toujours délicate, d'autant

plus difficile à mener à bonne fin qu'on opère sur des tissus plus ou moins infiltrés par la néoplasie.

Il est cependant des cas où les troubles fonctionnels (ictère, douleurs, troubles infectieux concomitants, accidents de compression intestinale) sont devenus une indication formelle aux opérations palliatives.

Dans un fait publié par Czerny, où les troubles digestifs, déterminés par l'adhérence d'un cancer de la vésicule au tube intestinal, faisaient songer à un néoplasme du pylore, la *gastro-entérostomie* dut être pratiquée. C'est là une opération palliative qui, dans des cas analogues, serait parfaitement justifiée ; elle est rare, toutefois, puisque dans notre statistique nous ne relevons que ce seul fait de Czerny.

De même, la *cholécystostomie* a trouvé une indication dans l'existence d'accidents ictériques, prononcés. Normalement l'ictère survenant au cours d'une néoplasie vésiculaire, n'est pas assez intense pour créer une contre-indication à la cholécystectomie, mais dans certains cas, l'imperméabilité concomitante du cholédoque, déterminée par la tumeur vésiculaire elle-même, par une masse de ganglions dégénérés, par une greffe néoplasique, qui s'est faite secondairement sur les parois de ce canal, devient une indication à l'abouchement de la vésicule à la paroi et une contre-indication à la cholécystectomie lorsque celle-ci est praticable ; c'est la seule façon de remédier aux troubles déterminés par la rétention biliaire.

Parfois aussi les accidents infectieux qui peuvent accompagner le cancer de la vésicule, dans certains cas même, l'évolution vers la paroi abdominale d'un phlegmon à point de départ vésiculaire (cas de Czerny), ont créé une indication nette à la *fistulisation de la vésicule ;* dans cette dernière hypothèse, ce n'est même plus une cholécystostomie que le chirurgien pratique, mais une simple *cholécystotomie,* sur une vésicule adhérente à la paroi. Dans ces cas, on verra céder du même coup, après l'opération, les phénomènes douloureux et les phénomènes infectieux.

Indépendamment des observations où la cholécystostomie est justifiée par l'existence des troubles fonctionnels dont il vient d'être question, nous trouvons dans notre statistique un certain nombre de faits dans lesquels cette opération fut pratiquée sur une vésicule qu'on ne supposait pas atteinte de cancer, et qui semblait présenter simplement des accidents de cholécystite plus ou moins aigüs. On a traité la cholécystite par l'abouchement de la vésicule à la paroi ; on a extrait de sa cavité des calculs dans presque tous les cas, et souvent des débris suspects provenant de la muqueuse qui la tapissait. C'est l'examen histologique de ces débris qui, pratiqué dans les jours suivants, a révélé la valeur néoplasique des lésions, restée douteuse au moment de l'opération. Ailleurs, c'est l'évolution ultérieure de la maladie qui a permis de reconnaître la nature néoplasique des altérations de la vésicule.

Il y a même un certain nombre de cas qui, tout d'abord traités par la cholécystostomie, furent ultérieurement l'objet d'une cholécystectomie. C'est ainsi que Czerny, sur une femme de cinquante et un ans, retirait de la vésicule cinquante-huit calculs, trouvait la muqueuse vésiculaire très ulcérée, recouverte de végétations, portait le diagnostic de cholécystite chronique ulcéreuse avec cholélithiase, et se contentait de pratiquer la cholécystostomie ; secondairement, en présence d'accidents persistants, il pratiquait la cholécystectomie et enlevait une vésicule très épaisse, infiltrée de cancer.

Kehr, sur une femme de cinquante-six ans, ouvrait la vésicule biliaire, évacuait deux cent vingt-six calculs, le liquide qu'elle contenait, et terminait par la cholécystostomie. Il s'établit consécutivement une fistule, par laquelle se fit un écoulement abondant de mucus ; pour tenter la suppression de l'écoulement, on pratiqua une seconde opération ; la vésicule fut mise à nu ; sa paroi était très épaissie ; plusieurs ganglions volumineux résidaient au voisinage de la veine porte ; on pensa au carcinome et on pratiqua la cholécystectomie. L'examen histologique démontra qu'il s'agissait bien de cancer.

En dehors des cas auxquels nous venons de faire allusion, la cholécystostomie ne saurait être pratiquée utilement, et nous répétons avec la plupart des auteurs, qu'il est préférable lorsqu'il n'y a pas d'indication formelle à cette opération de se borner à une simple laparotomie exploratrice.

Telles sont les opérations curatives et palliatives appliquées au traitement des néoplasies de la vésicule biliaire ; nous en apprécierons les résultats à la fin de ce travail ; reste à discuter le traitement chirurgical des néoplasmes siégeant sur les canaux hépatique et cholédoque.

L'histoire chirurgicale du canal hépatique est courte, surtout en ce qui concerne les tumeurs de ce conduit, qui du reste sont fort rares. Dans notre statistique, nous ne trouvons pas d'exemple d'un néoplasme isolé de l'hépatique traité chirurgicalement. Il est bien évident que, si l'on était en présence d'une tumeur bien limitée au canal hépatique, sans trop d'adhérences aux parties voisines, l'opération idéale serait la *résection* de la portion du canal atteinte, suivie de l'*hépatostomie* ou de l'*hépato-entérostomie*, ces deux opérations rendues possibles par la dilatation des canaux biliaires en arrière de l'obstacle.

C'est ce qu'Ullmann tenta de faire en 1897, dans un cas où le canal hépatique était englobé dans un néoplasme de la vésicule propagé également au foie. Il fit la cholécystectomie avec résection du foie, puis la résection de l'hépatique avec ligature de ce canal. Il fixa la surface de résection du foie à la paroi abdominale et, en vue de pratiquer ultérieurement une *hépato-duodénostomie*, il attira le duodénum, ce qui ne se fit pas sans difficulté, et le fixa à la partie inférieure de la plaie. Il s'établit une fistule biliaire de la paroi abdominale. Quatre mois plus tard, comme on songeait à faire l'hépato-duodénostomie, on remarqua que le foie s'indurait et se décolorait au niveau de la plaie : il y avait récidive ; la malade mourut six semaines après, sans qu'on ait pratiqué la seconde opération. En somme, Ullmann avait réséqué l'hépatique, et en fixant la surface de résection du foie à la paroi, il avait fait l'hépatostomie.

Ullmann fait suivre son observation des quelques réflexions suivantes : « Dans les cas de tumeurs limitées, entourant le canal hépatique, je ne vois pas bien pourquoi on n'entreprendrait pas la résection, suivie immédiatement on ultérieurement d'une hépato-duodénostomie. Comme les canaux biliaires s'élargissent rapidement sur la tranche de section, cette hépato-duodénostomie reproduirait certainement les conditions normales et rendrait possible le mélange normal de la bile avec le contenu intestinal. Mais, même si cela ne devait pas se produire, ou si le foie était tellement friable qu'on n'osât se décider à pratiquer pareille anastomose, la résection du canal hépatique n'en resterait pas moins indiquée dans les ablations du cancer. Evidemment la suppression définitive de la bile n'est pas une chose indifférente, et il ne faut pas nier son influence sur la nutrition. Je voudrais cependant attirer l'attention sur les faits observés par Körte. Cet auteur a trouvé que certains individus supportent aisément la privation de bile, alors qu'il n'est pas douteux que d'autres en sont fâcheusement influencés, s'acheminant vers la cachexie malgré une alimentation très riche. Les avis des auteurs diffèrent très notablement à ce sujet; quelques-uns vont jusqu'à prétendre que la bile peut être remplacée par une sorte de sécrétion venant du pancréas. En tout cas, ce qui est remarquable dans notre observation, c'est l'augmentation notable des forces de la malade dans les trois ou quatre premières semaines qui suivirent l'opération. La quantité de bile s'écoulant journellement au dehors variait considérablement ; en moyenne, elle était de 400 à 900 grammes. D'après Krause, la perte de bile peut être compensée pour l'organisme par l'institution d'un régime dans lequel les graisses sont totalement bannies et qui n'autorise que la viande et les hydrates de carbone : c'est ce que nous avons fait dans notre cas ».

L'*Hépatostomie* ou l'*Hépato-entérostomie* pourraient encore être employées à titre palliatif, dans les cas ou l'obstruction adhérente, incurable par un autre procédé, serait très haut située sur l'hépatique.

Quoi qu'il en soit, la question est loin d'être tranchée ; l'opération idéale consisterait évidemment à pratiquer l'hépato-entérostomie, pour éviter la déperdition biliaire qui, le plus souvent, fait courir à l'organisme de réels dangers ; mais c'est un sujet encore à l'étude, et nous ne saurions nous livrer qu'à des hypothèses sur la valeur d'une opération dont la technique n'est point encore réglée et dont on ne rapporte aucun exemple.

Il en est de même des deux opérations dont il nous reste à parler : l'*Hépaticostomie* et l'*Hépatico-entérostomie*. Cette dernière opération n'a pas encore été pratiquée ; mais elle est considérée comme réalisable dans certaines conditions anatomo-pathologiques. La première n'a été exécutée que très exceptionnellement dans les cas de lithiase.

Ces opérations nous paraissent applicables aux cas où, en arrière d'un obstacle (quelle qu'en soit la nature : cancer ou calcul), bas situé sur le canal hépatique, il existe une dilatation considérable du canal, permettant de pratiquer son abouchement soit à la paroi, soit, de préférence, dans la cavité intestinale. En admettant, du reste, que les opérations dont il vient d'être question puissent être réalisées, elles trouveront rarement leur application, étant donnée la rareté des tumeurs du canal hépatique.

Il en est autrement pour les néoplasmes siégeant sur le canal cholédoque ou à son point d'abouchement dans l'intestin au niveau de l'ampoule de Vater. Ils sont plus fréquents, et justiciables d'un certain nombre d'opérations plusieurs fois pratiquées, que nous allons passer en revue. Nous réunissons dans un même chapitre le traitement chirurgical des tumeurs siégeant sur le tronc du canal cholédoque ou au niveau de l'ampoule de Vater, car les indications opératoires sont à peu près les mêmes dans les deux cas.

Évidemment l'opération idéale, dans le cas de tumeur du cholédoque bien limitée, non adhérente ou peu adhérente aux organes voisins, siégeant vers la partie moyenne, toutes conditions malheureusement très rares, serait la *résection* de la portion atteinte : la *cholédochectomie*. Nous n'en relevons aucun exemple pour tumeur dans la littérature médicale ; toutefois cette opération a été pratiquée par Doyen dans un cas de calcul enclavé du cholédoque : M. Baudouin nous rapporte l'observation dans son travail sur les *Opérations nouvelles sur les vois biliaires* [1].

Cet auteur consacre les quelques lignes suivantes aux indications de la cholédochectomie pour tumeur localisée à la partie moyenne du cholédoque : « Il existe, on le sait désormais, de petites tumeurs qui se développent sur le canal cholédoque, à une distance plus ou moins grande de son embouchure dans le duodénum. Si on avait l'occasion d'intervenir rapidement dans les cas, d'ailleurs très exceptionnels, où le néoplasme est limité à la partie moyenne du cholédoque (il siège ordinairement près de la papille), on pourrait peut-être proposer pour ces faits la cholédochectomie typique ou atypique. Malheureusement, bien exceptionnellement, dans les cas favorables à l'intervention et surtout susceptibles de guérison, on se trouvera en présence d'un conduit suffisamment dilaté ».

La *cholédochectomie typique* est la résection d'une portion du canal cholédoque, suivie de la réunion à plein calibre des deux extrémités du conduit sectionné. C'est une opération comparable à l'urétérectomie suivie d'urétérorraphie.

La *cholédochectomie atypique* consisterait en la résection du cholédoque, suivie d'un abouchement du bout central du canal à la peau ; ce serait une variété de cholédochostomie.

Il nous paraît préférable, lorsque les deux bouts du canal sectionné ne peuvent être mis au contact, plutôt que d'aboucher le bout central à la peau, de l'oblitérer par une ligature, et de pratiquer, si l'état de la vésicule le permet, la cholécystentérostomie, ou la cystico-entérostomie. Malheureusement le volume de la tumeur, son siège, son adhérence intime avec les organes voisins, rendent

(1) M. Baudouin. *Institut international de Bibliographie scientifique*, Paris, 1897.

d'ordinaire impossible toute opération radicale, et le chirurgien doit se contenter d'une opération palliative, destinée à remédier aux accidents déterminés par la rétention biliaire ; il faut qu'il donne issue au dehors à la bile, ou que de préférence il l'amène par un chemin détourné dans l'intestin. Un certain nombre d'opérations permettent d'atteindre le résultat désiré ; plusieurs d'entre elles ont été pratiquées et figurent dans nos tableaux statistiques.

Le plus souvent on a eu recours à la vésicule biliaire, ce qui s'explique aisément étant données les dimensions de ce réservoir, qui rendent faciles les manipulations opératoires. Lennander, Polaillon, ont amené la bile au dehors en pratiquant la *cholécystostomie* ; chez le malade de Polaillon, les matières intestinales ont repris à la suite de l'opération leur coloration normale, alors qu'elles étaient complètement décolorés avant l'intervention ; il faut donc qu'après la cholécystostomie la bile ait pu franchir l'obstacle cancéreux. Ce phénomène de la perméabilité rendue aux canaux sténosés, par une opération qui les met au repos fonctionnel, est parfois observé. Ainsi la gastrostomie peut rendre franchissable un cancer de l'œsophage : il y aurait décongestion au niveau du néoplasme.

Dans les cas où la cholécystostomie ne pourrait être réalisée du fait de l'absence ou de l'atrophie concomitantes de la vésicule, on pourrait, selon que la lésion néoplasique siégerait plus ou moins haut sur le cholédoque, faire la *cholédochostomie* ou l'*hépaticostomie* c'est-à-dire l'abouchement du cholédoque ou de l'hépatique à la paroi abdominale.

Ces opérations n'ont point encore été pratiquées, que nous sachions, pour des obstructions néoplasiques du cholédoque ; mais on y a eu recours dans des cas d'oblitération calculeuse de ce conduit ; par conséquent elles seraient justifiées. Cependant les opérations qui ont pour but d'amener la bile au dehors, en abouchant une portion quelconque des voies biliaires à la paroi abdominale (les *stomies cutanées*, comme on les appelle), ne constituent qu'un pis-aller, auxquelles on devra préférer, toutes les fois que la chose sera possible, les *stomies viscérales*, c'est-à-dire les anastomoses des canaux biliaires dilatés avec l'intestin, opérations qui permettent de détourner le cours de la bile sans en priver l'organisme.

C'est dans ce but qu'on a eu recours parfois à la cholécysto-entérostomie et qu'on pourrait également pratiquer la *cystico-entérostomie*, la *cholédocho-entérostomie* ou l'*hépatico-entérostomie*. Ces anastomoses entre les canaux biliaires et l'intestin constituent des opérations très délicates et d'une exécution toujours longue ; aussi, chez des sujets présentant une faible résistance au traumatisme opératoire, l'abouchement de ces canaux à la paroi serait justifié, comme constituant une opération simple et d'une exécution rapide qui, tout en privant l'organisme de la bile, le mettrait à l'abri des accidents dus à la rétention biliaire.

Nécessairement, pour que la cholécystentérostomie puisse être réalisée, il faut que la vésicule existe, et de plus, que le canal cystique soit perméable.

La cystico-entérostomie, la cholédocho-entérostomie et l'hépatico-entérostomie trouveront leur indication dans les contre-indications de la cholécysto-entérostomie. La cystico-entérostomie sera utilisée si l'état de dilatation du canal cystique rend possibles les manœuvres d'anastomose ; elle serait même préférable à la cholédocho-entérostomie, qui est d'une exécution bien difficile.

La cholédocho-entérostomie sera réservée aux cas où le néoplasme étant bas situé sur le canal cholédoque et la cystico-entérostomie impossible, il existera au-dessus de l'obstacle une dilatation du canal rendant réalisable son abouchement dans l'intestin. Si la néoplasie siège, au contraire, en un point élevé du cholédoque, près de l'origine de l'hépatique, c'est sur ce dernier canal dilaté au-dessus de l'obstacle, qu'on devra faire porter l'anastomose entre les voies biliaires et l'intestin.

Nous rapportons seulement dans notre statistique trois cas où la *cholécysto-entérostomie* a été pratiquée. Dans l'observation de Booth et Pech et dans celle de Czerny, l'anastomose fut établie entre la vésicule et une anse de l'intestin grêle, à l'aide du bouton de Murphy ; tandis que Kehr abouchait la vésicule dans le côlon. Évidemment il est préférable d'amener la bile dans l'intestin en un point aussi rapproché que possible de celui où elle est normalement déversée, et l'anastomose avec l'intestin grêle sera toujours recherchée.

La *cholédocho-entérostomie* a été pratiquée une seule fois par Kehr, en 1898. Le chirurgien aboucha le cholédoque dans le duodénum, et compléta son opération par l'ablation de la vésicule contenant du mucus, en arrière du canal cystique oblitéré. Le malade survécut quatorze jours après l'opération, avec persistance des accidents ictériques. L'autopsie n'a malheureusement pas été pratiquée, et l'état des parties après l'opération n'a pu être vérifié.

Nous ne connaissons aucun exemple de *cystico-entérostomie* appliquée au traitement palliatif des néoplasies du cholédoque.

De même, l'*hépatico-entérostomie* n'a point encore été pratiquée ; toutefois nous pouvons répéter ici ce que nous disions de cette opération, à propos des tumeurs siégeant sur le conduit hépatique ; Bezançon a démontré sur des pièces anatomiques, qu'elle était réalisable, la dilatation de l'hépatique pouvant atteindre parfois des dimensions considérables, aussi importantes que pour le cholédoque.

Telles sont les opérations auxquelles le chirurgien peut avoir recours dans le traitement des tumeurs siégeant sur les canaux hépatique ou cholédoque. Plusieurs d'entre elles, nous le répétons, n'ont jamais été pratiquées, ou ne l'ont été que très exceptionnellement pour des accidents de lithiase, et s'il est admissible, *a priori*, qu'elles puissent être appliquées aux néoplasies déterminant des accidents semblables à ceux des calculs, nous sommes actuellement dans l'impossibilité de porter un jugement autorisé sur la valeur de ces opérations, en somme théoriques.

Le plus souvent, ici comme pour tous les cancers, l'opération radicale est impossible, l'opération palliative seule est réalisable ; nous verrons que l'une et l'autre ne donnent que des résultats bien peu durables.

Nous avons insisté tout particulièrement dans ce chapitre sur les indications de ces opérations ; il nous resterait à décrire leur technique opératoire. Nous rejetons à dessein cette étude dans un travail d'ensemble, sur la technique des diverses opérations pratiquées sur les voies biliaires.

OPÉRATEUR	AGE, SEXE	RENSEIGNÉMENTS CLINIQUES	TRAITEMENT	RÉSULTATS
		1. — *Cholécystectomie simple pour néoplasme bénin de la vésicule.*		
Adler, 1891.	H. 37 ans.	Antécédents lithiasiques. Tumeurs mobile au niveau de la vésicule biliaire.	*Laparotomie.* Incision en T. Ouverture de la vésicule ; extraction de calculs : comme on sent trois nodosités de consistance ferme, cholécystectomie. La vésicule biliaire contient 3 kystes. L'un deux avait été ouvert pendant l'opération ; le deuxième et le troisième étaient remplis de cholestérine.	*Guérison* en 3 semaines.
Ricard, 1893.	F. 51 ans.	Douleurs vagues dans l'abdomen : œdème des jambes ; constipation. Abdomen rempli par une tumeur volumineuse, régulière et dure, remontant du petit bassin à l'appendice xiphoïde. Dans le petit bassin, on sent une tumeur dure et régulière venant proéminer dans le cul-de-sac de Douglas et repousser l'utérus en avant. Le néoplasme ne paraît pas mobilisable. Diagnostic : volumineux corps fibreux utérin.	*Laparotomie.* La tumeur adhère de toutes parts au péritoine ; impossible de la décoller ; elle a l'aspect d'un fibrome. On procède à l'évidement central de la tumeur ; pendant les manœuvres de morcellement, on ouvre une cavité kystique d'où sort un liquide muqueux et verdâtre : c'est la vésicule biliaire d'où on extrait 7 calculs. La vésicule faisait partie de la tumeur. Celle-ci n'avait pas de relation avec l'utérus. En dernière analyse la tumeur se réduisit à un volumineux moignon, siégeant dans l'hypochondre droit entre le foie et l'estomac, et contenant la vésicule biliaire. Pour finir, on pratique la cholécystectomie, en même temps qu'on enlevait le moignon. La vésicule biliaire a été étirée par le développement de la tumeur, car elle a plus de 25 centimètres. La tumeur est de nature conjonctive et paraît développée au-dessus de l'épiploon. C'est une tumeur conjonctive de l'épiploon gastro-hépatique, ayant englobé la vésicule dans son épaisseur.	*Guérison.*
Routier, 1899.	»	4 opérations antérieures ont été pratiquées pour kyste hydatique du foie. En 1899, Routier constate la récidive ; la cicatrice est comme soulevée en plusieurs endroits par de petites tumeurs sphériques grosses comme des	On pratique l'incision au niveau de l'ancienne cicatrice, pour tâcher d'énucléer tous les nouveaux kystes, mais la vésicule biliaire est fusionnée avec la cicatrice et on l'ouvre. Sur la face de la vésicule correspondante au foie, on sent une tumeur du volume d'un	*Guérison.*

| | | est manifeste. | | …de podie, inécubilité, qui doit être un kyste hydatique. Pour enlever ce kyste, la cholécystectomie est pratiquée. La vésicule est réséquée très loin au delà du col. | |

II. — *Cholécystectomie simple pour tumeurs malignes de la vésicule.*

D'Antona, 1888.	H. 50 ans.	Tumeur de la vésicule, origine cancéreuse, hydropisie.	*Cholécystectomie.*	Guérison opératoire. Les souffrances disparaissent après l'opération. Mais trois mois après, ictère et mort de cholémie par récidive du cancer.
Barden-heuer[1], 1887.	»	?	*Cholécystectomie* pour vésicule cancéreuse. La vésicule contenait 70 calculs.	*Morte* de syncope.
Blumenthal, 1895.	F. 60 ans.	3 ans auparavant fortes douleurs dans le flanc droit et de l'ictère. Au moment de l'opération : ictère, sécheresse de la peau, amaigrissement; tumeur dure, pierreuse, très sensible à la pression, remplissant l'hypochondre droit. L'inégalité de la surface et la dureté faisaient supposer une tumeur maligne.	*Laparotomie.* Pas d'adhérences. Ligature du canal cystique et de l'artère cystique. Extirpation complète de la vésicule et suture de la plaie après nettoyage.	*Guérison.* Au bout de sept mois, il n'y avait pas encore de récidive.
Czerny, 1884.	H. 66 ans.	Douleurs de la région hépatique irradiées vers les parties voisines. Immédiatement au-dessus de l'ombilic on sent une tumeurs dure, lisse, du volume d'un œuf de pigeon ; au voisinage de l'ombilic la peau adhère intimement à la tumeur, qui fait corps avec la paroi. La tumeur s'est développée au niveau d'une ancienne hernie parombilicale. Elle est douloureuse à la pression.	On fait une incision elliptique autour de la cicatrice ombilicale, la peau au-dessus de la tumeur est disséquée. La tumeur solidement adhérente au péritoine, est circonscrite une petite portion des deux muscles droits qui doit être réséquée : on enlève en même temps la base péritonéale de la tumeur dans l'étendue d'une pièce de 5 francs. L'examen de la cavité péritonéale ne relève rien d'anormal. On ferme la plaie abdominale avec cinq sutures profondes et cinq superficielles. On a fait, en somme, une résection partielle d'une tumeur de la vésicule reconnue à l'autopsie.	Mort 9 jours après l'opération, de septicémie. Diagnostic anatomique : carcinome primitif de la vésicule biliaire, propagé au ligament hépatoduodénal et au foie. Métastases dans le foie.

[1] Ce cas de Bardenheuer est signalé dans plusieurs auteurs (Langenbuch, Heddaeus), mais sans détails. L'auteur lui-même se contente de le mentionner dans une communication où il parle de la lithiase biliaire.

OPÉRATEUR	AGE, SEXE	RENSEIGNEMENTS CLINIQUES	TRAITEMENT	RÉSULTATS
Czerny, 1893.	F. 33 ans.	Douleurs épigastriques et dans la région du foie. Ictère. Le bord du foie dépasse le rebord costal. On sent une tumeur qui répond à la vésicule biliaire. Diagnostic : cholécystite, cholélithiase.	*Laparotomie*. La vésicule forme une tumeur dure, bosselée. Extraction de calculs. Cholécystectomie. On ne peut enlever tous les ganglions dégénérés. Tamponnement. Durée de l'opération : une heure et demie. Diagnostic anatomique à première vue : cholécystite chronique, due à la présence de calculs, accompagnée probablement d'une altération tuberculeuse des parois. A la suite de l'opération, persistance d'une fistule biliaire. Diagnostic histologique : infiltration carcinomateuse de la paroi de la vésicule et des ganglions.	*Guérison opératoire*. Manquent les résultats éloignés.
Czerny. 1895.	F. 51 ans.	Douleurs de la région hépatique avec irradiations. Le foie déborde notablement les fausses côtes ; on sent une tumeur douloureuse à la pression, mobile avec la respiration. Pas d'ictère, pas de vomissements. Amaigrissement. Diagnostic : cholélithiase, cholécystite chronique ; peut-être empyème de la vésicule.	*1re opération*. Cholécystostomie. On retire 58 calculs ; muqueuse vésiculaire très ulcérée, recouverte de végétations. Diagnostic : cholélithiase, cholécystite chronique ulcéreuse. Empyème. Fièvre à la suite de l'opération ; sensibilité de la région opérée. *2e opération*. Cholécystectomie. Un abcès rétrovésical est lavé et vidé. Vésicule très épaissie, infiltrée de cancer.	Morte de péritonite 6 jours après l'opération, métastases hépatiques ; hémorragie secondaire ; péritonite suppurée.
Czerny, 1895.	F. 32 ans.	Douleurs anciennes dans l'hypochondre droit ; vomissements bilieux ; affaiblissement, amaigrissement ; pas d'ictère. Tumeur dans la région de la vésicule, assez dure, large de 7 à 8 centimètres. Diagnostic : cholélithiase, cholécystite, calcul cystique.	Incision de la vésicule. On retire 25 calculs et de nombreux débris de tumeur maligne. Cholécystectomie et résection du canal cystique. A l'examen microscopique : carcinome ayant débuté par la muqueuse.	Morte de péritonite le 6e jour.
Czerny,	F. 61 ans.	Vingt ans auparavant, affection du foie sans ictère.	*Cholécystectomie*. Carcinome de la vésicule et empyème.	
Czerny, 1897.	F. 68 ans.	Douleurs dans l'hypochondre droit. Pas d'ictère. Selles et urines normales. Amaigrissement. Dans la région de la	*Laparotomie*. On rompt des adhérences périvésiculaire 5 : incision de la vésicule. Diagnostic : carcinome ; libération de la vési-	*Guérison opératoire*. Morte 4 mois après l'opération, de récidive hé-

…	…	…mobile avec les mouvements respiratoires, large de 3 à 4 centimètres, convexe en bas. Diagnostic clinique : tumeur (carcinome) de la vésicule biliaire.	…le canal hépatique est ouvert. Sutures des parois du canal hépatique au catgut ; on ne peut empêcher un léger suintement de la bile. Drainage et tamponnement de la plaie. La vésicule réséquée égale 8 centimètres en longueur, 3 centimètres et demi en largeur. Dans son intérieur, on trouve 12 calculs. Dans les premiers jours, issue abondante de bile par la plaie, puis cessation.	…patique.
Czerny, 1897.	F. 47 ans.	Crises douloureuses dans l'hypochondre droit ; douleurs irradiées. Pas d'ictère. Tumeur dans la région vésiculaire, dure, noueuse, sensible à la pression, mobile dans les mouvements respiratoires.	*Laparotomie latérale.* Ponction de la vésicule qui donna 200 grammes de liquide hémorragique. Incision de vésicule : calculs et masses néoplasiques. Cholécystectomie. Sutures placées sur le parenchyme hépatique qui saigne, et tamponnement de la surface saignante. L'examen microscopique démontre l'existence du carcinome.	*Guérison opératoire.* Pendant 6 mois, la malade est restée bien portante. Puis amaigrissement ; le foie devient gros, bosselé. Morte 7 mois après l'opération. Cependant la maladie semblait bien limitée, et il y a métastase hépatique.
Heidenhain[1], 1898.		?	L'auteur présente au Congrès de Berlin une vésicule biliaire qu'il a enlevée par la cholécystectomie. Le foie paraissait sain. La vésicule est petite, rétractée, avec une sorte de proéminence grosse comme un noyau au niveau de son col. Extraction de 6 calculs.	*Guérison opératoire.* Mort 3 mois après l'opération, de carcinome du foie, bien qu'il ait paru sain au moment de l'opération.
Kehr, Eilers et Lücke, 1897.	F. 56 ans.	Crises antérieures de coliques hépatiques. Douleur et résistance dans la région de la vésicule biliaire. Pas d'ictère.	*Laparotomie.* Séparation des adhérences ; ponction de la vésicule, évacuation de 50 centimètres cubes de sérosité. Incision de la vésicule et évacuation de 226 calculs. Cholécystectomie. Drain à demeure. La malade guérit avec une fistule biliaire. Fort écoulement de mucus. Pour tenter la suppression de l'écoulement on pratique une *2e opération* : mise à nu de la vésicule ; sa paroi est très épaissie ; plusieurs ganglions volumineux au voisinage de la veine-porte. On pense au carcinome : cholécystectomie.	Mort le lendemain de l'opération. Examen de la vésicule : carcinome de la vésicule biliaire.

[1] Il nous semble, malgré le peu de détails donnés par l'auteur au Congrès de Berlin en 1898, que ce cas est différent de celui publié par Heidenhain en 1897, dans la *Deutsche medic. Wochenschrift*, où la cholécystectomie était accompagnée de résection du foie ; or, dans cette seconde observation de Heidenhain, il n'est pas question de résection hépatique.

OPÉRATEUR	AGE, SEXE	RENSEIGNEMENTS CLINIQUES	TRAITEMENT	RÉSULTATS
Kerh, Eilers et Lücke, 1897.	F. 54 ans.	Crises antérieures de coliques hépatiques. Actuellement : ictère, amaigrissement. Le foie est palpable. On sent sur le bord du muscle droit un cordon épais comme le doigt, se prolongeant en bas.	*Laparotomie*, vésicule adhérente à l'estomac et au duodénum. Il existe une fistule gastro-biliaire ; on suture l'estomac et on fait la cholécystectomie. Examen : carcinome de la vésicule biliaire.	*Guérison.* Mais l'ictère persiste et des renseignements éloignés font défaut.
Gérard-Marchant et Rabé, 1897.	F. 47 ans.	Depuis un an crises douloureuses dans le côté droit, irradiant à la région rénale. Il y a trois semaines, brusquement une crise douloureuse éclate, au niveau de l'hypochondre droit, très violente. Ictère, décoloration des matières, fièvre. Au niveau de la vésicule biliaire, tumeur de petite dimension, de consistance ligneuse, sans bosselures. Diagnostic : lithiase vésiculaire, calcul oblitérant partiellement le cholédoque. On soulève l'hypothèse de cancer de la vésicule biliaire.	*Laparotomie latérale.* On détache les adhérences qui unissent la vésicule aux parties voisines. Par la palpation on constate que le fond de la vésicule est occupé par une tumeur, de la grosseur d'une noix, de consistance fibreuse ; sur le trajet du cholédoque, le doigt rencontre une autre petite masse indurée. On admet un cancer de la vésicule avec noyau secondaire, greffé sur le cholédoque. Cholécystectomie. Drain laissé à demeure. L'examen histologique montre qu'il s'agit d'épithéliome cylindrique primitif de la vésicule.	*Guérison.* Mais qu'est-il advenu, par la suite, de la greffe du cholédoque ?
Mikulicz, 1896.	H.	Signes cliniques de la cholélithiase. (C'est dans une société savante, en juin 1896, dont la *Deut. med. Wochensch.*, 1897, nous donne le compte rendu : *Ver. Beil.*, p. 38, nº 8, que le cas est relaté au cours de plusieurs communications sans détails.)	Cholécystectomie. Présentation de la vésicule biliaire cancéreuse à la Société.	?
Frank Paul, 1899.	?	?	Cholécystectomie pour calculs biliaires et cancer. La tumeur était un petit carcinome villeux du fond de la vésicule biliaire ; celle-ci fut enlevée avec 13 calculs.	*Guérison opératoire.* Mort 2 mois 1/2 après l'opération, avec un foie hypertrophié, que l'auteur ne considère pas comme le résultat d'une généralisation cancéreuse, mais comme le résultat d'un état inflammatoire d'origine lithiasique.

		...costal droit une tumeur. Amaigrissement, douleurs. Diagnostic hésitant entre un cancer de la vésicule biliaire et un cancer du côlon transverse.	mac, le foie et le colon transverse ; ce dernier doit être réséqué sur une longueur de 20 centimètres. Cholécystectomie : pour séparer la tumeur de la face inférieure du foie un grand nombre de ligatures et une thermo-cautérisation sont nécessaires. Occlusion du cystique. Réunion des deux bouts d'intestin par une suture circulaire. Sur la face saignante du foie. Socin étale une bande de gaze iodoformée. La vésicule biliaire très dilatée se compose de 2 cavités complètement distinctes ; ses parois sont le siège d'un cancer à cellules cylindriques qui a traversé l'épiploon adhérent et atteint jusqu'au tissu sous-muqueux du côlon, sans toutefois perforer la muqueuse.	*Guérison rapide.* Augmentation de poids de 8 kilogrammes.
F. Terrier, 1899.	F. 56 ans.	Le malade a présenté antérieurement des douleurs épigastriques et de sub-ictère. Les accidents se produisent sous forme de crises. Au niveau de l'hypocondre droit, on sent une tumeur régulière du volume d'une mandarine, peu douloureuse à la pression. Elle se continue avec le foie, qui dépasse les fausses côtes d'un travers de doigt. Urée éliminée en 24 heures = 17,50 gr. Diagnostic : cholécystite calculeuse. Réserves à propos d'un néoplasme.	*Laparotomie.* Vésicule un peu rétractée, renfermant des calculs. Ses parois sont épaisses et vascularisées, très indurées près du canal cystique. Ponction de la vésicule. Ouverture : elle renferme 57 calculs. Isolement de la vésicule aussi loin que possible. *Cholécystectomie.* Résection de la muqueuse qui reste au fond de la vésicule à son union avec le cystique. Suture en bourse et à la soie du moignon de la vésicule. Drainage. Durée de l'opération : une heure vingt-cinq. Il n'y eut jamais le plus léger écoulement de bile par le drain. De l'ictère survint après l'opération, avec de de l'affaiblissement et de l'amaigrissement?	*Guérison opératoire.* 3 mois après l'opération réapparition de douleurs sourdes. L'état général devient de plus en plus mauvais. Des signes de généralisation au foie apparaissent. Le malade *meurt* 6 mois après l'intervention.

III. — *Cholécystectomie avec résection du foie.*

M. Auvray, 1900.	F. 60 ans.	A son entrée à l'hôpital la malade présente des accidents aigus de cholécystite. Antécédents de coliques hépatiques. On sent nettement une tumeur formée par la vésicule biliaire. Ictère. Amaigrissement dans les derniers temps.	*Laparotomie latérale.* Tumeur formée par la vésicule qui adhère intimement à tous les organes voisins et a envahi le bord du foie. L'isolement de la vésicule des parties voisines est très pénible. Une déchirure limitée de la vésicule est faite pendant les manœuvres d'isolement, et il s'écoule un pus	*Mort.* 24 heures après l'opération. La malade n'a pu se relever de l'opération qui avait été très laborieuse du fait des adhérences, qui

OPÉRATEUR	AGE, SEXE	RENSEIGNEMENTS CLINIQUES	TRAITEMENT	RÉSULTATS
		Diagnostic : cancer de la vésicule avec accidents de cholécystite.	très fétide, qui est immédiatement aspiré. L'isolement devient impossible au niveau du col qui est intimement fusionné avec les organes du hile ; il restera donc en ce point une portion de tumeur qu'il sera impossible d'enlever et qu'on touche au thermo-cautère. La portion de foie envahie est cependant extirpée à l'aide de deux pinces longues et souples placées sur le tissu du foie au-delà de la zone envahie. Le foie est sectionné au thermo-cautère en avant des pinces. L'hémostase est parfaite. Drainage et tamponnement.	auraient pu en l'espèce contre-indiquer l'opération.
Czerny, 1893.	F. 54 ans.	Antécédents et coliques hépatiques. Actuellement pas d'ictère, pas de fièvre, douleurs dans la région hépatique. Le foie dépasse le rebord costal. Sur le bord externe du muscle droit, au-dessous du rebord du foie, existe une tumeur du volume d'un œuf, lisse, ferme, de forme ovoïde. Elle suit les mouvements respiratoires. Diagnostic clinique : cholécystite chronique d'origine calculeuse, avec adhérences au duodénum ou au pylore. Peut-être tumeur maligne de la vésicule biliaire.	*Laparotomie*. Libération des adhérences de la vésicule. Une ponction donne issue à 30 centimètres cubes de liquide séro-purulent. Par l'incision, on retira de nombreux calculs. Cholécystectomie. Il y avait infiltration du parenchyme hépatique sur une certaine étendue. Le parenchyme fut enlevé avec la vésicule sur une épaisseur de un demi-centimètre. La surface cruentée du foie fut tamponnée avec de la gaze iodoformée. La vésicule extirpée mesure 10 centimètres sur 5 centimètres et demi de largeur. Établissement d'une fistule biliaire qui se tarit à la longue.	*Guérison opératoire*. Mort six jours après sa sortie de l'hôpital, deux mois après l'opération. Pas de renseignements.
Czerny, 1898.	F. 54 ans.	Antécédents de coliques hépatiques. Actuellement pas d'ictère ; foie augmenté de volume, sensible à la pression. Sensibilité à la pression de la vésicule.	*Laparotomie*. Carcinome de la vésicule. Infiltration des ganglions voisins. Incision de la vésicule, extraction d'un grand nombre de calculs mélangés à du mucus, puis cholécystectomie. Un noyau dans le foie fut également enlevé. Les ganglions trouvés près du cystique et du cholédoque sont enlevés.	*Guérison opératoire*. Récidive 7 mois après l'opération. Métastases hépatiques. Mort 10 mois après l'opération.
Durot, 1898.	F. 46 ans.	Apparition il y a six mois, dans le flanc droit, d'une tumeur ; sensation de	*Laparotomie* Volumineux cancer de la vésicule, très adhérent avec l'estomac et l'intes-	*Guérison opératoire*. La malade se lève le 16°

[illisible]	[illisible]	[...]chronique, dure, mobile. Lorsque la malade contracte ses plans abdominaux, elle paraît fixe. Sa matité ne se continue pas avec celle du foie. Diagnostic : tumeur de l'épiploon, adhérente à la paroi abdominale.	[...] qui tient à la tumeur. On abaisse celle-ci, de même que la vésicule, qui fait corps avec elle. On place seulement 3 ligatures sur des vaisseaux qui saignent sur la surface de section du foie, puis on réunit par une suture continue au catgut fort. La tumeur ne tient plus que par le col de la vésicule et le cystique élargi; on place une pince sur ce pédicule, et la tumeur est enlevée. Le poids de la tumeur = 400 grammes; la vésicule renfermait 14 calculs. Il s'agissait d'un épithéliome présentant l'aspect du carcinome alvéolaire.	[...]une petite fistule laissant suinter un liquide clair peu abondant. Suites éloignées inconnues.
David Greig, 1897.	F. 39 ans.		*Laparotomie.* On trouve la vésicule recouverte en partie par une lame de substance hépatique qui descendait très bas; ce tissu hépathique était dense, blanchâtre, cicatriciel. Cholécystectomie, avec excision d'un fragment de foie de 0.05 sur 0,08. L'hémorragie put être arrêtée à l'aide de sutures au catgut pratiquées dans la portion saine du foie et distantes l'une de l'autre de 2 centimètres et demi environ. La capsule de Glisson empêcha les sutures de couper la substance hépatique.	*Guérison.* Pas de renseignements ultérieurs.
Heidenhain, 1896.	F. 61 ans.	Antécédents de coliques hépatiques. La vésicule biliaire a le volume d'un œuf d'oie; son pôle inférieur est sphérique et présente quelques inégalités à sa surface. Elle suit les mouvements respiratoires, et est peu douloureuse à la pression.	*Laparotomie.* On libère la vésicule de ses adhérences, on l'attire au dehors et la partie avoisinante du foie. Le tissu hépatique qui entoure la vésicule a subi la dégénérescence fibreuse. On ouvre la vésicule, elle renferme des calculs et on tombe sur une tumeur en voie de désagrégation. Cholécystectomie et résection cunéiforme du foie. Le coin excisé a 10 à 12 centimètres de long. L'excision du foie se fait sans la moindre perte de sang.	*Guérison opératoire.* Mort; la récidive se fait 3 mois après l'opération.
Hochenegg, 1890.	F. 58 ans.	Douleur d'abord diffuse, qui plus tard se localisa au-dessous du rebord costal. Amaigrissement considérable : vomissements. Tumeur dure, bosselée, se déplaçant avec les mouvements respiratoires, mobile. Diagnostic hésitant	*Laparotomie.* Cancer de la vésicule biliaire avec envahissement de la portion sus-jacente du foie. Le canal cystique fut coupé entre 2 ligatures au thermo-cautère. Cholécystectomie facile et sans hémorragie. Excision au bistouri de la portion du foie enva-	*Guérison.* La malade quittait l'hôpital 44 jours après l'opération. L'auteur, au Congrès de Berlin, en 1898. nous donne des renseigne-

OPÉRATEUR	AGE, SEXE	RENSEIGNEMENTS CLINIQUES	TRAITEMENT	RÉSULTATS
		entre : cancer du pylore et cancer du côlon.	hie ; les fils des sutures déchirant les tissus, on fixa sur la plaie hépatique une mèche de gaze iodoformée, maintenue par des points en capiton, puis les bords de cette plaie furent attirés hors de la cavité péritonéale et fixés dans l'incision cutanée. Le morceau de foie excisé = 4 centimètres et demi en longueur et 3 centimètres et demi en largeur. 52 calculs dans la vésicule biliaire ; les parois épaisses de 6 millimètres avaient subi une induration fibro-carcinomateuse.	ments ultérieurs forts intéressants : la malade survécut 3 années complètes. Après avoir été en bonne santé pendant deux ans, elle fut prise de douleurs gastriques et mourut finalement de cachexie.
Holländer, 1896.	F. 59 ans.	Symptômes de sténose intestinale chronique ; dans la région sous-costale droite, on sent une tumeur peu distincte. Diagnostic : carcinome du coude du côlon droit.	*Laparotomie.* La vésicule adhérait au coude du côlon droit. La vésicule est cancéreuse, et les parties voisines du foie sont envahies par le néoplasme ; la paroi du canal cystique était également envahie par la néoplasie. Cholécystectomie avec résection du canal cystique et de la portion du foie contiguë à la vésicule. Pour assurer l'hémostase, l'opérateur *projeta de l'air chaud sur la surface de résection.*	*Guérison.* Restée bien portante de mars à juin 1898 ; depuis les renseignements manquent sur son état.
Krause, 1898.	»	Dans la séance du 14 avril, au Congrès de Berlin, il signale : 2 cas de cholécystectomie avec résection du foie pour cancer de la vésicule. L'auteur ne donne pas d'autres renseignements.	?	*Guérison.* Sans hémorragie secondaire.
Küster, 22ᵉ Congrès de Ch. allemand.	F.	?	*Laparotomie.* Cancer de la vésicule qui avait empiété sur le bord tranchant du foie, constituant une tumeur circonscrite. Küster l'extirpa selon la méthode préconisée par Terrillon. Au niveau du pôle supérieur de la tumeur, on enfonça un trocart dans le parenchyme hépatique ; la canule servit à faire passer une ligature élastique formée de gros drains, qui une fois liés comprimèrent de chaque côté le tissu de l'organe. On avait	Mort de septicémie.

Mayo-Robson, 1895.	F. 54 ans.	La malade a commencé à souffrir, il y a trois ans, de crises hépatiques suivies de subictère et vomissements, sans avoir jamais eu d'ictère vrai. Sa santé s'est altérée, et elle s'est aperçue de la présence d'une tumeur il y a six semaines. On sent nettement la tumeur se détacher du rebord du foie. Diagnostic : dilatation de la vésicule biliaire d'origine calculeuse.	*Laparotomie.* Vésicule adhérente au péritoine pariétal, au foie, à l'estomac, au duodénum, au côlon. Aspiration par ponction d'un liquide jaune boueux ; puis incision ; on retire à la curette une sorte de mastic qu'elle renferme, et un calcul. Parois vésiculaires épaissies, infiltrées. La tumeur est libérée de ses adhérences. Cholécystectomie et résection de la portion du foie attenante à la vésicule, qui est envahie secondairement. La tumeur enlevée était du cancer.	*Guérison opératoire.* Morte de récidive dans le foie, 8 mois de survie.
Mayo-Robson, 1897.	F. 52 ans.	Douleurs dans la région droite de l'abdomen depuis douze mois. Les crises furent suivies de jaunisse. Tumeur dans l'hypocondre droit. Diagnostic : cholélithiase, carcinome possible.	*Laparotomie.* Vésicule distendue, remplie d'une masse caséeuse et de 4 calculs. Immédiatement contre la vésicule biliaire, on voyait un nodule cancéreux dans le foie, infiltration probable du canal cystique. Cholécystectomie avec résection de la portion du foie attenant à la vésicule. Carcinome de la vésicule. La portion de foie enlevée pesait 7 onces.	*Guérison opératoire.* Mort de métastases. Survie de 6 mois.
Mayo-Robson, 1898.	F. 52 ans.	Très amaigrie, très faible, subictérique. Crises légères depuis six mois. Au-dessous du foie, tumeur irrégulière, dure, fixée, douloureuse à la pression.	*Laparotomie.* La vésicule biliaire, le canal cystique sont remplis de pus, de débris épithéliaux, de 250 calculs. Les parois de la vésicule étaient infiltrées par une tumeur qui s'étendait au foie. Le pylore, le coude du côlon et le duodénum étaient adhérents. Cholécystectomie et résection partielle du foie.	Mort dans la nuit qui suit l'opération.
F. Terrier, 1895.	F. 67 ans.	Début des accidents, il y a trois ans, par une crise de coliques hépatiques, avec ictère et évacuation dans les selles d'un calcul. Depuis cette époque, 9 crises se sont produites avec expulsion de calculs dans les selles. Depuis sa dernière crise les digestions sont très pénibles, la malade souffre dans l'hypocondre droit et la santé est de plus en plus ébranlée. L'opération est conseillée.	Incision médiane sus-ombilicale de 10 à 12 centimètres; on dissocie successivement : le côlon transverse adhérent au foie à droite; le lobe droit du foie, qui a un aspect fibroïde, et adhère à la paroi abdominale ; l'épiploon adhérent en haut au foie, en bas au côlon et en avant à la paroi abdominale. La partie d'aspect fibroïde du foie, correspondant à son bord antérieur, à peu près au niveau de la vésicule, est réséquée à deux reprises et isolée des parties voisines. Peu à peu cet	*Guérison opératoire.* Mort six semaines après l'opération, de cachexie.

OPÉRATEUR	AGE, SEXE	RENSEIGNEMENTS CLINIQUES	TRAITEMENT	RÉSULTATS
			isolement se prolonge sous le foie et une incision faite à cette masse fibreuse permet de donner issue à un liquide d'aspect purulent, épais. On a alors la conviction que la partie profonde de cette masse d'aspect *suspecte* n'est autre que la vésicule biliaire à parois très épaisses. On continue à l'isoler des parties voisines jusqu'au niveau du col. De la bile apparaît par l'ouverture de la vésicule; le cystique est donc perméable. On fait la cholécystectomie; la vésicule enlevée offre le volume d'un œuf un peu allongé, elle renferme une bouillie d'aspect puriforme, sans calculs, et avec des parois très épaisses et friables. On se sert de l'épiploon et d'une lame de gaze iodoformée, pour fermer la grande cavité abdominale et la séparer du champ de l'opération. La cavité occupée par la vésicule est drainée avec un gros tube. Durée de l'opération : une heure un quart.	
Ullmann, 1897.	F. 54 ans.	Amaigrissement. Dans l'hypocondre droit : tumeur de consistance dure, bosselée, mobile, suivant les mouvements respiratoires; sa matité se continue avec la matité hépatique. Diagnostic : cancer du foie, ayant probablement débuté dans l'épiploon.	*Laparotomie*. La tumeur est formée par la vésicule augmentée de volume; elle renferme du liquide et des calculs; sa paroi est indurée. Le foie au contact de la vésicule est épaissi et très induré; l'infiltration du parenchyme hépatique englobe le canal hépatique. Section du canal cystique et cholécystectomie. La vésicule renferme 51 calculs. Résection de l'hépatique envahi et ligature du canal. Résection du foie suivie d'une hémorragie abondante. En vue de pratiquer ultérieurement une hépato-duodénostomie, on attira le duodénum, ce qui ne se fit pas sans difficulté, et on le fixa à la partie infé-	*Guérison opératoire.* Mort 6 mois après l'opération, de récidive.

... de la plaie. Il y avait récidive. Elle mourut 6 semaines après.

F. Watson, 1896.	F. 56 ans.	Toujours bien portante jusqu'il y a seize mois. A ce moment coliques hépatiques avec ictère se produisant à plusieurs reprises. Amaigrissement. Anémie. Ictère. Tumeur sous le rebord costal droit.	*Laparotomie.* On trouve que la tumeur est constituée par la vésicule biliaire distendue, siège d'une infiltration cancéreuse se prolongeant le long du rebord hépatique, adhérente à sa face inférieure et à l'intestin. La masse cancéreuse s'étend jusque dans le foie et transforme en tumeur la vésicule tout entière. Dissection des adhérences intestinales. Ablation de la vésicule biliaire et de la portion du foie envahie, après ligature élastique. Pas d'hémorragie : tamponnement de la cavité ainsi créée. La vésicule contenait 64 calculs.	*Guérison opératoire.* Dès le 4e jour l'appétit revenait; pendant six semaines état satisfaisant, pas de douleurs. Mort par récidive et métastases, deux mois après.
Winiwarter, 1891.	F. 50 ans.	Antécédents de coliques hépatiques. Amaigrissement; ventre ballonné; il n'existe pas de tumeur appréciable; le foie ne semble pas augmenté de volume; la pression sur toute cette région est à peine douloureuse. Diagnostic probable : carcinome de la vésicule biliaire.	*Laparotomie latérale.* La vésicule biliaire a les dimensions d'une poire de grosseur moyenne; elle adhère de toutes parts à l'intestin; sa consistance est cartilagineuse. La vésicule est dégagée de ses adhérences. Les parois sont envahies par un infiltrat diffus, très dur, qui se prolonge jusque dans le canal cystique. Le sommet de la vésicule a subi la dégénérescence cancéreuse. La portion carcinomateuse de la vésicule est intimement fusionnée avec le foie; celui-ci est envahi. Tout le paquet formé par la vésicule dégénérée, le canal cystique et le fragment de foie fut extirpé. Le pédicule fut attiré au dehors, et réuni par suture au péritoine pariétal de la plaie abdominale. Tamponnement à la gaz iodoformée.	Au bout de 15 jours était apparue dans le fond de la plaie une tumeur arrondie, du volume d'une noisette. La récidive s'étendit si rapidement que la malade *mourut* six semaines après l'opération. A l'autopsie : nombreux noyaux cancéreux dans le foie.

IV. — *Cholécystostomies pour tumeurs de la vésicule biliaire.*

Czerny, 1890.	F. 46 ans.	Tumeur de l'hypocondre droit augmentant de volume, sans ictère, sans fièvre. Amaigrissement. Dans la région vésiculaire, tumeur coniforme, plus volumineuse que le poing,	*Laparotomie latérale.* D'abord ponction de la vésicule, d'où on retire 20 centimètres cubes de liquide trouble ; puis incision longitudinale de la vésicule ; il en sort un liquide jaunâtre, grumeleux ; on en retire 63 calculs ;	*Guérison opératoire.* Mort un an après l'opération. Autopsie : dégénérescence cancéreuse de la paroi vésiculaire

OPÉRATEUR	AGE, SEXE	RENSEIGNEMENTS CLINIQUES	TRAITEMENT	RÉSULTATS
		qu'on délimite aisément. Sa matité se continue avec celle du foie. Son pôle inférieur s'étend jusqu'à 2 travers de doigt au-dessus de la symphyse. La tumeur ne suit pas les mouvements respiratoires. Diagnostic : tumeur de la vésicule biliaire.	on racle avec une curette la paroi vésiculaire, et on tamponne à la gaze pour arrêter l'hémorragie ; on termine par la cholécystostomie. Examen histologique des parties provenant du raclage de la vésicule : caillots sanguins et tissu de granulation, quelques couches épithéliales de la muqueuse. Rien de malin.	ainsi que du canal cystique. Métastases dans le foie et dans le péritoine.
Czerny, 1891.	F. 51 ans.	Ictère insignifiant. A droite, dans l'abdomen, une tumeur dure, bosselée, qui est rattachée à la face inférieure du foie.	*Laparotomie.* Cancer de la vésicule propagé au foie et au canal cystique. On renonce à l'extirpation du cancer qui est diffus. Incision de la vésicule, écoulement de 225 centimètres de liquide épais, couleur café. 4 calculs, matière grumeleuse noirâtre. La vésicule fut abouchée à la paroi. Cholécystostomie	Mort d'accidents infectieux, le 6e jour après l'opération.
Czerny, 1895.	F. 61 ans.	Vingt ans auparavant, affection hépatique sans ictère. Vue une première fois, on porta le diagnostic de péritonite aiguë circonscrite à droite, vraisemblablement due à une tumeur de l'hypocondre droit (côlon ou vésicule biliaire). Par un traitement purement médical, la malade se rétablit complètement ; il persiste seulement de la sensibilité correspondant à la vésicule biliaire et une résistance profonde. Dix-huit mois plus tard, elle est reprise de nouveaux accidents; on diagnostique : cholélithiase ; cholécystite avec empyème. Soupçon de tumeur maligne de la vésicule.	*Laparotomie.* Vésicule distendue ; on l'incise, il en sort du pus clair en même temps que des fragments de tumeur. Pas de calcul ; curettage des fongosités. Le bord inférieur du foie est infiltré, dur ; l'excision d'un fragment montre qu'il s'agit d'un carcinome. On se contenta de fixer la vésicule à la paroi.	*Guérison opératoire.* On n'indique pas les résultats ultérieurs.
Czerny, 1897.	F. 53 ans.	Autrefois, douleurs dans la région hépatique et ictère. Tumeur qui descend à 11 centimètres du rebord costal, douloureuse, se continuant en haut avec le foie, non augmenté de volume. Elle fait corps avec la paroi abdominale.	*1re opération :* Incision d'un abcès ; un calcul se trouve dans le contenu de l'abcès. Lavage, pansement humide; la douleur et l'infiltration diminuent; puis bientôt, forte élévation de température à plus de 39°. Ictère. Vomissements, selles acholiques, douleur locale.	Mort 17 jours après l'opération. Nombreuses métastases dans le cystique, l'hépatique, le péritoine, le diaphragme.

		abcès, suite de cholécystite.	…opération 20 jours après la première. Incision de la vésicule biliaire. Évacuation d'une grande quantité de pus jaunâtre. On retire 20 calculs. Lavage et curettage, on retire alors des débris de tumeur, que l'examen montra être du carcinome. Tamponnement, puis chute de température. Issue abondante de bile par la plaie. Faiblesse croissante.	
Czerny.	F. 49 ans.	Douleurs de la région hépatique. Ictère intense, tumeur dans la région vésiculaire, mobile avec les mouvements respiratoires, douloureuse, dure, grosse comme une orange. Le foie déborde les côtes de 3 travers de doigt. Diagnostic : cholélithiase, calcul du cholédoque.	*Laparotomie*. Incision de la vésicule, dont on retire 4 calculs. La muqueuse de la vésicule est par places végétante. Il semble qu'il y ait un calcul dans le cholédoque. On incise ce canal ; ce qui a été pris pour un calcul est une tumeur. On suture le cholédoque et on tamponne la plaie, puis on fait une cholécystostomie.	*Guérison opératoire.* Mort six semaines après l'opération. L'ictère avait augmenté.
Fütterer, 1897.	F. 47 ans.	Début par des crises intermittentes douloureuses dans la région hépatique. Ictère. Tumeur formée par la vésicule.	*Laparotomie*. Incision de la vésicule très augmentée de volume, d'apparence laiteuse et renfermant un noyau carcinomateux. La surface du foie est inégale, bosselée. 3 calculs à facettes sont extraits de la vésicule. Cholécystostomie.	Mort 3 jours après l'opération. Autopsie : tumeur située au niveau du col de la vésicule, qui s'étend en remplissant l'espace compris entre le canal hépatique, la vésicule et le canal cystique. Les canaux biliaires intra-hépatiques sont dilatés. La tumeur est un carcinome.
Jones et Kelynock, 1897.	H. 46 ans.	Dans les antécédents : coliques hépatiques. Douleurs, ictère depuis 3 mois. Tumeur dans la région de la vésicule.	*Laparotomie*. Vésicule distendue, incisée et 387 calculs retirés. Cholécystostomie.	Mort une semaine après l'opération. Cancer du col de la vésicule et du cystique.
Kehr, Eilers et Lücke, 1897.	F. 57 ans.	Douleurs depuis un an dans la région du foie. Dans la région de la vésicule biliaire on sent une tumeur dure, douloureuse. Soupçon de carcinome de la vésicule.	*Laparotomie*. Ouverture de la vésicule. Elle contient 10 calculs. Les parois sont épaissies. Carcinome du col de la vésicule et du foie. Extirpation radicale impossible. Cholécystostomie.	*Guérison opératoire.* Amélioration, disparition des douleurs. Mort de cachexie cancéreuse cinq mois après.

OPÉRATEUR	AGE, SEXE	RENSEIGNEMENTS CLINIQUES	TRAITEMENT	RÉSULTATS
Lawson Tait [1], 1886.	H. 44 ans.	?	*Cholécystostomie.*	Mort.
Lawson Tait, 1889.	F. 40 ans.	Cancer des voies biliaires.	*Cholécystostomie.*	*Guérison.*
Le Dentu, 1890,	F. 41 ans.	Crises antérieures de coliques hépatiques. Douleurs, vomissements, ictère. Tumeur volumineuse de l'hypocondre droit, formée de 2 parties, l'une superficielle, l'autre profonde ; cette dernière est mobile et douloureuse. Diagnostic hésitant.	*Laparotomie latérale.* La portion supérieure de la tumeur est formée par le foie, la portion inférieure, par la vésicule biliaire très dure, enveloppée d'adhérences. Ponction de la vésicule, issue d'un liquide puriforme ; puis incision de l'organe, et issue d'un nombre énorme de calculs. Les parois de la vésicule sont très épaisses ; les canaux biliaires ont une consistance très ferme. Extraction d'un ganglion situé dans l'épiploon. Cholécystostomie.	Mort de collapsus. Autopsie : Sarcome fasciculé de la vésicule. Nodules cancéreux dans le foie.
Riedel, 1888.	F. 56 ans.	Depuis 2 mois, inappétence, pas de douleurs. Il y a six semaines, violente entérite. Depuis, grande faiblesse ; pas d'ictère. Foie débordant les côtes et atteignant le nombril. Vésicule biliaire faisant une saillie très nette.	*Cholécystostomie.* La vésicule ne contient pas de calcul. La malade opérée fin mai, quitte l'hôpital 1 mois après.	*Guérison opératoire.* Mort cinq mois après. L'autopsie a montré l'existence d'un carcinome dans une vésicule remplie de calculs.
Riedel, 1890.	F. 58 ans.	Crises gastriques depuis longtemps ; ictère depuis 1889 ; vomissements et amaigrissement. Dans l'épigastre, on a une sensation de résistance qui ne correspond pas à la vésicule biliaire ; celle-ci n'est pas sentie.	*Cholécystostomie.* Le foie est rouge foncé, ictérique : son bord antérieur dans la région de la vésicule est profondément envahi par des masses néoplasiques, qui partent de la vésicule remplie de calculs. Noyaux isolés dans le péritoine.	*Guérison opératoire.* Mort peu après.
Riedel, 1891.	F. 56 ans.	Depuis des années, pesanteur dans la région stomacale. Il y a six semaines chute sur le côté ; depuis, douleurs ; cachexie ; pas d'ictère.	*Laparotomie.* Foie couvert de bosselures ; la vésicule est adhérente au mésentère et contient des calculs. Un morceau de foie qui recouvre la vésicule est réséqué. Cholécystostomie.	*Guérison opératoire.* Mais, au moment où elle quitte l'hôpital, début d'ictère.

1891.		Douleurs. ... amaigrissement. Tumeur sous-costale droite, mobile avec la respiration, piriforme, lisse, fluctuante, grosse comme le poing. Diagnostic : on pense à un cancer.	*Laparotomie.* Ouverture de la vésicule. Il en sort un liquide bilieux et 101 calculs. La surface de la vésicule était inégale ; celle-ci renfermait quelques fragments de tissu sphacélé. Une tentative de cathétérisme échoua. 2 drains furent mis à demeure. On s'abstint de toute autre intervention. Cholécystostomie. Le malade supporta bien l'opération, les douleurs cessèrent, la sécrétion s'établit.	Mort 9 jours après l'opération, par affaiblissement progressif. Autopsie : vésicule cancéreuse ; nombreux noyaux cancéreux dans le foie et le pancréas. Le canal cystique était oblitéré par les noyaux cancéreux.

V. — *Gastro-entérostomie pour cancer de la vésicule.*

Czerny, 1891.	F. 54 ans.	Le début des accidents remonte à deux ans. Douleurs épigastriques, douleurs irradiant vers le dos, amaigrissement notable. Dégoût des aliments, constipation et décoloration des matières. Au palper, on sent à droite de la ligne médiane, au-dessous du rebord costal, une tumeur bosselée, inégale, dure, du volume d'une pomme, se continuant avec le foie. Elle s'abaisse dans les mouvements respiratoires ; on ne la délimite pas nettement vers l'estomac; dilatation stomacale, bruit de clapotement. Diagnostic clinique : carcinome pylorique, propagé à la vésicule biliaire, adhérences de voisinage.	Laparotomie et *gastro-entérostomie* par le procédé de Hacker. Dans les onze jours qui suivent l'opération l'état local du côté de la plaie est bon ; mais la tumeur augmente, le malade s'affaiblit. Le douzième jour apparaissent des signes de pleurésie droite.	Mort 25 jours après l'opération. Autopsie : pleurésie purulente ; perforation du diaphragme, qui fait communiquer la plèvre avec une cavité purulente enkystée péri-hépatique. Carcinome de la vésicule biliaire, propagé au foie ; ulcérations de la vésicule, perforation du diaphragme, pleurésie purulente, métastases ganglionnaires. Compression de voisinage du pylore.

VI. — *Cholécystostomies pour cancer du cholédoque.*

Lennander, 1893.	H.	Atteint pendant quarante-cinq jours d'une acholie intestinale complète. Carcinome primitif du cholédoque de la grosseur d'une noisette.	*Cholécystostomie.*	Mort 3 jours après par cholémie avec hémorragie du péritoine et de la plaie opératoire.

¹ Lawson Tait ne fournit aucun détail sur ces deux cas, qui figurent dans le tableau de ses opérations in *Edinburg med. Journ.*, 1889-90.

OPÉRATEUR	AGE, SEXE	RENSEIGNEMENTS CLINIQUES	TRAITEMENT	RÉSULTATS
Polaillon et Dartigues, 1896.	H. 58 ans.	Ictère, ascite ; pertes des forces et amaigrissement. Décoloration des matières: urines acajou. Après une paracentèse, on trouve dans le flanc droit une tumeur ovalaire, résistante, non bosselée, descendant dans l'abdomen jusqu'à trois travers de doigt au-dessus de la crête iliaque. Cette tumeur est mobilisable, elle suit les mouvements respiratoires. Elle semble formée par la vésicule biliaire. Quelques jours plus tard, on ponctionne cette tumeur elle-même; on en retire 400 grammes d'un liquide transparent et incolore. Plusieurs ponctions de l'ascite sont à nouveau pratiquées.	*Laparotomie latérale* On arrive sur la vésicule dilatée ; on la ponctionne ; on obtient un liquide clair comme de l'eau de roche. On pratique la cholécystostomie, et l'on draine la cavité de la vésicule suturée à la paroi. Les matières ont repris leur couleur normale le surlendemain de l'opération, il faut donc qu'après la cholécystostomie la bile ait pu franchir l'obstacle cancéreux.	Mort 9 jours après l'opération par affaiblissement progressif. Autopsie : Cancer du canal cholédoque un peu au-dessus du point où il se jette dans l'ampoule de Vater.

VII. — Cholécystentérostomies pour oblitération cancéreuse du cholédoque.

OPÉRATEUR	AGE, SEXE	RENSEIGNEMENTS CLINIQUES	TRAITEMENT	RÉSULTATS
Boot et Peck, 1897.	H. 66 ans.	Depuis dix mois, souffre de douleurs épigastriques, avec amaigrissement progressif, mais bon appétit. Depuis six mois ictère, puis tumeur dans l'hypocondre droit. On sent une tumeur proéminente s'étendant depuis l'hypocondre droit jusqu'au point de Marc Burney, mobile à son extrémité inférieure, adhérente au foie en haut. Diagnostic : cancer développé dans les conduits biliaires probablement compliqué de lithiase.	Incision sur la tumeur, des côtes au point de Mac Burney. Les tissus de l'épiploon sont jaunes. Ponction de la tumeur donnant un liquide bileux, noirâtre. Les parois de la vésicule sont saines et le fond est solidement adhérent à la face inférieure du foie. Le foie est de consistance cartilagineuse. La région entourant les conduits biliaires est transformée en une masse cancéreuse et une tumeur grosse comme un œuf de dinde est sentie dans le mésentère. Incision de la vésicule qui contient des calculs. Cholécystentérostomie à l'aide du bouton de Murphy.	Guérison très rapide. Disparition des douleurs et de l'ictère. Matières colorées, bon état général. L'amélioration s'est maintenue. Il a opéré la malade le 27 octobre et il publie l'observation le 10 avril suivant.
Czerny, 1896.	F. 58 ans.	Depuis cinq ans, pesanteur d'estomac ; parfois douleurs dans la région de la vésicule biliaire. En octobre 1896, ictère accompagné de violentes douleurs. Foie augmenté de volume. Sur la ligne mamillaire on sent une tumeur grosse	*Laparotomie.* Le cholédoque et l'hépatique sont remplis par des masses dures dont l'une paraît être un calcul tandis que les autres paraissent être des masses cancéreuses. Masse cancéreuse dans le ligament hépato-duodénal, à la surface du foie plusieurs noyaux cancéreux.	Mort le 5e jour. Autopsie : carcinome du ligament hépato-duodénal à point de départ dans le cholédoque. Métastases hépatiques.

		comme un œuf, élastique, douloureuse à la pression.	Cholécystentérostomie. Bouton de Murphy entre la vésicule et une anse de l'iléon.	
Kehr, Eilers et Lücke, 1898.	F. 53 ans.	Antécédents de coliques hépatiques. Foie augmenté de volume; on ne sent pas la vésicule pourtant douloureuse à la pression. Sensibilité dans la région gastrique. Ictère.	*Laparotomie.* On trouve une grosse vésicule non adhérente; on n'y sent pas de calcul. Au niveau de l'embouchure du cholédoque dans le cystique, on sent un point dur que l'on prend d'abord pour un calcul; mais l'exploration avec la seringue de Pravaz montre qu'il s'agit d'une tumeur. Impossibilité de l'enlever. On ne peut que faire la cholécysto-colostomie. L'ictère diminue, mais l'état de la malade ne s'améliore pas au point de vue général.	*Mort* quelques jours après l'opération.

VIII. — *Cholédocho-entérostomies pour cancer du cholédoque.*

Kerh, Eilers et Lücke, 1898.	F. 59 ans.	Depuis trois mois, douleurs dans la région stomacale, vomissements, inappétence, ictère, selles décolorées. Examen négatif; on sent seulement que le foie est augmenté de volume.	*Laparotomie.* La vésicule non augmentée de volume contient du mucus, pas de calculs; incision du cholédoque, il s'écoule un peu de bile; la sonde introduite heurte un rétrécissement serré devant lequel se trouve un calcul qui est enlevé. On pense que le rétrécissement est cancéreux en raison de ganglions durs et volumineux. Cholédocho-entérostomie et cholécystostomie. Tamponnement.	*Mort* 14 jours après l'opération. L'ictère a persisté; pas d'autopsie.

IX. — *Cholécystentérostomies pour cancer de l'ampoule de Vater.*

F. Terrier, 1894.	F. 54 ans.	Ictère intense, décoloration des selles, urines très colorées par la bile, température : 39°, douleurs du creux épigastrique; amaigrissement. A 7 centimètres de l'ombilic, existe la vésicule distendue qui dépasse le foie de 2 travers de doigt. Le foie est notablement augmenté de volume. Diagnostic : ictère chronique, dû probablement à la lithiase biliaire avec une poussée d'endocholécystite.	*Laparotomie* (7 juillet 1894). Ouverture de la vésicule ; on retire 4 ou 5 calculs du volume d'un gros pois oblitérant le canal cystique. On ne trouve pas d'obstacle sur l'hépatique, le cholédoque, la tête du pancréas. Résection du fond de la vésicule, puis cholécystostomie. A la suite état général excellent, mais les selles restent absolument décolorées; malgré la perte de bile par la fistule, le poids de la malade augmente (7 kilos gagnés depuis l'opération). Pour remédier aux ennuis de la fistule, le 10 novembre 1894, cholécystentérostomie. On fait l'ouverture intestinale tout près du pylore.	Cholécystostomie : guérison opératoire. Cholécystentérostomie : guérison opératoire. Mort le 21 septembre 1895 (14 mois après la première opération). Autopsie : Énorme dilatation d'estomac. Pratiquant le cathétérisme du cholédoque dans le sens du cours de la bile, on est conduit au centre d'un

OPÉRATEUR	ÂGE, SEXE	RENSEIGNEMENTS CLINIQUES	TRAITEMENT	RÉSULTATS
			A la suite de l'opération, les selles sont colorées normalement ; bon état général, bon appétit, digestions faciles, selles quotidiennes normales. En août 1895, la malade revient, se plaignant de vomir tout ce qu'elle ingère : elle s'affaiblit de plus en plus et meurt le 21 septembre 1895.	petit épithéliome annulaire au niveau de l'ampoule de Vater. Cet anneau épithéliomateux semble être la cause de la dilatation de l'estomac et de la 1re portion du duodénum, et aussi de l'obstruction chronique du cholédoque.
Weir, 1893.	H. 35 ans.	Foie énorme, vésicule indistincte, rate grosse, abdomen tympanique. Ictère intense ; selles décolorées. Diagnostic : obstruction du canal cholédoque.	*Laparotomie.* Incision parallèle au rebord costal droit. Ponction de la vésicule dont on retire 150 à 200 grammes de bile. Le pancréas est triplé de volume et au niveau de sa tête existe une tuméfaction fluctuante qui, ponctionnée avec une aiguille hypodermique, laisse échapper un liquide clair comme du suc pancréatique, puis incisée, donne 60 à 90 grammes de liquide opalescent. Drainage de ce kyste ou plutôt du conduit dilaté du pancréas avec un tube de verre garni de gaze iodoformée. La fistule biliaire suturée à la paroi abdominale (cholécystostomie) est drainée. Ictère disparaît ; les selles restent peu colorées. Six jours après la première opération, Weir tente d'aboucher la fistule pancréatique dans l'intestin et de faire la cholécystentérostomie. La fistule pancréatico-intestinale est jugée impossible à faire ; on ferme la plaie pancréatique ; la vésicule est fixée dans une incision de la partie supérieure du jéjunum.	*Mort* au bout de 2 heur. A l'autopsie, on trouve une petite tumeur allongée dans la papille duodénale.

Résultats.

Il nous reste à discuter les résultats de notre statistique portant sur un ensemble de 63 cas de tumeurs de la vésicule et des voies biliaires recueillis dans toute la littérature médicale.

Nous envisagerons :

1° Les résultats des opérations pratiquées pour des tumeurs de la vésicule ;

2° Ceux des interventions faites pour des néoplasmes situés sur les canaux d'excrétion de la bile.

Néoplasies vésiculaires.

Dans nos tableaux statistiques figurent 55 opérations pratiquées pour des tumeurs de la vésicule.

Elles se décomposent en 39 opérations radicales (cholécystectomie simple et cholécystectomie avec résection du foie), et 16 opérations palliatives (cholécystostomie et gastro-entérostomie).

OPÉRATIONS RADICALES

Sur 21 cas de cholécystectomie simple, il en est deux dont les suites immédiates et éloignées sont inconnues ; nous les laisserons de côté.

Trois fois, la cholécystectomie a été pratiquée avec succès pour des tumeurs bénignes de la vésicule (Adler, Ricard, Routier). Malheureusement ces tumeurs sont exceptionnelles.

C'est sur les 16 cas restants que nous devons baser nos appréciations touchant le résultat de la cholécystectomie simple pour cancer de la vésicule.

Sur 16 cas, cinq fois la mort est survenue rapidement et peut être considérée comme la conséquence de l'opération ; dans ces différents cas, c'est la septicémie qu'il faut incriminer. La mortalité opératoire est, en somme, de 31,25 p. 100, après la cholécystectomie simple pour cancer de la vésicule. C'est donc encore une opération meurtrière, dont le pronostic sera très variable du reste, selon qu'il y aura ou non infection concomitante des voies biliaires, et suivant le degré de cette infection.

Les 11 autres malades ont guéri de leur opération et cependant dans deux observations celle-ci fut rendue plus difficile par l'existence de complications constatées au cours de l'intervention ; dans un cas il y avait fistule gastro-biliaire, et la cholécystectomie dut être complétée par la suture de l'orifice stomacal ; dans un autre cas, les adhérences contractées par la tumeur vésiculaire avec l'intestin rendirent nécessaire la résection du côlon sur une étendue de 20 centimètres.

S'il est vrai que deux opérés ont vu persister à la suite de l'intervention une fistule biliaire, qui probablement se serait fermée d'elle-même s'il n'y avait pas eu récidive rapide, il est à noter que dans plusieurs observations on signale les bons résultats immédiats de l'intervention chirurgicale : disparition des douleurs après l'opération, amélioration notable dans l'état général, augmentation de poids de 8 kilos dans le cas de cholécystectomie accompagnée de résection du côlon sur une étendue de 20 centimètres. Ce sont là des faits dont il faut tenir grand compte dans les indications de la cholécystectomie, les seuls même qui justifient l'opération, dont les malades semblent retirer un bénéfice immédiat réel.

Malheureusement ces améliorations ne sont pas de longue durée, et dans les cas où l'opéré a pu être suivi, on a vu survenir rapidement la récidive, le plus souvent dans le foie, qui cependant avait paru sain au moment de l'opération. Nous la constatons plusieurs fois au bout de trois et quatre mois ; la plus longue survie dans notre statistique est de sept mois ; et pour les opérations dont les résultats éloignés font défaut, il n'est pas douteux que la récidive ait eu lieu, puisque dans un cas on constate au moment de l'intervention une greffe sur la paroi du cholédoque, que dans un autre, l'ictère a persisté après l'opération, etc.

En somme, une mortalité opératoire de 31 p. 100, une récidive fatale et très rapide, tel est le bilan de la cholécystectomie simple. Or, s'il est possible avec les perfectionnements de la technique, d'obtenir de meilleurs résultats immédiats, il est douteux, étant données la nature du mal et la difficulté du diagnostic précoce du cancer de la vésicule, que de meilleurs résultats éloignés puissent être espérés.

Dans notre statistique figurent 18 cas de cholécystectomie avec résection du foie. Malgré la gravité de l'opération compliquée de la résection d'une portion parfois volumineuse du parenchyme hépatique, nous relevons seulement sur ces 18 observations, trois cas suivis de mort, ce qui donne la mortalité opératoire peu élevée de 16,66 p. 100. L'un des trois opérés a succombé dans la nuit qui a suivi l'opération, on ne dit pas quelle fut la cause de la mort ; le deuxième mourut vingt-quatre heures après l'intervention et paraît avoir succombé au shock ; l'opération avait été des plus pénibles à cause des adhérences intimes qui unissaient la vésicule aux parties voisines et était restée incomplète ; le troisième mourut de septi-cémie. La mort, dans aucun cas, n'est attribuée à une hémorragie consécutive à la résection du foie.

15 fois il y a eu guérison opératoire ; 2 fois avec persistance de fistule biliaire ; dans plusieurs cas, on signale consécutivement la disparition des douleurs et l'amélioration de l'état général.

Mais, comme pour la cholécystectomie simple, la récidive ne se fait pas longtemps attendre : on l'observe chez l'opéré de Winiwarter sous la forme d'un noyau cancéreux qui apparaît dans la plaie opé-ratoire dès le quinzième jour.

Chez plusieurs malades, des symptômes de généralisation, du côté du foie en particulier, surviennent dès le deuxième, le troisième, le quatrième mois, et la survie est de six à huit mois. Et il n'est pas douteux que dans les observations dont les suites éloignées sont inconnues, la récidive ait été également rapide. Cependant il importe de signaler le cas de Hochenegg, dont l'opérée survécut trois ans à l'opération, et jouit pendant deux années d'une bonne santé. Ces faits, quelque rares qu'ils soient, ont certes un grand intérêt.

Nous avons vu précédemment que la mortalité opératoire dans la cholécystectomie sans résection du foie, était de 31 p. 100, tandis que dans la cholécystectomie avec résection, elle était seulement de 16 p. 100. D'où vient cette différence ? C'est que la cholécystectomie sim-ple est de date beaucoup plus ancienne que la cholécystectomie avec résection ; dès 1884, la cholécystectomie simple était faite par Czerny.

La cholécystectomie avec résection n'entre dans la pratique chi-rurgicale qu'en 1890, et bénéficie des recherches entreprises sur la cholécystectomie simple. Du reste, si nous comparons entre elles les cholécystectomies avec ou sans résection, faites depuis 1896, nous voyons que la mortalité opératoire pour un nombre sensiblement égal d'opérations, est plus élevée dans les cas où la cholécystectomie a été compliquée de résection. Il faut attendre de nouveaux faits pour se prononcer, mais il ne nous paraît pas douteux que les dangers de l'opération soient plus grands lorsqu'il y a résection concomitante, non pas du fait de l'hémorragie, car l'hémostase dans la chirurgie hépatique s'est notablement perfectionnée dans ces dernières années, mais du fait des causes plus grandes d'infection, dues aux manipulations rendues plus longues par une opération plus laborieuse.

En somme, les résultats éloignés des opérations radicales sont détestables ; quoi qu'on fasse, quelque complète et étendue que puisse être l'extirpation, la récidive est la règle ; il semble même qu'elle soit très rapide dans le cancer de la vésicule, sans doute à cause de la généralisation au foie.

Cependant nous pensons, à défaut de toute autre thérapeutique du cancer, que la cholécystectomie doit être pratiquée dans tous les cas où l'état général du sujet et l'extension aux organes voisins ne constituent pas une contre-indication formelle. Il faut s'attacher à faire le diagnostic précoce du cancer de la vésicule, ce qui n'est pas facile, pour opérer à l'époque où les lésions sont encore bien limitées à cet organe, et dans les cas douteux où la vésicule paraît suspecte, au cours d'une intervention pour lithiase, il ne faudra pas hésiter à faire le sacrifice de la vésicule, instituant pour ainsi dire un véritable traitement préventif du cancer.

Agissant tôt, parfois même préventivement, on pourra obtenir sinon des guérisons définitives, car celles-ci sont bien douteuses dans le traitement du cancer, au moins des survies prolongées. Au surplus, le cas de Hochenegg déjà cité, où la malade eut une survie de trois ans, ne permet-il pas d'espérer qu'en se plaçant dans les conditions d'une intervention aussi précoce que possible, on est en droit d'espérer de la cholécystectomie des résultats appréciables ? Enfin, n'avons-nous pas constaté que, chez plusieurs opérés, il y eut une amélioration notable de la santé générale et disparition des douleurs après la cholécystectomie ?

Ce sont là des raisons suffisantes pour justifier actuellement la cholécystectomie, malgré la gravité relative de l'opération, qui ne pourra du reste que s'atténuer avec les perfectionnements de la technique.

OPÉRATIONS PALLIATIVES

15 cholécystostomies ont été faites pour cancer de la vésicule, suivies, dans 4 cas, d'une mort rapide par septicémie ou choc, ce qui donne la mortalité opératoire de 26,66 p. 100 ; onze fois, il y a eu guérison opératoire, et dans plusieurs observations, on a noté l'amélioration de l'état général, la cessation des douleurs, la disparition

des phénomènes fébriles liés à l'évolution d'une infection concomitante de la néoplasie vésiculaire ; on a pu observer la diminution des phénomènes ictériques, mais il est juste de faire remarquer que chez quelques malades l'ictère a persisté et même parfois augmenté. C'est que dans ces cas, à l'oblitération secondaire du cholédoque par une greffe néoplasique, par une masse ganglionnaire, ou par la tumeur vésiculaire volumineuse, s'ajoutait l'imperméabilité de la vésicule par la néoplasie siégeant dans une portion rétrécie, telle que le col.

Malheureusement, ici plus encore que pour la cholécystectomie, les résultats éloignés des opérations sont détestables, et la mort par cachexie est survenue souvent dans les quelques jours qui ont suivi l'opération. Une seule opérée, d'après notre statistique, a survécu un an.

Nous n'insistons pas davantage sur les résultats de ces opérations palliatives qui ne peuvent, le néoplasme continuant à évoluer, qu'être suivies d'amélioration bien passagère. Il faut avoir la main forcée par les symptômes fonctionnels (ictère, douleurs, accidents fébriles dus à une infection surajoutée) pour pratiquer la cholécystostomie sur une vésicule cancéreuse.

Une seule fois, la gastro-entérostomie a été pratiquée pour un cancer vésiculaire, qui simulait par ses symptômes le cancer du pylore. Elle était parfaitement indiquée pour remédier aux accidents d'obstruction ; mais nous ne pouvons en apprécier les résultats, car la mort survint trop rapidement après l'intervention.

Néoplasies des canaux excréteurs de la bile.

Aucune opération radicale ne figure dans notre statistique.

OPÉRATIONS PALLIATIVES.

Les 8 observations réunies dans nos tableaux (le chiffre en est bien faible) concernent uniquement des tumeurs siégeant sur le canal cholédoque.

Nous n'avons pu en trouver une seule relative aux tumeurs du canal hépatique.

Ces 8 observations se répartissent en :

2 cholécystostomies ;

3 cholécystentérostomies ;

1 cholédochoentérostomie ;

2 cholécystentérostomies pour cancer de l'ampoule de Vater.

Les résultats obtenus sont les suivants :

Les 2 cholécystostomies pour cancer du cholédoque ont été suivies de mort. Celle-ci ne paraît pas imputable à des accidents septicémiques ; il nous semble qu'on doit incriminer l'état de profond affaiblissement dans lequel se trouvaient les sujets au moment de l'opération. Cependant, dans un de ces cas, on a vu dans le court espace de temps qui s'est écoulé entre l'intervention et la mort, les matières intestinales reprendre leur couleur normale dès le surlendemain de l'opération ; il faut donc qu'après la cholécystostomie la bile ait pu franchir l'obstacle cancéreux ; il y a là quelque chose d'analogue à ce que nous avons constaté au niveau d'un néoplasme de l'œsophage, à la suite de la gastrostomie.

3 cholécystentérostomies pour cancer du cholédoque ont donné 1 survie et 2 morts. Celles-ci sont survenues quelques jours après l'opération, et cependant dans l'une des observations, on signale la diminution immédiate de l'ictère. Chez l'opérée qui a survécu, l'ictère persistait depuis six mois ; la guérison fut rapidement obtenue avec disparition des douleurs et de l'ictère ; les fèces reprirent leur coloration et l'état général devint bon. La malade avait été opérée à la date du 27 octobre et l'amélioration se maintenait au moment où l'observation fut publiée, le 10 avril suivant.

Le seul cas rapporté de cholédocho-entérostomie a été suivi de mort 14 jours après l'opération. Le sujet a succombé à l'évolution progressive de la maladie, mais l'ictère avait persisté après l'opération.

2 cholécystentérostomies pour cancer de l'ampoule de Vater ont donné une mort et une survie prolongée. La mort est survenue deux heures après l'opération : le chirurgien avait fait six jours auparavant une cholécystostomie, et dans la même séance il voulut pratiquer la cholécystentérostomie et l'abouchement d'une fistule pancréatique dans l'intestin. Ces deux interventions, faites à quelques jours de distance, et les manœuvres prolongées de la deuxième opération, amenèrent un état de shock auquel devait succomber le sujet.

L'opérée de F. Terrier survécut quatorze mois à sa première opération. Elle avait un état général excellent, un bon appétit, des déjections faciles, des selles quotidiennes normalement colorées. C'est seulement au bout de douze mois que les accidents qui devaient l'emporter rapidement firent leur apparition. En somme, l'opération palliative a eu, dans ce dernier cas, d'heureux effets.

Il faut reconnaitre cependant que jusqu'ici les résultats de ces diverses opérations palliatives ont été médiocres ; toutefois nous ne pouvons tirer de conclusions fermes d'un aussi petit nombre de faits.

En tout cas, bien que le résultat définitif ne doive jamais être bon, puisqu'on laisse persister la lésion néoplasique et qu'on se contente de tourner l'obstacle, nous estimons qu'il n'en faut pas moins marcher résolument dans la voie de ces opérations nouvelles, qui seules permettent de remédier aux accidents déterminés par la rétention biliaire, et peuvent procurer aux malades une survie durable, à la condition qu'on n'attende pas, pour les pratiquer, un état de cachexie trop avancée, comme on l'a fait dans la plupart des observations précédentes.

INDEX BIBLIOGRAPHIQUE

Néoplasies de la vésicule.

OPÉRATIONS CURATRICES

Cholécystectomies simples.

ADLER. Réunion libre des Chir. de Berlin, 13 juillet 1891. Compte rendu in *Deut. med. Zeitung.* 1891, n° 60, p. 690.

ANTONA (D'). *Riforma medica*, 1888.

BARDENHEUER. *Mittheilungen an dem Kölner Bürgerhosp.*, 1887, p. 129 et 157.

BLUMENTHAL. *Deutsch. med. Zeitung*, 1895, p. 655-656.

CZERNY. 1° In Heddaeus (Clinique chirurgicale de Czerny). *Contribution à la pathologie et à la chirurgie des tumeurs des conduits biliaires. — Beiträge zur klin. Chir.*, 1894, t. XII, f. 2, p. 439 à 500.

2° In PETERSEN (Clinique chirurgicale de Czerny). *Beiträge zur klin. Chir.*, 1899, t. 23, p. 705.

HEIDENHAIN. XVII° Congrès de la Société allemande de Chirurgie. Berlin, 1898.

KEHR, EILERS et LÜCKE. *Archiv. f. klin. Chirurgie*, Berlin, 1899, t. 58, p. 470.

GÉRARD-MARCHANT. *Bulletin de la Société anatomique de Paris*, juillet 1897, n° 13, p. 565-569.

MIKULICZ. *Schlesische Gesellschaft für Vaterländische Cultur in Breslau.* Séance du 12 juin 1896. Compte rendu in *Deut. med. Wochensch.*, 1897, n° 8, p. 38.

FRANK (Paul). *Liverpool medical Institution.* Séance du 23 février 1899. Compte rendu in *British med. Journ.*, 1899, t. 1. p. 602.

RICARD. *Cholécystectomie pour tumeur secondaire de la vésicule biliaire*, in *Gazette des Hôpitaux*, Paris, 1893, LXVI, p. 409.

ROUTIER. *Bulletins et mém. de la Société de Chirurgie*, Paris, 11 juillet 1899, t. XXV, p. 715.

SOCIN. Cité dans la *Revue de Hayem*, Paris, 1898, t. 51, p. 258.

TERRIER (F.). Observation inédite.

Cholécystectomies avec résection du foie.

AUVRAY (M.). Observation inédite.

CZERNY. 1° In Heddaeus (Clinique chirurgicale de Czerny). *Contribution à la pathologie et à la chirurgie des tumeurs des conduits biliaires. — Beiträge zur klin. Chir.*, 1893, t. XII, f. 2, p. 439 à 500.

2° In Petersen (Clinique chirurgicale de Czerny). *Beiträge zur klin. Chir.*, 1899, t. 23, p. 253.

Duret. *Comptes rendus du Congrès français de Chirurgie*, Paris, 1898, p. 363.

David Greig. *The Scottish med. and surg. Journ.*, janvier 1897, p. 37.

Heidenhain. *Deutsche medicinische Wochenschrift*, 21 janvier 1897. p. 52.

Hochenegg. *Wiener klin. Wochenschrift*, 1890, n° 12. t. III. p. 223.

Hollander. *Deuts. Gesellsch. f. Chir.*, 1898, p. 131.

Krause. XXVII° Congrès de la Société allemande de Chirurgie. Berlin, 1898.

Küster. XXII° Congrès de la Société allemande de Chirurgie, Berlin, 1893.

Mayo Robson. Congrès d'Edimbourg. *British med. Journ.*, 23 octobre 1898, p. 1300.

Terrier (F.). Observation inédite.

Ullmann. *De la résection du foie*, in. *Revue de Gynécologie*, Paris, 1898, p. 1061.

Watson. *Chirurgie abdominale. Boston med. and surg. J.*, 1896, t. II, p. 258.

Winiwarter. *Jubilaümsfestschrift gewidmet Billroth*, 1891, p. 498.

OPÉRATIONS PALLIATIVES

Cholécystostomies.

Czerny. In Heddaeus et Petersen, déjà cités.

Fütterer. *Medicine*. mars 1897, p. 182-201.

Jones et Kelynock. *Medical Chronicle*. 1897, p. 81-125.

Kehr, Eilers et Lücke. *Arch. f. klin. Chirurgie*, Berlin. 1899, t. 58, p. 470.

Lawson Tait. *Edimburgh med. Journ.*, 1889-90, t. 35, p. 305.

Le Dentu. *Bulletins de l'Académie de Médecine*. Paris, 1890, t. XXIV, p. 863.

Riedel. *Erfahrungen über die Gallensteinkrankheit*, Berlin, 1892.

Rose. *Deut. Zeit. f. Chir.*, 1891, t. III, p. 502.

Gastro-entérostomie.

Czerny. In Heddaeus. *Beiträge zur klin. Chir.*, 1894. t. XII, f. 2, p. 439 à 500.

Néoplasies du cholédoque et de l'ampoule de Vater.

OPÉRATIONS PALLIATIVES

Cholécystostomies.

Lennander. *Wiener klinische Wochenschrift*, 1893, n° 37.

Polaillon. *Bulletins de la Société anatomique de Paris*, 1896, p. 816-820.

Cholécystentérostomies.

Booth et Peck. *Medical Record*, 10 avril 1897, p. 531.

Czerny. In Petersen, *Beiträge zur klin. Chirurgie*, 1899. t. 23.

Kehr, Eilers et Lücke. *Arch. fur klin. Chirurgie*, Berlin 1899, t. 58, p. 470.

Terrier (F.). *Revue de chirurgie*, Paris, 1896, t. XVI, p. 169.

Weir (F.). *Med. Record*, N.-Y., 23 décembre 1893, p. 801.

Cholédocho-entérostomie.

Kehr, Eilers et Lücke. *Arch. f. klin. Chirurgie*, Berlin, 1899, t. 58, p. 470.

CHAPITRE VII

SÉPARATION DE MONSTRES XIPHOPAGES UNIS PAR UN PONT
DE SUBSTANCE HÉPATIQUE

A deux reprises différentes, les chirurgiens ont tenté de séparer
des monstres xiphopages qu'un pont de substance hépatique réunissait l'un à l'autre, en pratiquant la section du parenchyme hépatique, dans des conditions qui méritent d'attirer notre attention et
qui compléteront utilement l'étude que nous venons de faire de
l'hémostase du foie.

Nous rappellerons que chez les xiphopages, il existe une union
sus-ombilicale, commençant à l'ombilic et delà s'étendant plus ou
moins haut, comprenant toujours la région supérieure de l'abdomen,
et en outre une portion plus ou moins étendue du thorax. La fusion
des deux êtres s'étend plus ou moins profondément et si, dans certains cas, elle se limite à la peau, on peut voir aussi les deux foies
se réunir pour ne plus former qu'une seule et vaste glande hépatique; ce sont les cas qui doivent nous occuper dans ce chapitre.

La première *hépatotomie* pratiquée dans un cas de xiphopagie, a
été faite en 1883 par Biaudet et Bugnion[1]. Ces auteurs eurent un
insuccès, parce que à cette époque on ne savait comment traiter la
section hépatique pour éviter l'hémorragie.

Pantaloni estime avec Marcel Baudouin « que l'incision pour
séparer les deux sujets, ne devrait pas être faite circulairement, ni
exécutée perpendiculairement au grand axe du pédicule. Il faudrait
lui donner la forme d'une ellipse très allongée, oblique sur cet axe,
ou plutôt celle d'un losange, dont les deux angles obtus correspon-
draient aux parties inférieures et supérieures du pédicule et les
angles aigus à la partie latérale de l'hypocondre gauche, par exemple, de chacun des sujets. De cette façon, on obtiendrait, pour

---

(1) Biaudet et Bugnion, cités par Pantaloni. *Traité de chirurgie du foie et des
voies biliaires.* Paris, 1900, p. 101.

chaque sujet, de petits lambeaux, pris sur le voisin, destinés à combler la partie de substance réalisée, et à rendre plus facile l'obturation de l'ouverture faite aux deux parois abdominales au-dessus de l'ombilic. Arrivé dans la cavité péritonéale, après avoir isolé et examiné le pédicule hépatique, avant de le sectionner, on ferait de chaque côté de sa partie moyenne, deux ligatures, soit par exemple par le procédé de H. Delagénière, s'il était petit; soit par le procédé de M. Auvray, s'il était plus volumineux. Bien entendu on pourrait employer l'une quelconque des autres méthodes de suture connues. On ne couperait le foie qu'après s'être assuré que les ligatures tiennent parfaitement.

La section doit être faite au bistouri; ce qui est aussi sûr qu'au thermo-cautère, qui d'ailleurs pourrait être utilisé pour oblitérer les vaisseaux que n'aurait pas fermés la ligature.

A ce procédé dans lequel on a recours au traitement intra-péritonéal du pédicule, et qui est le plus chirurgical, on pourrait préférer la pédiculisation extra-péritonéale du lobe hépatique sectionné à la manière de divers auteurs; mais nous ne le conseillerons pas, surtout chez de jeunes sujets où les pansements seraient difficiles à maintenir longtemps aseptiques ».

Au mois d'octobre dernier, Chapot-Prévost [1] (de Rio Janeiro) a présenté à l'Académie de médecine de Paris, la relation d'un cas de xiphopagie qu'il avait eu l'occasion d'opérer avec un réel succès. Il a donné à ce propos la description d'un nouveau procédé de résection hépatique, qu'il a mis en pratique dans le cas que nous venons de signaler; nous empruntons à l'auteur le passage suivant d'un article qu'il a bien voulu nous communiquer :

« Nous allons maintenant faire une description résumée de la façon dont nous exécutons notre procédé sur le chien et nous donnerons ensuite quelques détails sur l'opération que nous avons pratiquée pour séparer deux petites filles de l'âge de sept ans, et qui étaient unies par la partie antérieure du thorax et de l'abdomen, constituant un monstre thoraco-xiphopage.

Par notre procédé nous pouvons faire une hémostase préventive et procéder ensuite à la section du foie, ou bien nous pouvons commencer par la section de la glande, et assurer l'hémostase tempo-

<hr>

(1) Chapot-Prévost. *Bulletin de l'Académie de médecine de Paris*, octobre 1900, t. XLI, p. 334 ; et rapport de Ch. Walther. in *Bulletins et mém. de la Société de chirurgie de Paris*, décembre 1900, t. XXVI, p. 1097.

raire par une douce compression digitale, en attendant l'hémostase
définitive qui est faite alors secondairement.

Quand nous voulons faire l'hémostase préventive, nous procédons
de la façon suivante : L'incision de la paroi abdominale étant faite à
un centimètre et demi de distance du rebord des fausses côtes et
parallèlement à ce rebord, jusqu'à la cavité péritonéale, nous prenons un lobe du foie (expérience sur le chien) et nous l'attirons au

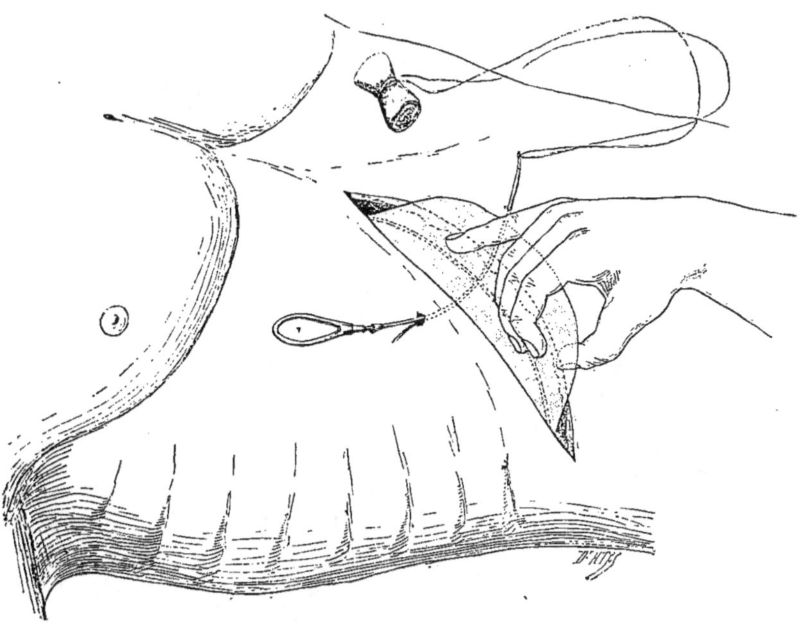

Fig. 47. — Le morceau de foie à enlever est maintenu par un aide. L'aiguille
trocart a traversé les deux lèvres de la plaie, de même que le foie. L'anse du
fil de soie dont les deux chefs sont attachés à un petit rouleau de gaze est
accrochée à la pointe de l'aiguille, armée là d'un petit crochet.

dehors, en le faisant maintenir dans cette position par un aide.

Après avoir bien examiné les rapports de ce lobe avec les tissus
adjacents nous prenons notre aiguille trocart et nous la faisons pénétrer dans la paroi abdominale de dehors en dedans, à un centimètre
et demi d'un des bords de la plaie et à peu près au niveau de la
partie moyenne du lobe qui est extériorisé. Le trocart perce à ce
niveau toute l'épaisseur de la paroi abdominale, puis transfixe le
foie, et traverse enfin de nouveau en sens inverse la paroi abdominale. On charge sur l'aiguille trocart l'anse d'un fil de soie assez
forte, n° 5, dont les deux chefs sont réunis et attachés sur un petit

rouleau de gaze. On tire la tige du trocart, qui, ayant fixé l'anse du
fil, la conduit d'une lèvre à l'autre de la plaie (fig. 47).

Cette anse doit être assez longue pour qu'on puisse la maintenir
par une pince ou par le doigt, et enlever la gaine du trocart Après
que l'anse du fil a traversé tous les tissus, nous n'avons qu'à couper
cette anse au niveau de sa partie moyenne et ensuite nous atta-

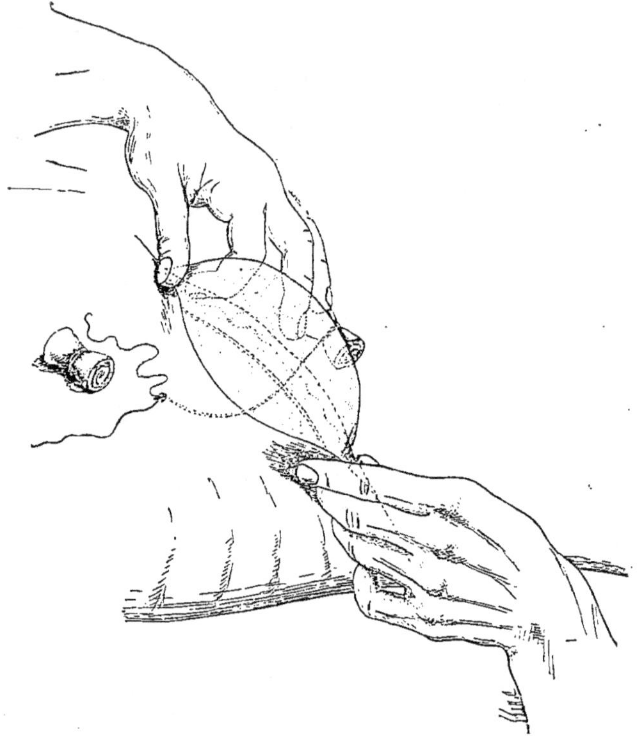

Fig. 48. — Un aide maintient le morceau de foie à réséquer. Le fil double a
traversé tous les tissus, l'anse qu'il formait a été coupée et les deux chefs
vont être attachés sur un petit rouleau de gaze pendant que l'aide comprime
le foie entre les deux lèvres de la plaie.

chons les deux chefs que nous avons ainsi séparés l'un de l'autre sur
un rouleau de gaze semblable à celui qui tient à l'extrémité opposée
de ce fil double (fig. 48). En serrant les fils sur ce second rouleau
de gaze, nous exerçons en même temps une pression méthodique sur
les deux lèvres de la plaie, entre lesquelles se trouve comprimée la
base du lobe extériorisé.

Quelquefois un seul point, bien appliqué, suffit pour faire l'hémos-

tase d'un gros lobe du foie (chez le chien), mais si la base du lobe
dépasse 5 centimètres de largeur, il est toujours convenable d'en
appliquer deux ou trois. Quand il existe une turgescence manifeste
du morceau de foie extériorisé, on peut en faire la section à sa base,
en ayant soin de couper en dehors des fils qui soutiennent les rouleaux de gaze, sans avoir à craindre l'hémorragie (fig. 49 et 50).

L'hémostase est en somme assurée par la compression qu'exercent
sur les deux faces de la glande, les lambeaux maintenus solidement
appliqués par les fils.

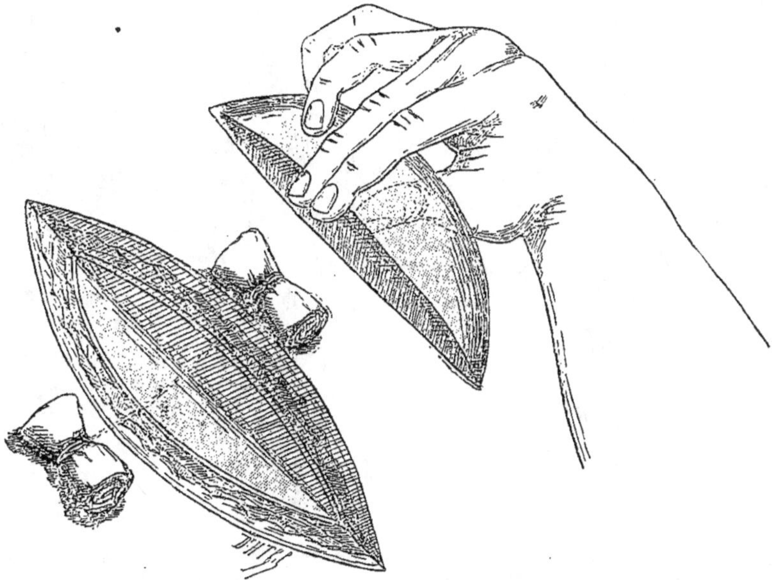

Fig. 49. — Le morceau de foie est réséqué, la partie restante de la glande est
comprimée par un point profond entre deux rouleaux de gaze placés sur la
peau et maintenant des deux côté le péritoine pariétal sur le péritoine viscéral.

La section du foie peut être pratiquée de deux façons selon l'épaisseur de la base du lobe : si celle-ci est étroite, nous en faisons la
coupe parallèlement à la surface cutanée; si elle est large, il est préférable de la sectionner en un coin, dont on peut rapprocher les
bords en suturant les deux lèvres du péritoine pariétal au-dessus de
la plaie hépatique.

Nous avons toujours obtenu par ce procédé un excellent résultat,
aussi bien sur les animaux que sur deux cadavres humains, et c'est
la raison qui nous a engagé à entreprendre la séparation des deux
êtres xiphopages. »

Après avoir sectionné un canal péricardique qui faisait communiquer les cavités péricardiques des deux enfants, Chapot-Prévost trouva
les foies largement unis l'un à l'autre, ayant chacun une vésicule
biliaire. Le tissu hépatique fut coupé suivant un plan vertical à égale
distance des deux vésicules; de chaque côté une bonne compression
provisoire fut exercée, qui assura l'hémostase. Les fils qui devaient

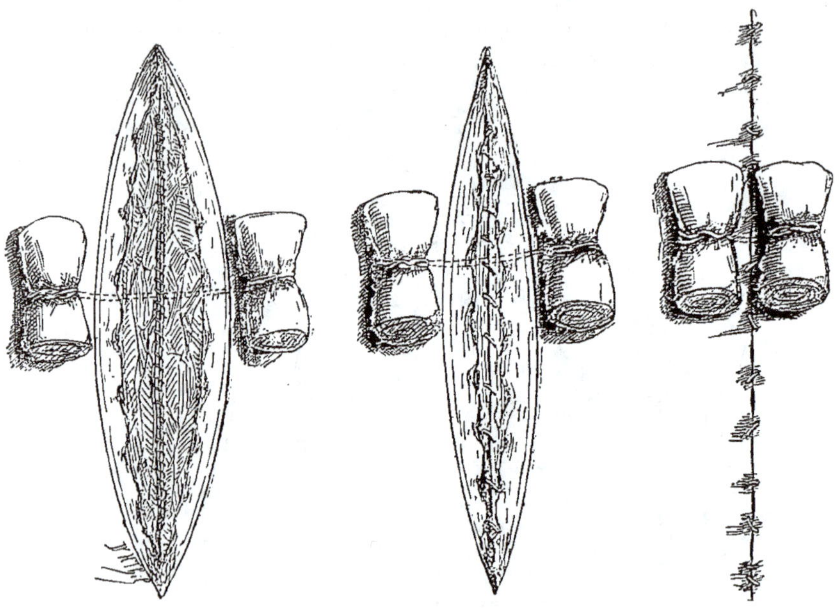

Fig. 50. — A gauche, surjet de catgut réunissant les deux lèvres du péritoine
sur la surface de résection du foie. — Au milieu, surget de catgut de la
couche musculo-aponévrotique. — A droite, suture de la peau au crin de
Florence,

assurer l'hémostase définitive, furent alors appliqués d'après le procédé décrit précédemment par l'auteur.

La surface de section hépatique mesurait 7 centimètres en hauteur
et huit en largeur. L'une des enfants a survécu et a été présentée à
l'Académie de médecine de Paris, l'autre a succombé six jours après
l'opération à une pleuro-péricardite. L'hémostase avait été obtenue
d'une façon absolument rigoureuse et c'est là, surtout pour nous, le
fait important à signaler.

TABLE DES MATIÈRES

CHAPITRE PREMIER. — LES TRAUMATISMES DU FOIE . . .   1

Aperçu historique.   1
Étiologie. — Pathogénie.   4
Anatomie pathologique   9
Symptomalogie   15
Marche. — Terminaison.   21
Diagnostic   25
Pronostic   27
Traitement   28
Manuel opératoire.   31
Statistique avant 1896   58
Statistique depuis 1896   67
Résultats de la statistique   78
Index bibliographique   83

CHAPITRE II. — CORPS ÉTRANGERS INTRA-HÉPATIQUES . . .   88

CHAPITRE III. — TRAUMATISMES DES VOIES BILIAIRES . . .   90

Historique   90
Étiologie   92
Anatomie pathologique   93
Symptômes.   96
Traitement   104
Résultats de la statistique.   108
Travail de cicatrisation des plaies de la vésicule.   109
Index bibliographique   111
Tableaux des opérations   112

CHAPITRE IV. — FOIE MOBILE ET SON TRAITEMENT CHIRURGICAL .   117

I. *Foie totalement mobile (hépatoptose totale).*

II. *Foie partiellement mobile (lobes flottants, hépatoptose partielle).*

Aperçu historique.   119
Des moyens de suspension du foie.   121
Anatomie pathologique   122
Étiologie et pathogénie   129
Symptômes et diagnostic   133

Traitement des lobes flottants 144
Tableaux des opérations pour lobes flottants. 148
Résultats 151
Traitement de l'hépatoptose totale. 151
Tableaux des opérations. 168
Résultats 177
Index bibliographique. 182

CHAPITRE V. — LES TUMEURS DU FOIE AU POINT DE VUE CHIRURGICAL   184

Aperçu historique. 184
Anatomie pathologique 186
Symptômes et diagnostic 191
Traitement 198
Tableaux des opérations. 222
Résultats 239
Régénération du foie 244
Index bibliographique. 246

CHAPITRE VI. — TUMEURS DES VOIES BILIAIRES ET CANAUX
                BILIAIRES, VÉSICULE 248

Étiologie 249
Anatomie pathologique 252
Symptômes 257
Diagnostic des tumeurs de l'hypocondre droit 261
Traitement 269
Tableaux des opérations. 284
Résultats 303
Index bibliographique 309

CHAPITRE VII. — SÉPARATION DE MONSTRES XIPHOPAGES UNIS PAR
              UN PONT DE SUBSTANCE HÉPATIQUE. 311

www.ingramcontent.com/pod-product-compliance
Lightning Source LLC
LaVergne TN
LVHW050209030726
842520LV00002B/446